JN216624

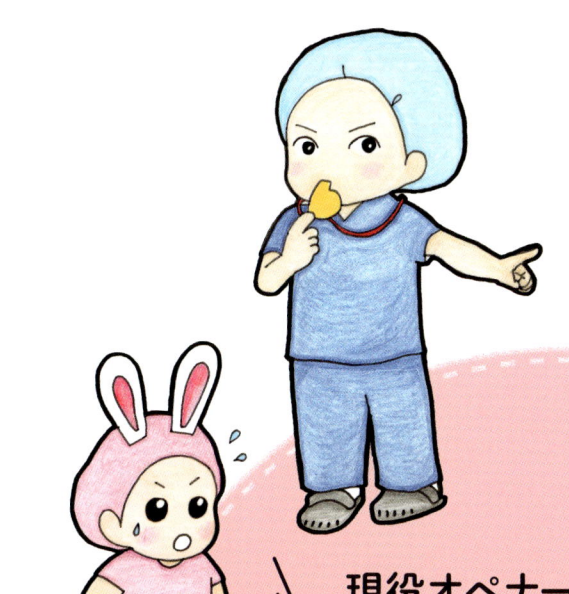

\\ 現役オペナースが教える！
一皮むける現場力アップ本 //

手術看護 1UP

はら カトリーナ いそこ 著

山口 紀子（手術看護認定看護師）監修
東京女子医科大学看護学部

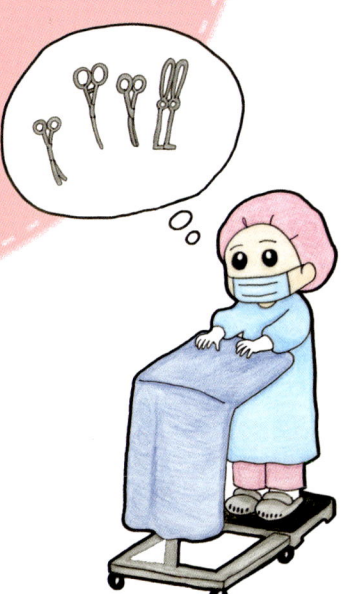

医学教育出版社

contents

Ⅰ章　基礎・準備編 〜100%の準備をしよう〜

Ⅱ章　実践編

1 〜ドキドキ！ 手術が始まる〜

2 〜いざ麻酔！ 全力サポートを！〜

3 〜段取り上手は器械出し上手〜

Tips

はじめに

私は15年の手術室看護師のキャリアで忘れられない言葉が二つあります。それがこの本を書く理由，いやこの本を作る大きな励ましになったんだと思います。

看護学校を卒業し，1年目の手術室看護師として働いていたある日，プリセプターの先輩の一言が，とても印象的で，嬉しい言葉でした。

午前中いっぱい使っても，器械を並べきれずにモタモタしていた私。でも，先輩はそんな私のことをイライラすることなく見守ってくれました。「休憩時間も削ってしまい，本当に申し訳ありませんでした」と謝る私に対して，先輩が一言。「次，あなたが教える立場になったとき，その子に同じようにしてあげてね」と。

その病院で7年間勤めた後，縁あって別の病院に行くことになりましたが，私が最初に就職した手術室は，そうやって先輩から後輩へと，手術の技術的知識だけでなく，人としての優しさを教えてくれる場でもありました。

次の病院は，手術件数も多い病院。慌ただしい日々を送る中，プリセプターとして後輩ナースの指導を担当しました。ある日，ロッカーのある部屋の隅っこで新人ナースが泣いていました。声をかけてみると，今日は慣れていない手術ということもあって，器械出しの段取りが悪く，執刀医に散々怒られたというのです。まぁよくあることでもあり，「あんなに怒らなくても！ 先生ヒドい」とか，「手術室をやめたいです」とでも言うのかな〜と思っていたら，彼女から出てきた言葉は「もっと器械出しがうまくなりたいです」だったのです。

手術室での勤務は，センスのあるなし，性格上の向き不向きがあるといわれます。実際にそういう部分は少なからずあると思います。私自身，向いていないという理由で，手術室を辞めていく看護師を何人もみてきました。……でも，泣きながら手術の介助がうまくなりたいと言った彼女をみて，私は，自分に何ができるか，どうやったらうまく教えられるのかを真剣に考えました。彼女に必要なモノは何か，どうしたら彼女が楽しくこの仕事を続けていけるのかを。

この本は，私の思いが詰まった本です。保育園の頃から好きだった絵を描くことで，少しでも分かりやすく伝えられるようにと努力しました。いまより少しでもうまくなりたい！ という手術室看護師の方の助けになればと願っています。ただ,手術室での実際の手順や器械の名称（呼び方）などは，各施設・地域によっても違うと思います。そういう部分は，自分の病院だったらどうなのか，という視点で読んでもらえれば嬉しいです。

最後に，今回監修を引き受けてくださった東京女子医科大学看護学部の山口紀子先生にお礼を申し上げます。豊富な現場経験と体系的な知識をもつ先生のおかげで，この本を作り上げることができました。本当にありがとうございました！

はら カトリーナ いそこ

この本の登場人物

しのちゃん

オペ室ナース1年生！おっとりやさしい天然ナース。時々ポカーッとしてることもあるけど、一人前のオペナースになるために毎日がんばっている。覚えることがたくさんあって、先輩からも先生からも怒られて、これからどうやって上達していけばいいのか悩んでいたりする。

天然 ぽわ～ん

ゆうちゃん

オペナース3年目！ 頼れるオペナースになるのが目標。とっても努力家で勉強熱心。今年から、はじめてプリセプターとなり、新人のしのちゃんを教育することになった。自分の知識を再確認しつつ、しのちゃんを一人前に育てて一緒に成長するゆうちゃんの日々がはじまる。

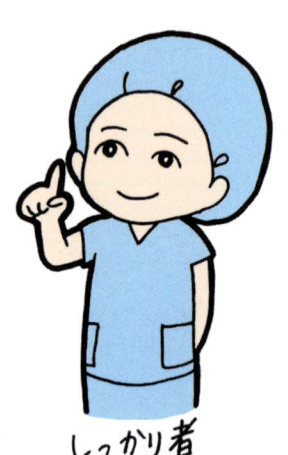

しっかり者

くみちゃん

オペナース15年のベテラン先輩。かつて ゆうちゃんのプリセプターを務め、一人前にしたスゴイ人。手術室の業務・手術の すべてに精通し、みんなの相談相手になっている。ゆうちゃんの目標の人。ゆうちゃんが しのちゃんを教育する姿をあたたかく見守っている。時には厳しく、きちんと指摘する。

ピシッ

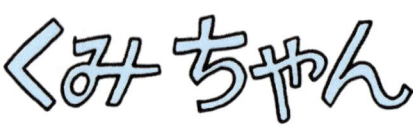

たのもしい ベテランナース

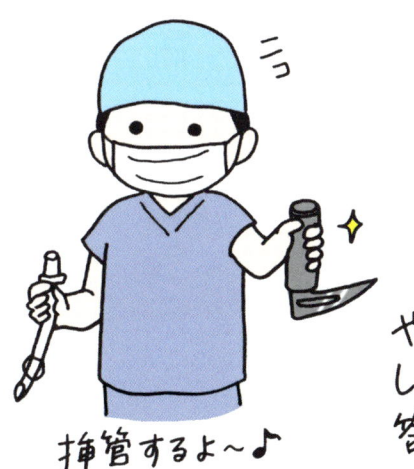

麻酔科の先生

やさしくて いつも冷静なマスイ科 ドクター。
しのちゃんたちの質問にやさしく わかりやすく
答えてくれる。

挿管するよ〜♪

外科の先生

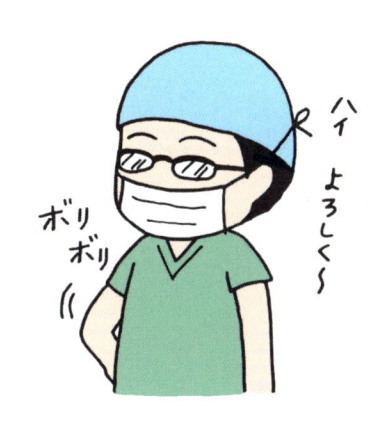

一般消化器や乳腺，甲状腺や
呼吸器まで手がける ベテランドクター。
普段は優しく 朗らかだけど，手術
になると厳しい。

ハイ よろしく〜

ボリ
ボリ

整形の先生

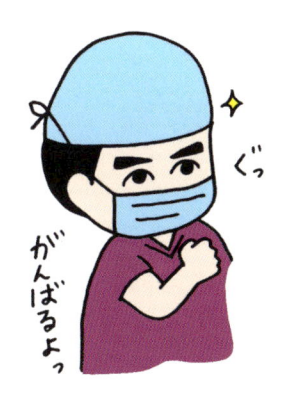

骨折や関節の手術，人工物や手外科，
脊椎手術まで 幅広くできる 熱血ドクター。
いつでも 全力で一生けんめい。がんばる人
を応援してくれる優しい一面も。

がんばるよっ

ぐっ

ここはとある私立総合病院の手術室……

ビクビク ドキドキ メモ帳 しのちゃん

まさかわたしが手術室の配属になるなんて…！病棟を希望していたけど…手術室かぁ…。ここの病院の手術室は毎日毎日忙しくてみんなピリピリしてるって聞いたことある…ううう…。手術室の人って、みんな怖いのかなぁ…。

ハイっ、新人さん。初めまして。私は新人教育係のくみです。手術室の案内と、スタッフを紹介するね。そのあと、これから1年間あなたの教育を担当するプリセプターを紹介するからね。

くみちゃん

OR② OR③ OR⑤

OR①

器材室

入口

ICUへ↓

前室 BCR バイオクリーンルーム

わぁ〜

当院手術室は5部屋。1室は人工物などの手術にも対応したバイオクリーンルームよ。オペナースは18名で、夜勤と拘束もしてるよ。

病院の規模にもよるが，15〜6部屋にオペナース50名というところも。手術室では，夜勤体制や拘束体制など，それぞれの勤務体制がある。

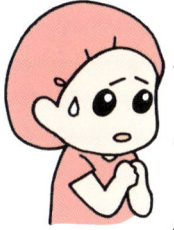

5部屋だったら，1日に手術5件くらいですか…？

タタいなあ

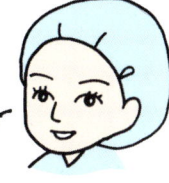

1日に平均6〜7件かな。曜日によって違うけど…眼科がある日は朝から夕方まで8件ほどあるね。おっと，そろそろプリセプターを紹介するね。

じゃあ あと ヨロシク

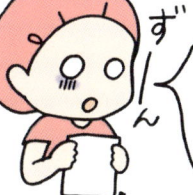

ずーん

眼科に外科に形成，脳外，整形，耳鼻科，心臓血管外科，泌尿器科，産婦人科…全科の手術に対応している…。こんなに覚えられないよ…。

オリエンテーション用の資料

はじめまして〜！今日からあなたのプリセプターになります。ヨロシクね…ってあれ，なんかすでに落ちこんでるけど…どうしたの？

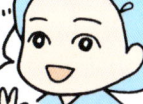

ゆうちゃん

あっ！あのっハイ！よろしくお願いします。！あの，手術室のことって，実習でもなかったし，見学しかしたことなくて全然わかりません…。そんなわたしでも大丈夫でしょうか…。

あはははは〜，わかるよ！私もそうだったからね。でも，ちゃんと一通りできるようになったよ！そんなに心配しなくていいよ。みんな最初は同じで，分からないことだらけなんだから。

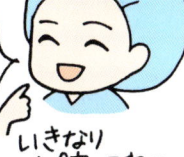

いきなりオペ室ってねェ〜

ホッ…

そうなんですね…。少しホッとしました…。

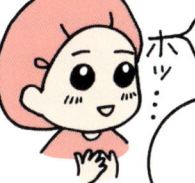

覚えることはとってもタタいし大変だけど，できるようになって手術についていけるようになると，スッゴク面白いんだよ！

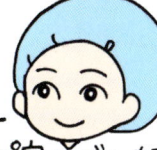

オペ室のしごと，好き♥

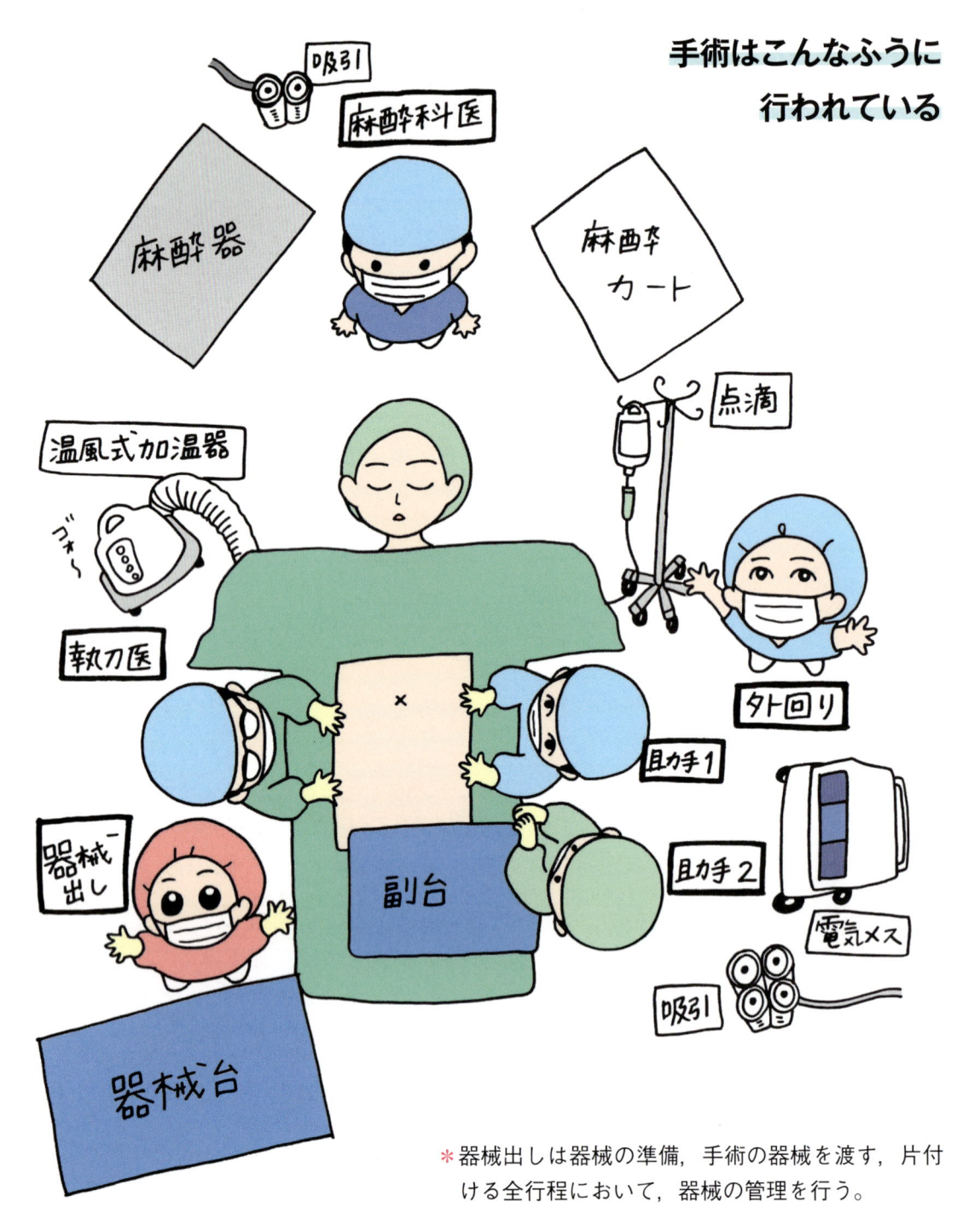

＊器械出しは器械の準備，手術の器械を渡す，片付
　ける全行程において，器械の管理を行う。

器械出しより 高度 →　＊外回りは，手術前〜手術直後，帰室までの患者の
　管理と手術の補佐を行い，術中の看護記録をする。

手術室で働くために大切なこと

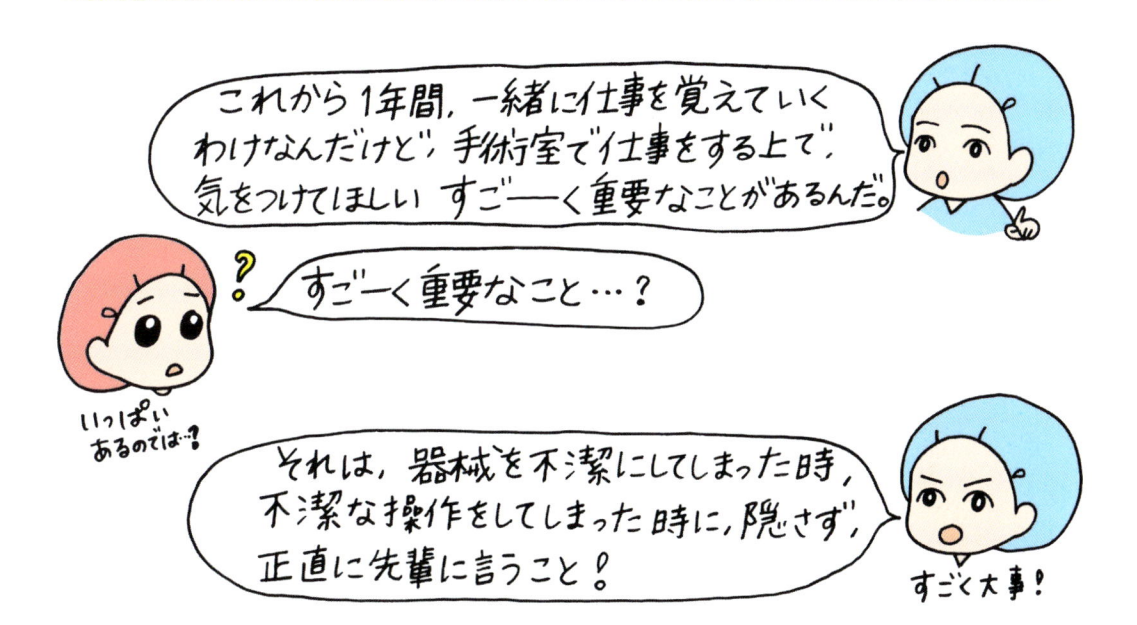

これから1年間，一緒に仕事を覚えていくわけなんだけど，手術室で仕事をする上で，気をつけてほしい すご──く重要なことがあるんだ。

すご──く重要なこと…？

いっぱいあるのでは…？

それは，器械を不潔にしてしまった時，不潔な操作をしてしまった時に，隠さず，正直に先輩に言うこと！

すごく大事！

手術室で働くナースは，個人での仕事が多くなる。自分で自分を律することが求められるので「これくらいいいか」があってはいけない！

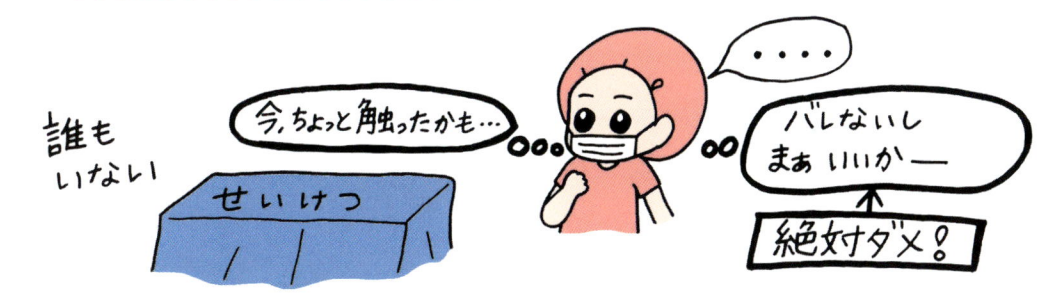

誰もいない

今，ちょっと触ったかも…

せいけつ

バレないしまぁ いいか──

絶対ダメ！

器械を不潔にしても，「不潔にしました」と言わなければ，誰も気付かない。不潔な器械のまま手術が行われることになる。清潔な器械をきちんと清潔に準備して，患者を守ることができるのが，優秀なオペナース！
もし，「不潔にしたかも」と思ったら，先輩に言おう。必ず何とかしてくれる。

＊先輩ナースも，「怖くて言い出せない」ような環境にしない努力を！

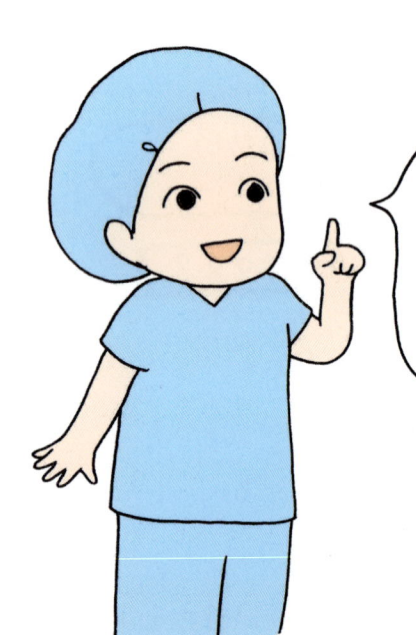

器械出しは，
ゆっくり・やさしく・リズムよく
渡すと いいよ！

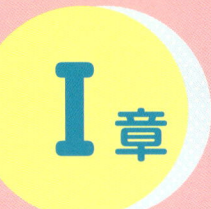

I章 基礎・準備編

～ 100% の準備をしよう～

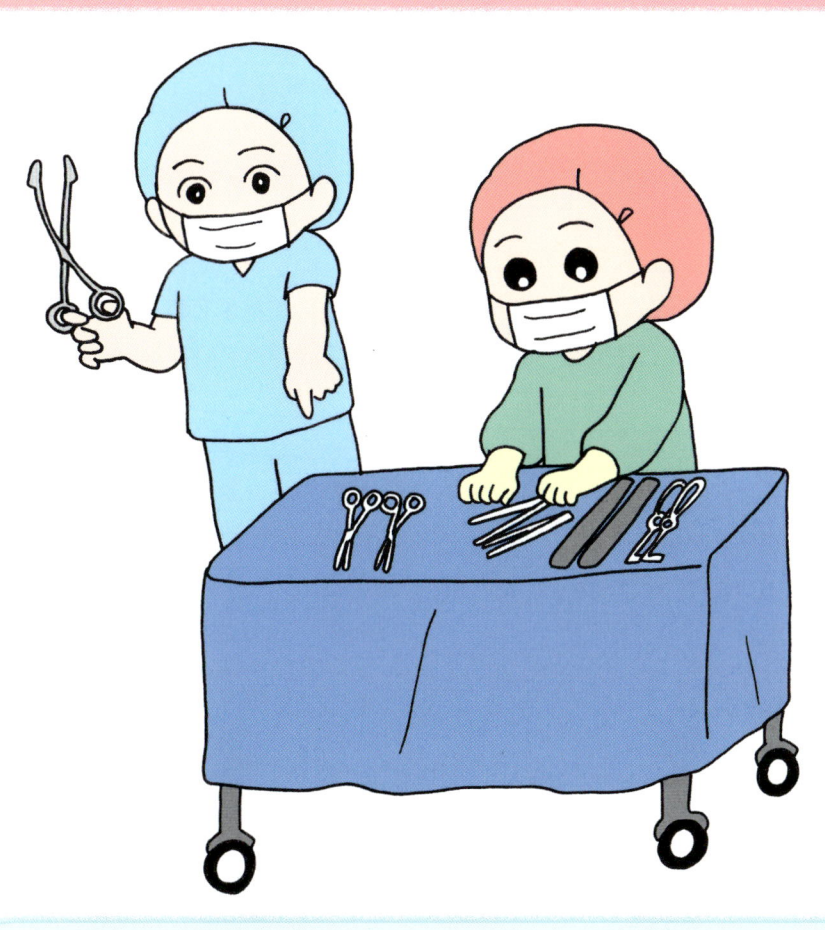

① 手洗いとガウンテクニック

* マスク（ヒモ）と帽子の着用

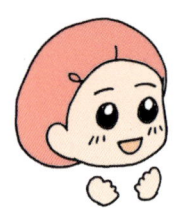

マスクと帽子つけて 術衣着て，手袋って…
オペ室って感じでカッコイイですよね〜！
コレはちょっと あこがれてました〜

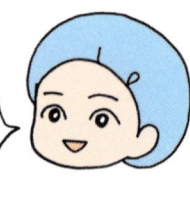

わかるよ〜。私もあこがれてた〜。でも，実際は
見た目だけじゃなくて，ちゃんと意味のあるもの
なんだよ。術衣・マスク・手袋・ゴーグルの意味を
ちゃんと答えられる？

もちろんです！患者さんが感染しないように，滅菌した物品
を使って無菌状態で手術をするためですっ！だから
医療者も清潔な装いになるんですっ

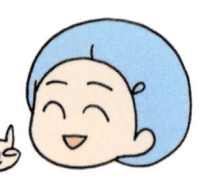

正解〜。でも，自分を守るっていう理由も
あるんだよ〜

手術は，無菌の状態をつくって行うもの。患者の SSI（手術部位感染）を防ぐことが必要！
医療者のガウンテクニックの目的は次の２つ
（1）その清潔度を保つこと（2）医療者自身を感染から守り，感染症の広がりを防ぐこと

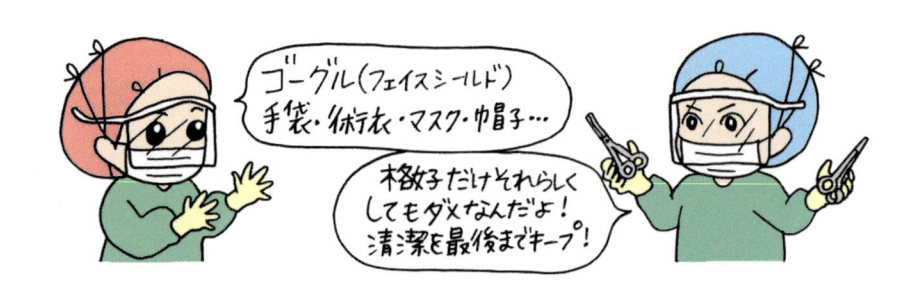

ゴーグル（フェイスシールド）
手袋・術衣・マスク・帽子…

格好だけそれらしく
してもダメなんだよ！
清潔を最後までキープ！

1 マスク（ヒモ）と帽子

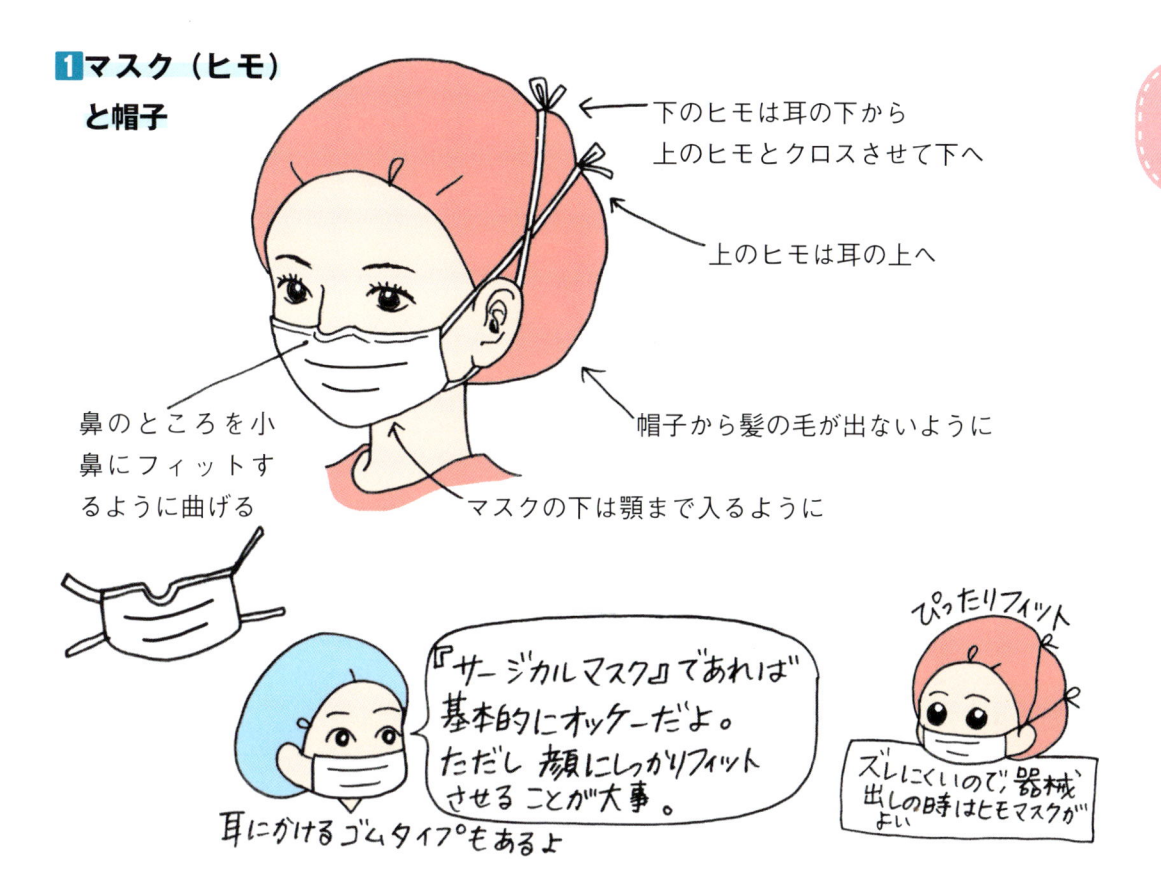

下のヒモは耳の下から上のヒモとクロスさせて下へ

上のヒモは耳の上へ

帽子から髪の毛が出ないように

マスクの下は顎まで入るように

鼻のところを小鼻にフィットするように曲げる

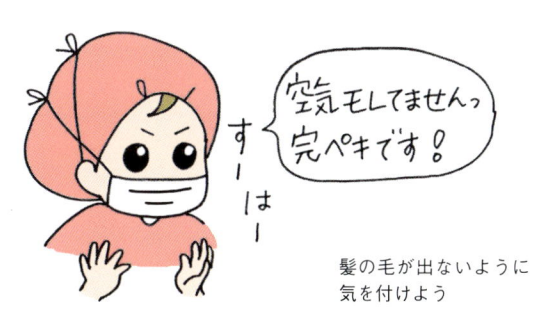

『サージカルマスク』であれば基本的にオッケーだよ。ただし顔にしっかりフィットさせることが大事。

耳にかけるゴムタイプもあるよ

ぴったりフィット

ズレにくいので器械出しの時はヒモマスクがよい

空気モレてませんっ 完ぺキです！

すー はー

髪の毛が出ないように気を付けよう

髪の毛が出てるよ

アウトッ

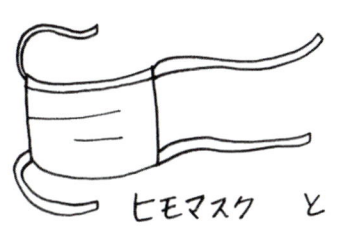

「サージカルマスク」であれば性能はほとんど同じ

ヒモマスク と ゴムマスク（耳かけ）

まめちしき

モノにもよるが自分の呼気をブロックする性能はほぼ同じ。外気をブロックする比率は，耳かけマスクの方が低いこともある。

3

② 手術時手洗いの方法

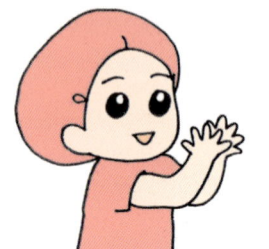

> 手をこうやって上げて, 手術室に入ってくるシーン,
> ドラマとかでもよくありますよね!

> テレビドラマ好きなんだね…。手洗いは
> 手術の中でも大切なことだから, 急いでいても
> テキトーにしたり 省いたりしちゃいけない
> ところだね。

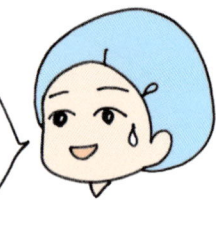

ウォーターレス法（ラビング法）

ブラシもスポンジも使わず, 石けん液と流水で一度手洗いをしたのち, アルコール製剤をすり込む方法。

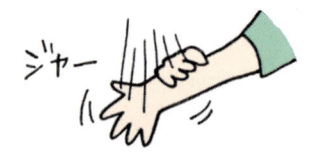

ジャー　　もみ洗い

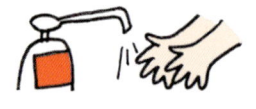

※ 手の汚れは水と石けんで落とすが, 消毒はアルコール
　 製剤のみで行うのでウォーターレス法という

スクラビング法

ブラシやスポンジを使って皮膚をゴシゴシ洗う方法。皮膚に微細な傷をつくり感染の原因となるため、あまり推奨されていない（現在はほとんど行われなくなった）。

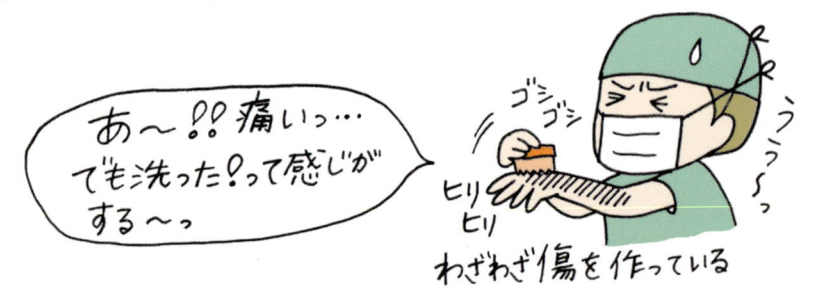

> あ〜!! 痛いっ…
> でも洗った!って感じが
> する〜っ

ゴシゴシ
ヒリヒリ
う〜〜っ
わざわざ傷を作っている

●手洗いが終わったら……

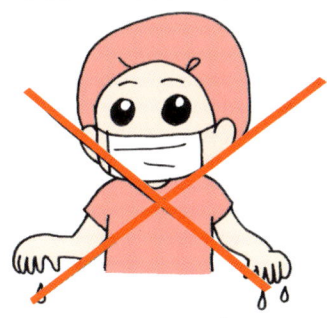
手を下に下げない

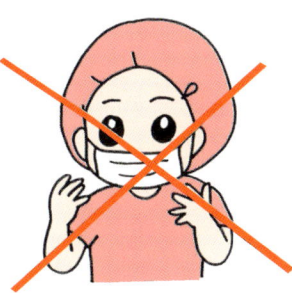
顔に近づけない

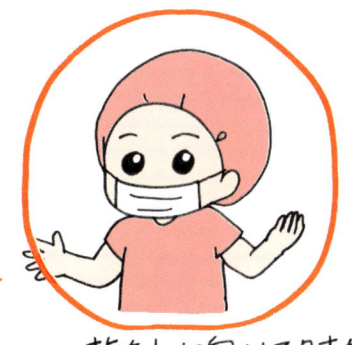
指を上に向けて肘が一番下になるように

どの手洗い方法も，最後にアルコール製剤をすり込むことが推奨されている（菌の増殖を抑える時間を長くすることができる）。アルコールは，揮発することで消毒効果が得られるので，乾くことが重要！ アルコールで濡れたままは厳禁！

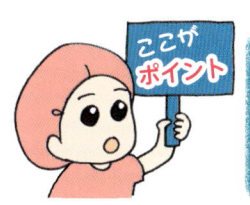
ここがポイント

この時点で，自分の手は「清潔」になるが，「滅菌・無菌状態」ではなくあくまで「消毒レベル」になっただけ。滅菌レベルじゃない！

滅菌された術衣を着て，滅菌された手袋をつけてはじめて滅菌物に触れるんだよ！
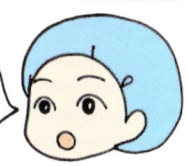

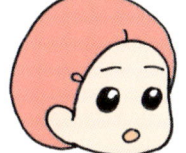
えっ じゃあ手洗いって別にパーフェクトじゃなくていいってことですか…

何で手洗うんですか…

あえて優先順位をつけるなら術野の清潔度を保つために最も大切なのはガウンテクニック…つまり手袋・術衣をつけること，正しいつけ方の実践なんだけど…。
その次に大事なのが手指の清潔なんだよ。その理由は，手袋には一定の割合でピンホール（小さい穴）があいてるからなの。
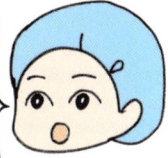

③ 術衣の着方と手袋のつけ方（クローズド法）

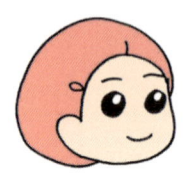

術衣と手袋は基本なので、きちんと覚えてますよ！

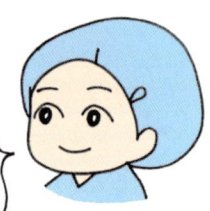

基本に忠実っていうのは大事なことだよね。どんな時も『きちんと』これができるのが、優秀なオペナースへの第一歩だよ。省略したり適当にやったりしたら、清潔が保証されないからね。

手洗い後，術衣を着る

❶ 術衣を取る

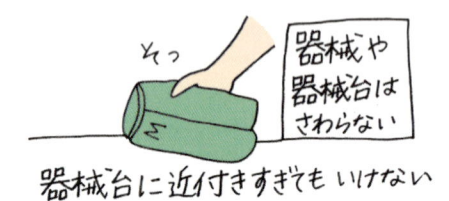

❷ 襟の部分を上に持つ
（サイズが自分の方に見えるように）

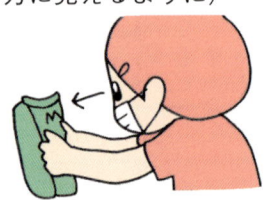

❸ 軽く振ると広がる

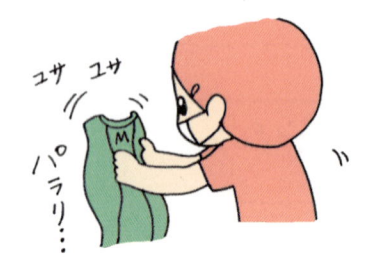

❹ 襟元のひもを探してつまむ

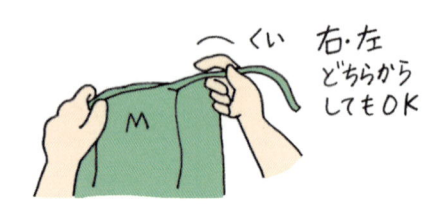

❺ つまんだひもを介助者に渡す

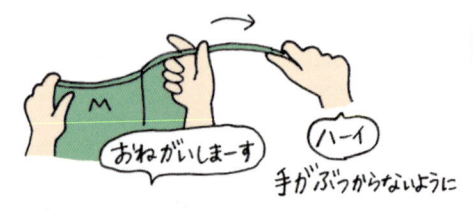

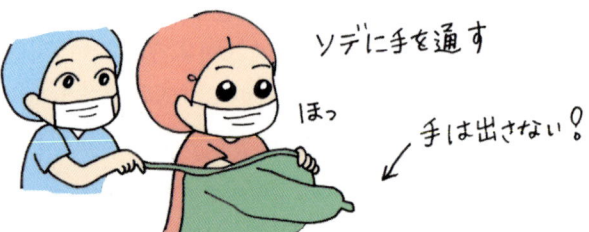

❻ 反対側のひもも，介助者につまんでもらう

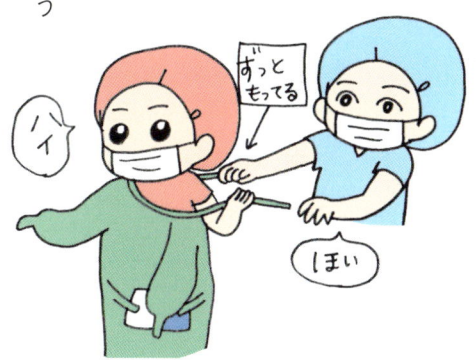

❼ もう一方の手を袖に通す

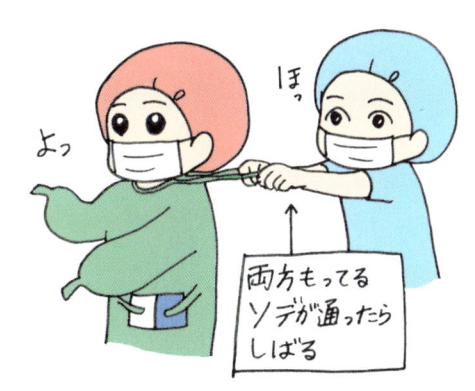

❽ 両手を袖の中に隠したまま器械台へ近づく

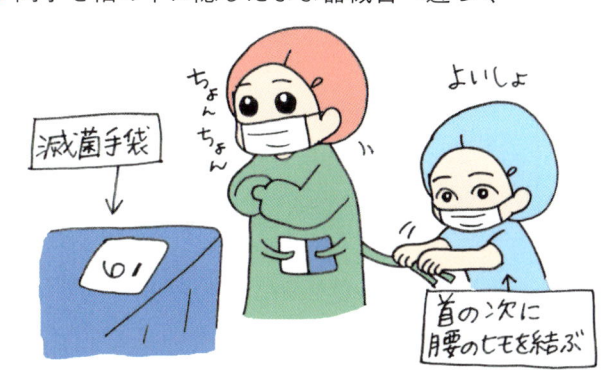

❾ 手を出さずにそのまま手袋の紙を開く

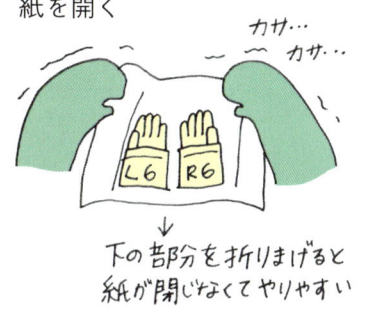

❿ 手を出さずに手袋の折れた部分（反転部）を開いて持つ

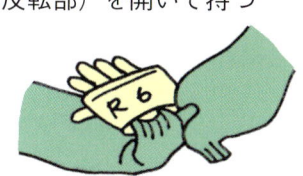

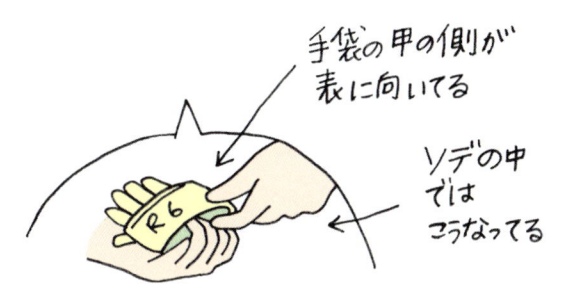

⓫ 術衣の袖口を覆う位置で装着

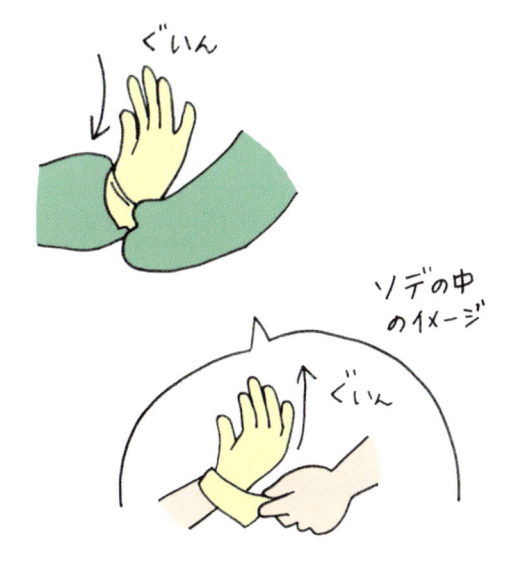

⑫ 反対の手も同様の手順で装着

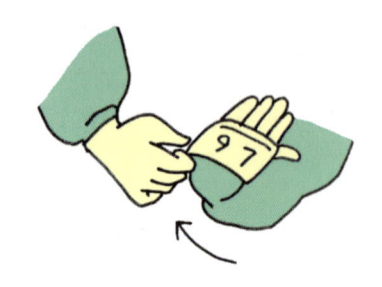

⑬ 術衣の袖口より 10cm 長く覆うように手袋を引っ張る（両方行う）

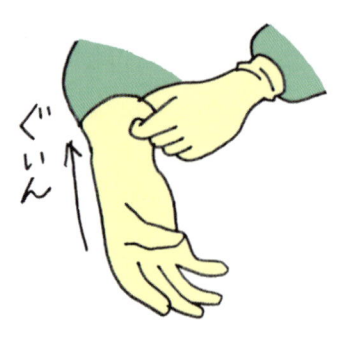

ぐいん

⑭ 指先までフィットさせる

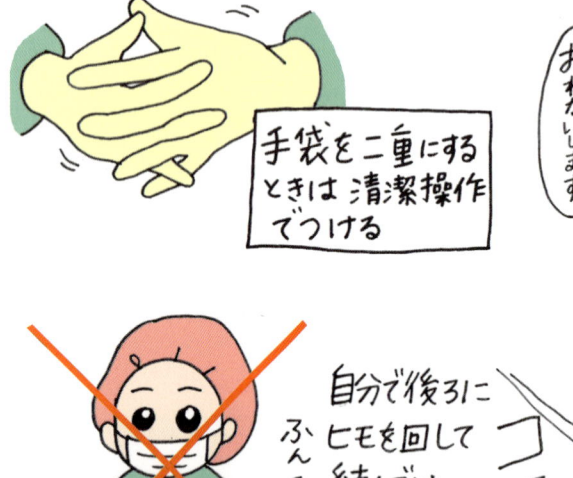

手袋を二重にするときは 清潔操作 でつける

自分で後ろにヒモを回して結んではいけない！

ふんふ～ん♪

背中は不潔だから

コラーッ//

NG

⑮ 腰のひもの「介助者」と書いてある方を介助者に渡し，自分が回る

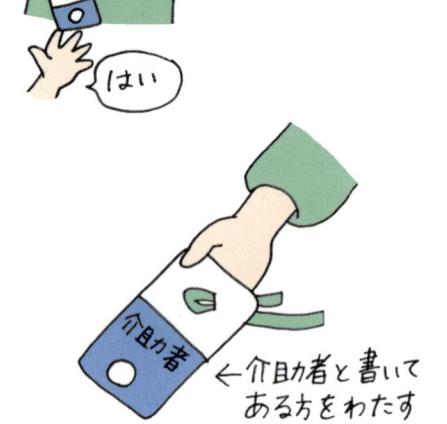

おねがいします

くるりん

片方のヒモは自分でしっかり持っている

はい

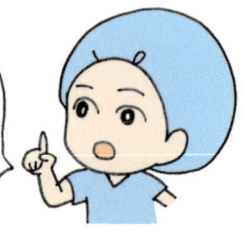

介助者

←介助者と書いてある方をわたす

術衣を着てから，1度もソデから手が見えない！コレがクローズド法だよ！
あくまで，自分の手は 消毒レベルなんだから，
滅菌物との分別をきちんと意識して！

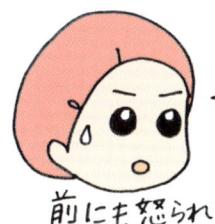

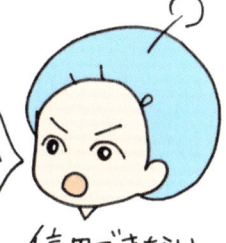

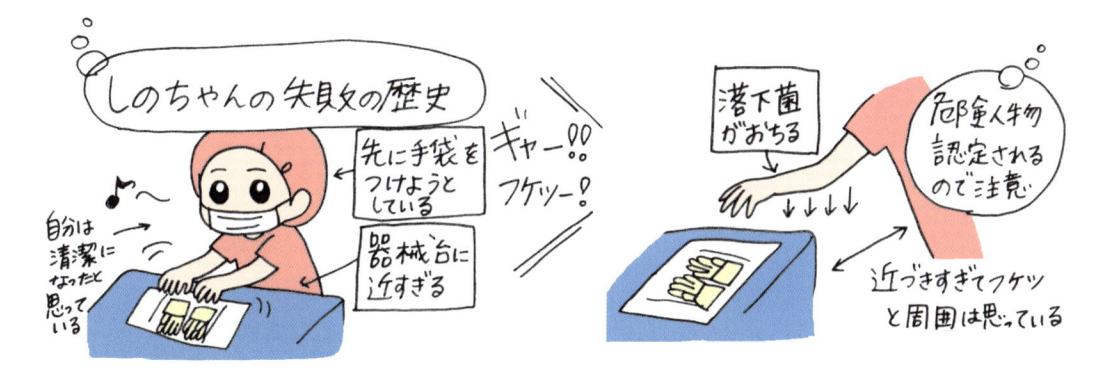

●正しく術衣・手袋の装着までできたら，手術の準備ができる

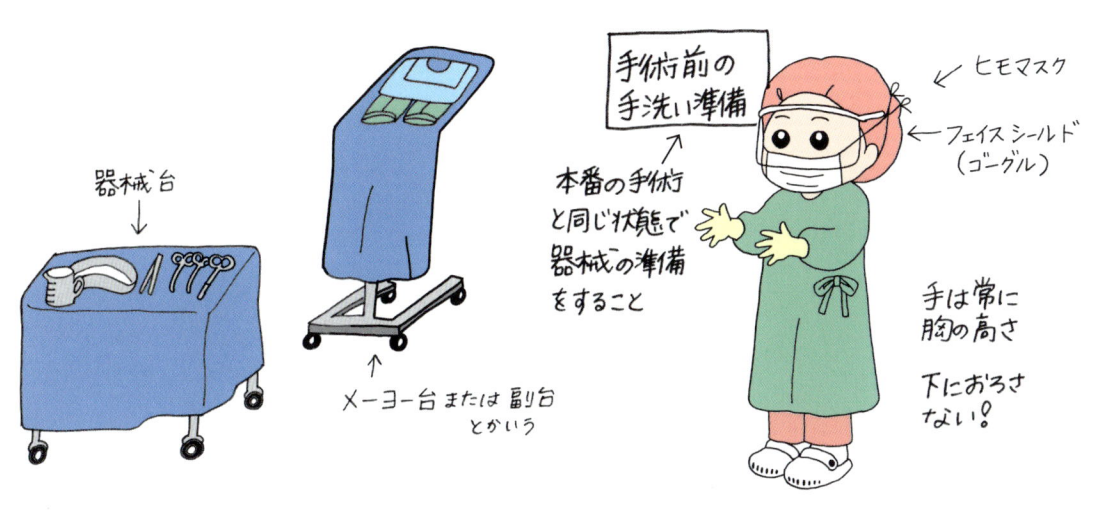

器械を並べ終わったら……

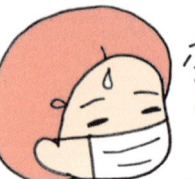

ふぅ〜

よしっ 完ペキです。並べ終わりました！

はい。じゃあ，ホコリがつかないように，
上に清潔な布をかけて終了しよう。

お昼いに〜

布，デッキなどいろいろな呼び方があるが，覆布のこと

手術室は清潔な空間といえど，人の動きがある
場所なので，器械が汚染される可能性がある。

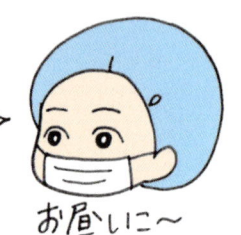

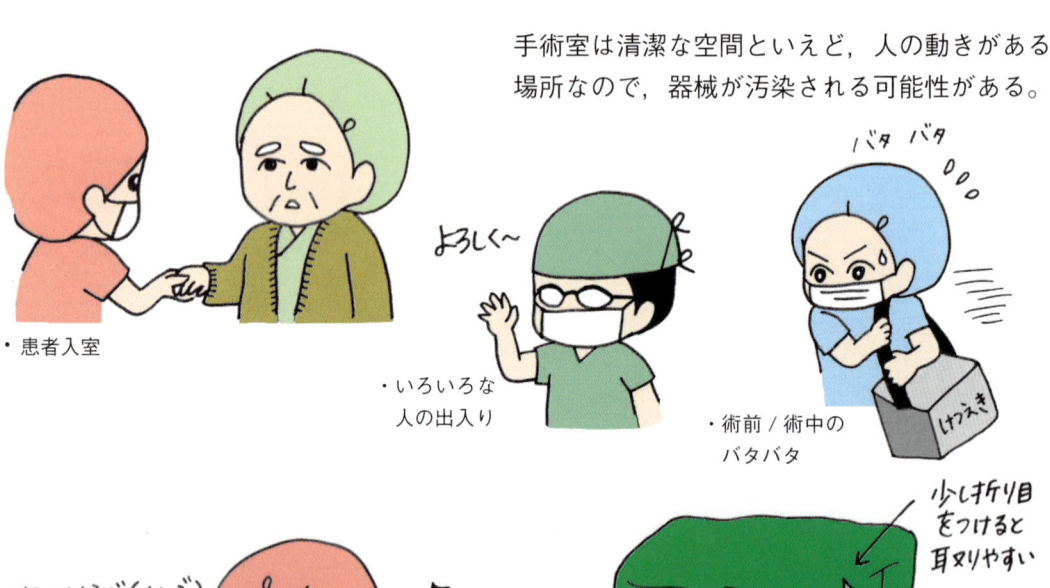

・患者入室

よろしく〜

・いろいろな
　人の出入り

バタ バタ

けつえき

・術前／術中の
　バタバタ

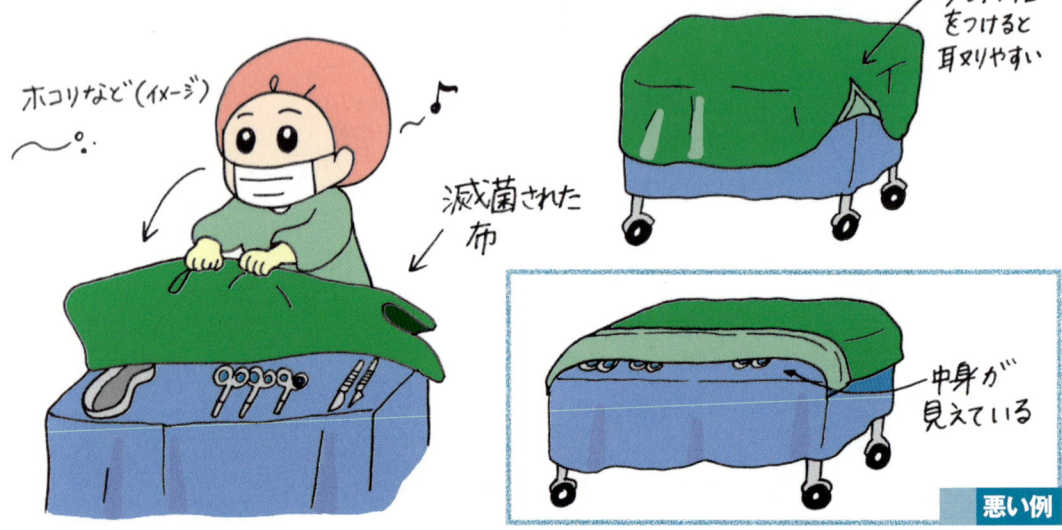

ホコリなど（イメージ）

減菌された
布

少し折り目
をつけると
耳取りやすい

中身が
見えている

悪い例

② 手術室のしくみと環境

手術室って，いろいろ特殊な環境ですよね。
24時間、365日 エアコンつけっぱなしだし…
いつでも電気がついてて昼か夜か分からなくて…

窓ないし？

そうだね〜。病棟や外来とはけっこう違う
よね。温度もだいたい一定だし…。そもそも，
エアコンじゃなくて 空調システムというんだけど。

乾燥しちゃう

？ 空調…。どうして手術室は，そういう特殊な
環境なんでしょう？

●手術室では滅菌物を扱うので，空間も清潔

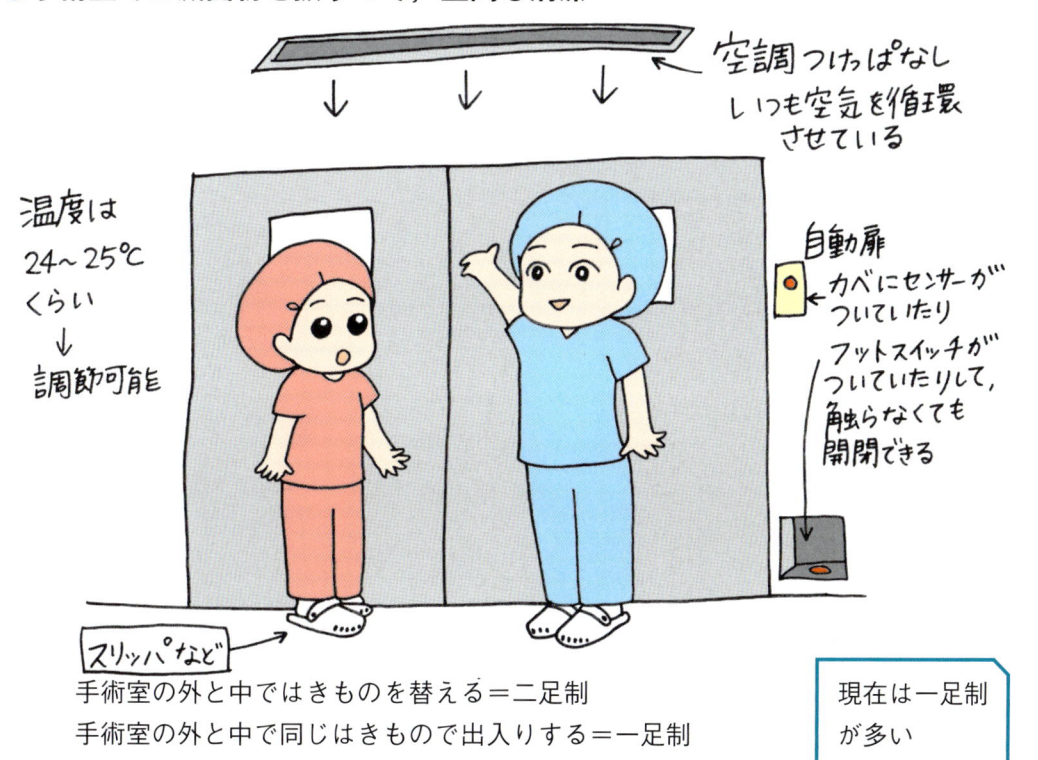

空調つけっぱなし
いつも空気を循環
させている

温度は
24〜25℃
くらい
↓
調節可能

自動扉
カベにセンサーが
ついていたり
フットスイッチが
ついていたりして，
触らなくても
開閉できる

スリッパなど
手術室の外と中ではきものを替える＝二足制
手術室の外と中で同じはきもので出入りする＝一足制

現在は一足制
が多い

手術室の環境〜なぜいつも空調がついているのか〜

●手術室の空調システム

HEPA フィルター（High Efficiency Particulate Air Filter）を使用して，空気浄化を行い，周囲の空間に対して陽圧を維持することを目的としている。

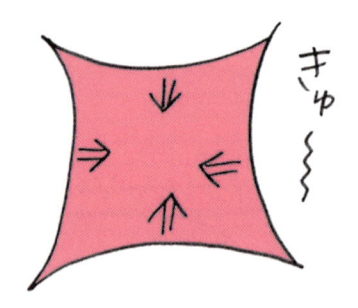

こうして部屋の清浄度を保っている！

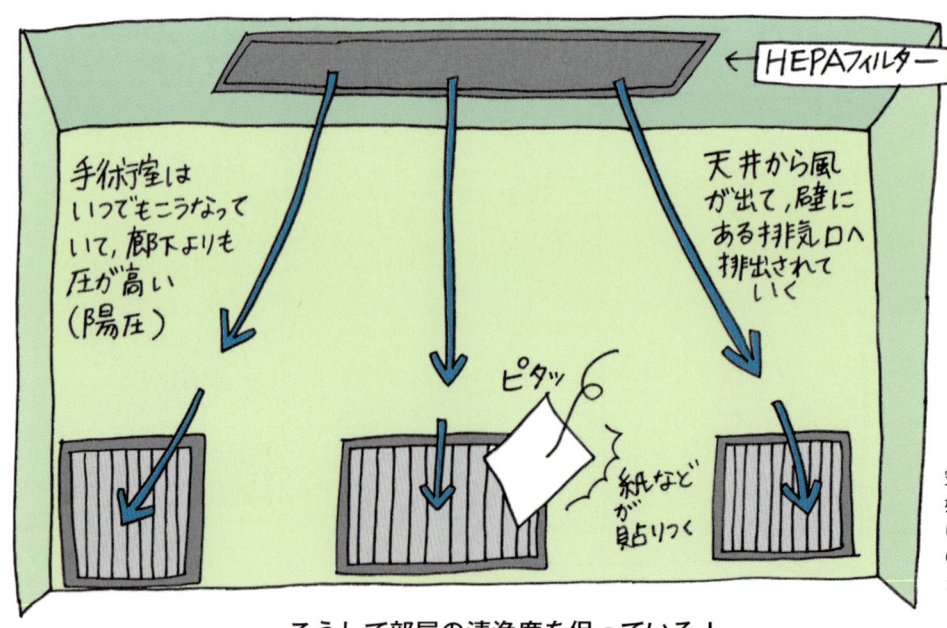

● 部屋の中はいつも陽圧になっているので……

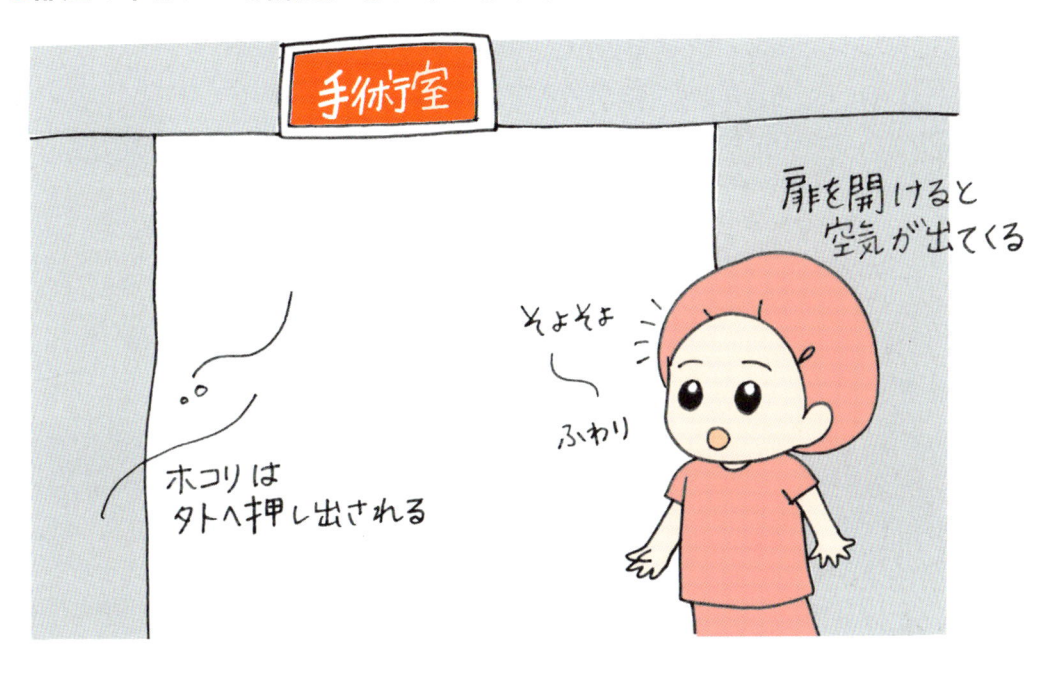

● 陽圧を維持し，部屋の清浄度を保つために大事なこと

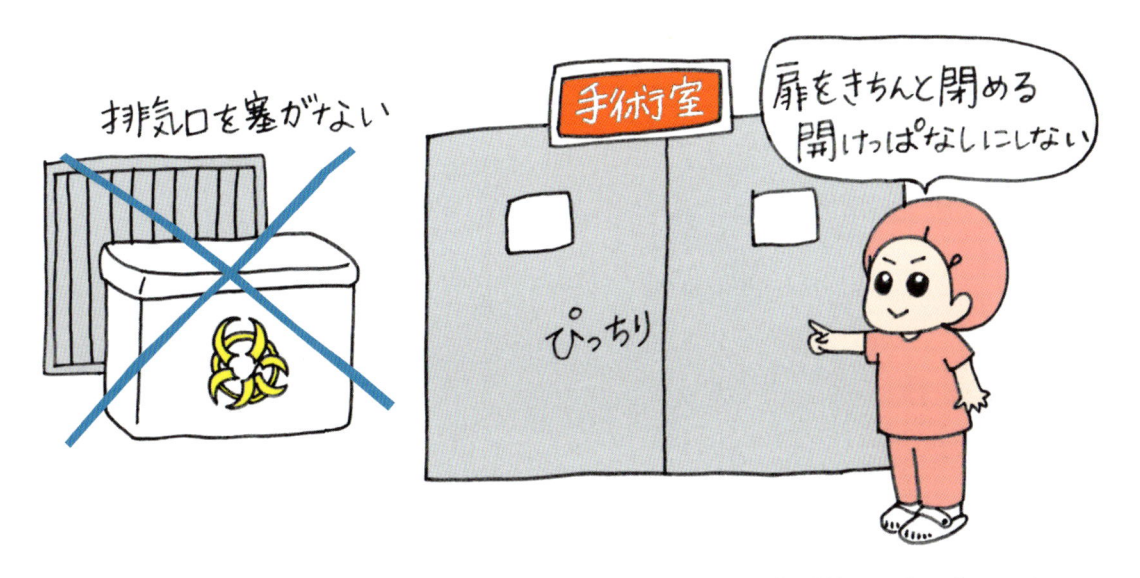

空調で空気を循環させ，周囲よりも圧を高く維持し，ホコリや虫が外から入らないようにして部屋の清浄度を保っている。このシステムを意識しよう！

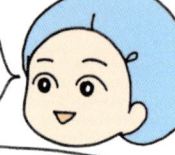

空間や空気をキレイに保つために、空調をつけて空気を循環させているんですね。

そう。24時間ずーっとつけっぱなしにしている施設ばっかりじゃないけど…。そういうところでは、朝一で必ず空調をつけるとか している よ。

空気がキレイで、部屋が清潔なんだから、床も清潔になっているんですか？

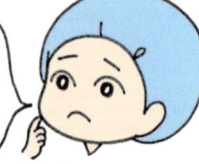

私が1年目の頃は、二足制がタタくてスリッパはき替えが普通だと思っていたけど、手術室で清潔なのは空気であって、床は不潔だからはき物を替える意味がないと教わったよ。

血で汚れたりするから替えてるけど…

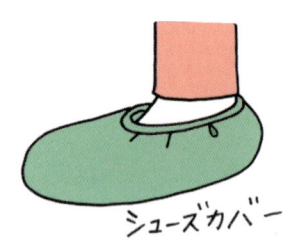

シューズカバー

手術室の外で履いているシューズやスリッパのまま手術室内に入るのが一足制。ただ、血液が付いたりするので、シューズカバーを付けるとよい。

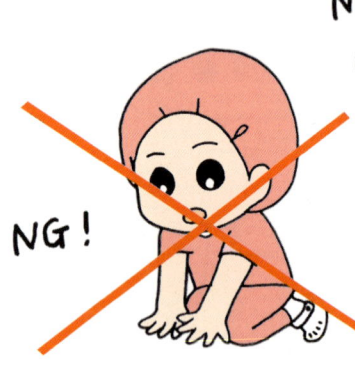

NG!

床に手をつく、膝をつく

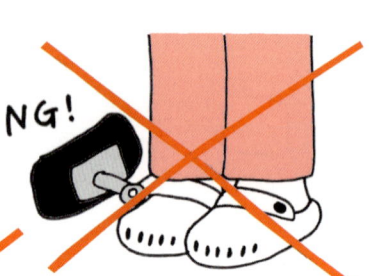

NG!

床に物を置く

床は汚い！だから手や膝をついたり、物を置いたりしない！床を触った手を洗わずに患者さんに触らないで！

プンプン

フケツ！

手術室の特定区域

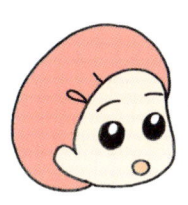

特定区域…？全部屋が清潔な部屋なんじゃないんですか？

清潔の中にも，区別があるんだよ。ややこしいけど…。

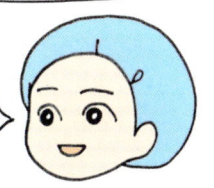

清浄度クラス	NASA 基準	該当施設
I	クラス 100 ～ 1,000	手術室，バイオクリーンルーム（BCR）
II	クラス 10,000	一般手術室
III	クラス 100,000	手術室中の廊下，手洗い場
IV	—	病室（一般清潔区域）
V	—	細菌検査室（汚染管理区域）
VI	—	ふつうの部屋（一般ゾーン）
VII	—	汚染拡散防止区域

クラスVとクラスVIIの部屋は陰圧にして，外への空気漏出を防ぐ必要あり

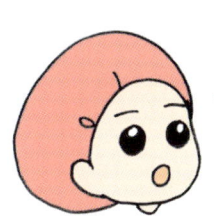

NASA基準…？清浄度クラス…？

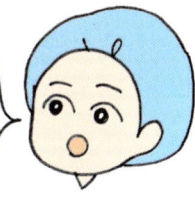

今は清浄度クラスっていう分類で，手術室の清浄度を区別してるんだけど，以前はNASA基準で区別してたんだって。今でも，ここはクラス何？って聞かれるけど…。NASA基準は，数値が小さいほど清浄度が高い部屋なんだよ～。

✳清浄度クラスⅠ（高度清潔区域） 手術室・BCR

最も清浄度の高い部屋。人工物手術に適している。扉が二重構造であることが多い。

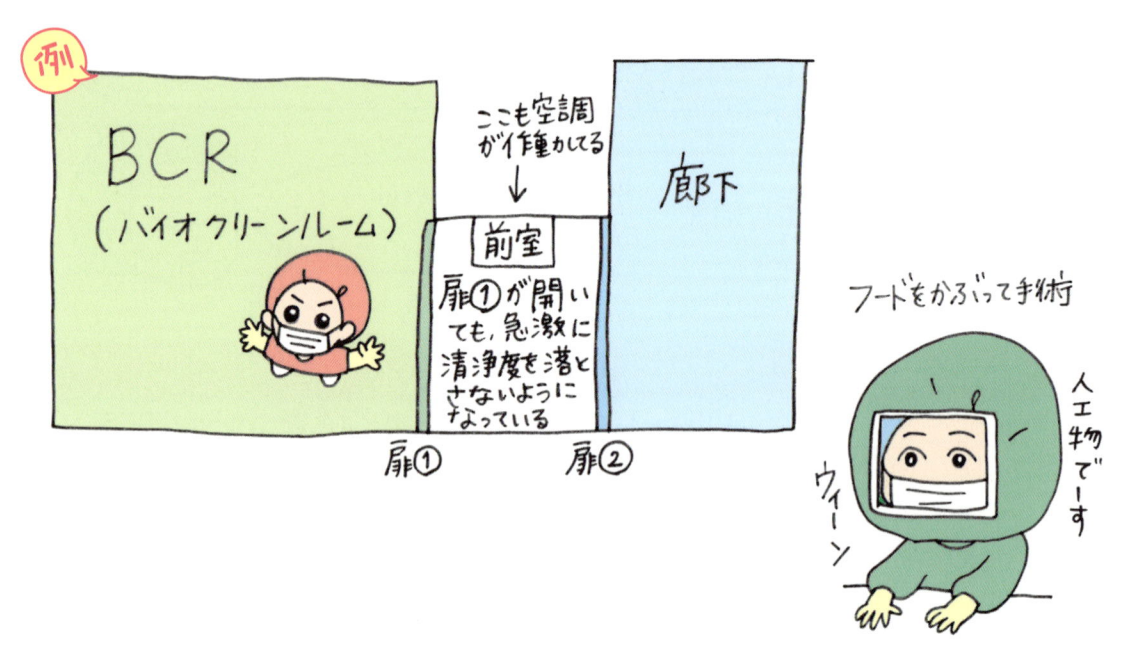

✳清浄度クラスⅡ（清潔区域） 一般手術室

手術を行うことが可能な清浄度。滅菌された器械や物品の展開はこのクラス以上の部屋で行われなければならない。一般的な手術をする。

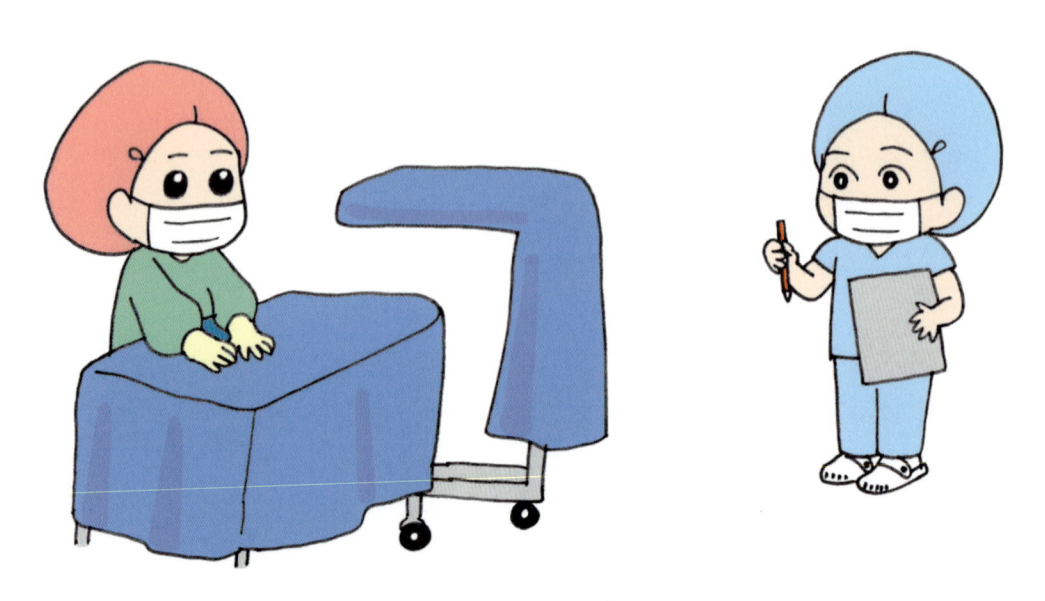

＊清浄度クラスⅢ（準清潔区域） 手術室の廊下・手洗い場

ICU，未熟児室なども該当する。クラスⅡよりもやや清浄度は下がる。

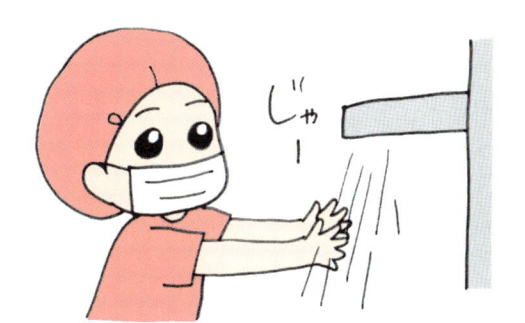

じゃー

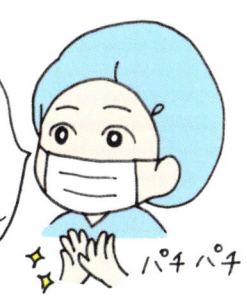

手術室は廊下でさえもICUくらいキレイなんだね〜

パチパチ

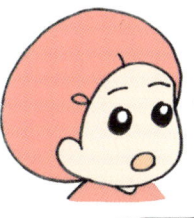

それぞれの場所にはそれぞれの清浄度があるんですね…。

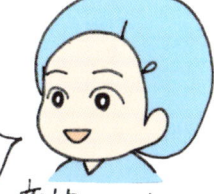

そうだよ。その清浄度を保っているのが空調なんだけど，扉が閉まっていなかったり、部屋の排気口が塞がれたりすると、清浄度を保てなくなるんだよ。

意識しなきゃね

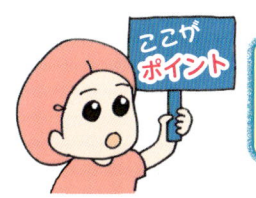

ここがポイント

手術室が定められた清浄度を保つために，扉の開閉頻度をできるだけ少なくする。部屋の排気口をふさがない。

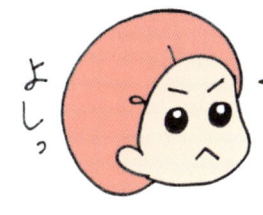

よしっ

気をつけよう

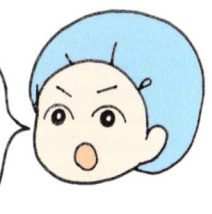

扉の開閉の頻度はSSI（手術部位感染）と関係あるらしいよ！

③ スタンダードプリコーション

> スタンダードプリコーション！標準予防策です！これは学生のときにきっちり習いましたから。

> そうだよね，最近は国試にも出るくらいだし，新人の人たちはよく知ってると思うよ〜

●スタンダードプリコーション（標準予防策）とは

感染症の有無に関わらず，患者の血液・体液・分泌物・排泄物・傷のある皮膚や粘膜を感染の可能性のあるものとして対応すること（汗は含まない）。

手術のとき以外の挿管や抜管，尿道カテーテル挿入，手術器械の片付けなどでも徹底しよう

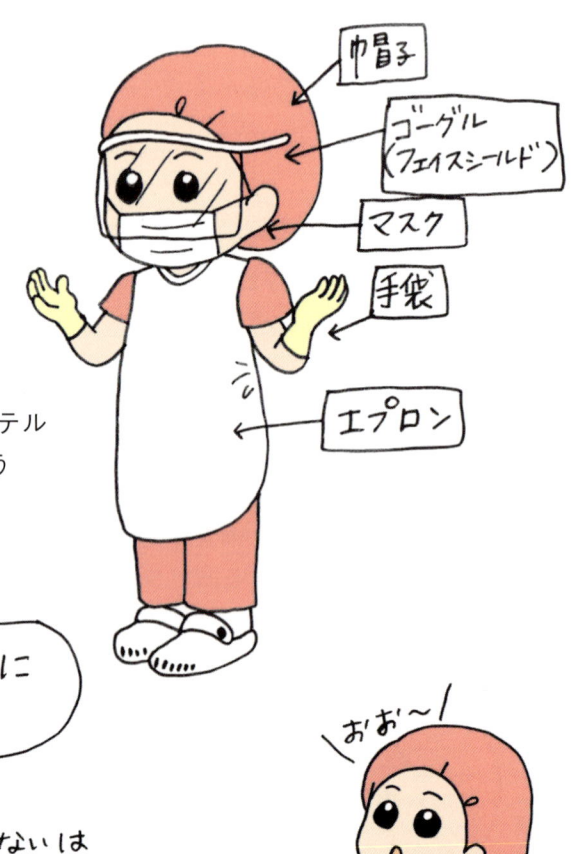

帽子

ゴーグル（フェイスシールド）

マスク

手袋

エプロン

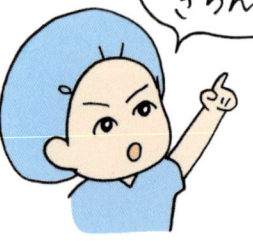

> 自分自身を守るためにきちんとやろう！

感染症がある，ないはカンケーない！

おお〜！

✳ 手術室で出遭う感染症

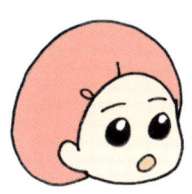

感染対策って…患者さんの感染症を調べて，HCVやHBVの感染の有無を知っておくってコトですよね？

まあ一応調べるけど，さっきも言ったように基本的にはスタンダードプリコーションの徹底だからね。あとは，針や刃物で手を誤刺したりしないような技術の習得だけど…。感染対策はそれだけじゃないんだよ！

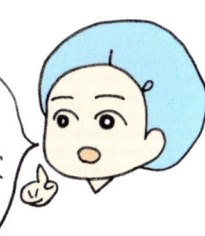

1 HCV：C型肝炎ウイルス

肝炎の一種。C型肝炎の感染歴がある人のうち，70％が慢性化する。また，25％の人が約20年後に肝硬変，肝癌になるといわれる。

感染経路は「血液・体液感染」「母子感染」で，手術室で感染の原因となるのは<u>針刺し</u>と<u>粘膜曝露</u>

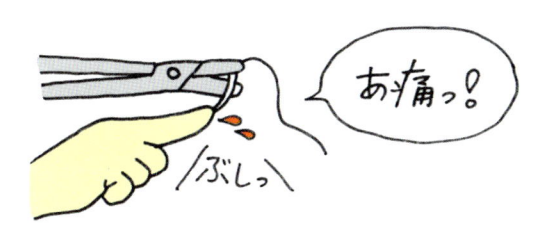

あ痛っ！

ぶしっ

針刺し

針の取り扱い技術のトレーニングをする。針カウンター（スポンジ）に刺して針を手で触らない。

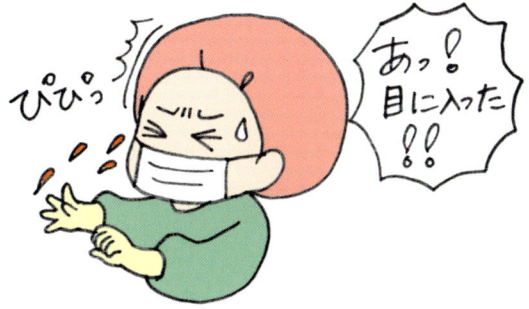

ぴぴっ

あっ！目に入った！！

粘膜曝露

これで本当に感染する！ フェイスシールドやゴーグルの着用を徹底！

2 HBV：B型肝炎ウイルス

肝炎の一種。感染したときの健康状態によって，一過性と，ほぼ生涯にわたり感染が継続する持続性に分けられる。医療者は，就職時にHBVワクチンを接種するのが望ましい（劇症化することがあるため）。

手術室で注意することはHCVと同じく，**針刺し**と**粘膜曝露**による感染。

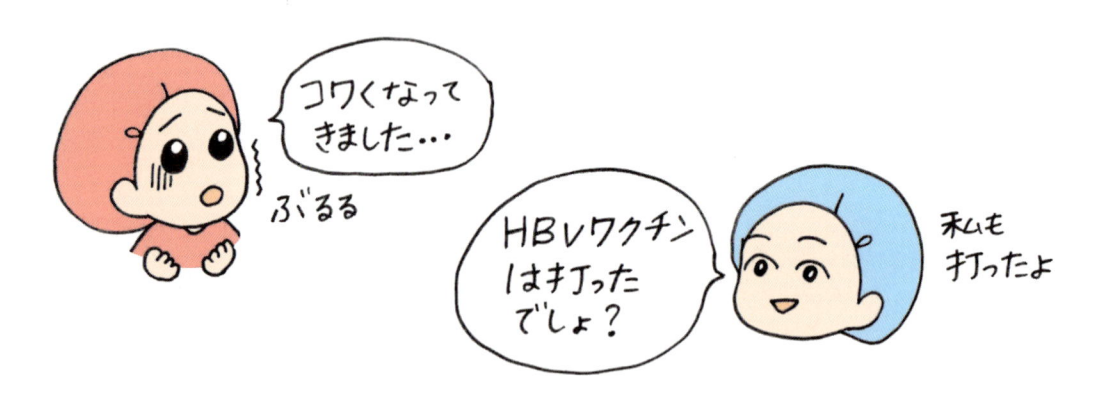

3 HIV：ヒト免疫不全ウイルス

ヒトの体を細菌やカビ，ウイルスから守る免疫にとってとても重要な，Tリンパ球・マクロファージに感染するウイルス。このウイルスが増殖し，免疫が機能しなくなることで普段は感染しない病原体に感染する。これをHIVによる病気の発生，エイズ（AIDS：後天性免疫不全症候群）という。感染経路は「性的感染」「血液感染」「母子感染」。手術室で注意することは同じく，**針刺し**と**粘膜曝露**。

まめちしき

針刺し でのHIV感染率
➡ 約0.2〜0.4%

粘膜曝露 でのHIV感染率
➡ 約0.09%

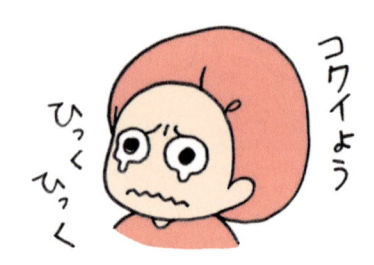

④ MRSA：メチシリン耐性黄色ブドウ球菌

鼻腔や咽頭，皮膚や髪の毛に付着しており，そこに触れた手で接触したり，空中に舞い上がった菌を吸い込んだりして感染する。接触感染。

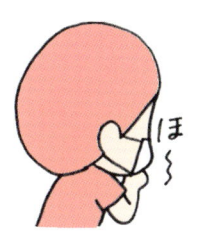

ここが ポイント

MRSA で怖いのは，無菌室が必要なほど抵抗力・免疫が低下した患者と，手術後の患者，血管内に長期間カテーテルを挿入している患者が感染すること！

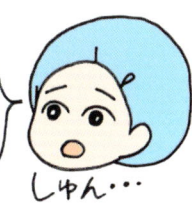

接触感染で起こる感染症は，ほとんどの原因が医療者の手と言われているよ！菌って見えないから，人はすぐにサボってしまうからなんだって…。

しゅん…

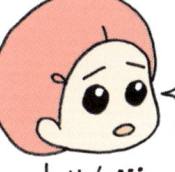

はい…。手術室に来る患者さんを、感染で1人も失いたくないのなら、みんなが本気で手指消毒をしなさいって、教わりました…。

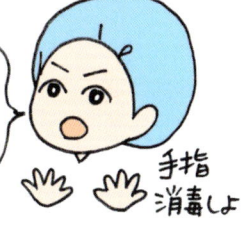

MRSAがついた傷って、本当に治らないんだよ。手術創にMRSAがつくってことは、手術室で感染している可能性があるってことだから、清潔な部屋だからといって油断しちゃダメだね。

手指消毒しよ

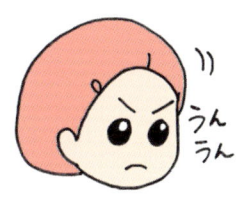

ここが ポイント

菌は目に見えないけど，確実に存在する。1人がサボったら，みんながきちんとする意味がない。感染対策は全員が徹底的にやらなければいけない！

5 結核（結核菌）

結核菌は抗酸菌の一種で，感染経路は空気感染。肺に病巣をつくることが多い（肺結核）。結核菌は，地面に落ちると夜露に濡れて死滅し，日光の紫外線でも死滅する。結核に感染している人の咳やくしゃみの飛沫を吸い込んだときのみ，感染する（痰の中に菌がいる）。**接触感染はしない！ 物を介してうつることはありえない！**
手術室で感染に注意する必要があるのは，<u>排菌</u>している患者。

●具体的な対処

その日の予定手術が全て終わり，最後に結核患者が入室するのが望ましい。
手術中の扉の開閉は最小限に！

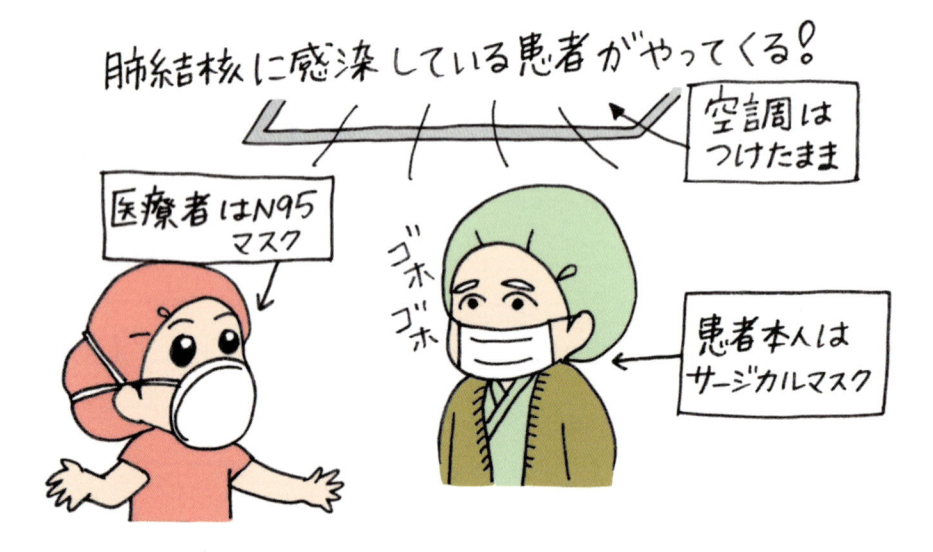

清浄度クラスⅡの手術室なら，約30分で部屋の空気が入れ替わる。
30分間空調を回せば，次の手術は安全にできる

> **！注意**
> 清浄度クラスⅠのバイオクリーンルームでは，部屋が陽圧であるため扉を開ける度にどんどん結核菌を周囲の空間に排出してしまうので禁忌！ 陰圧になる部屋で手術を行うのが理想的。

感染症があると、気をつけることがたくさんありますね！でも、HCVやHBVは、患者さんが事前に血液検査で調べていますよね？だから『陽性』と出たら気をつければいいですよね。

いつも感染症なし！ってチェックしてるし

あのね〜。基本はスタンダードプリコーションなの！『感染症なし』とは、確かにチェックはするけど、『針刺しちゃったけど、この患者さんは感染症なしだから大丈夫〜』なんて思うのはすっごく危険なことだよ！

ホントにそう思ってるの？

＊感染症のウィンドウ期間を知ろう

例 HIV

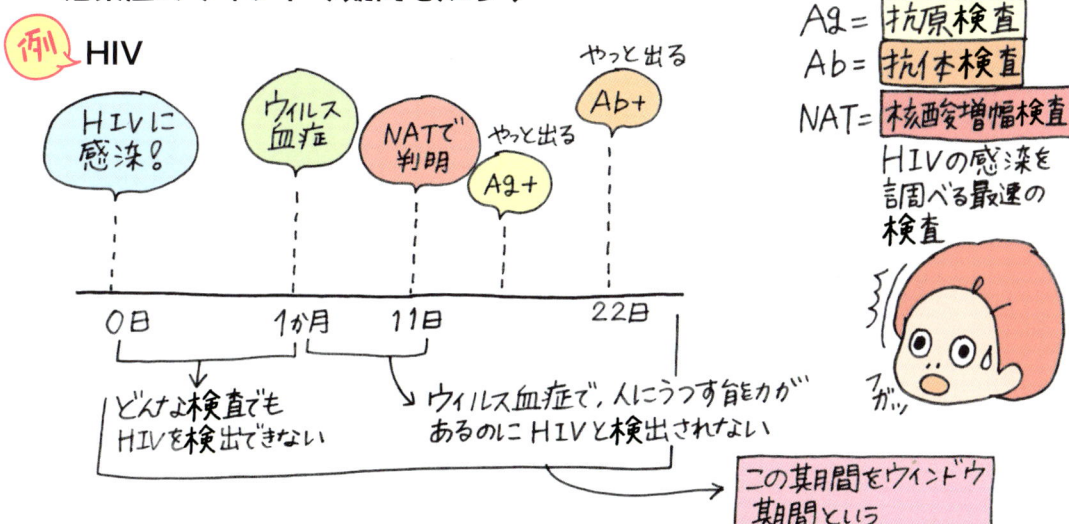

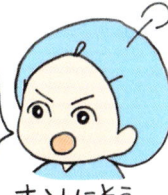

Ag = 抗原検査
Ab = 抗体検査
NAT = 核酸増幅検査

HIVの感染を調べる最速の検査

HIVに感染！

ウイルス血症

NATで判明 やっと出る Ag+

やっと出る Ab+

0日　　1か月　　11日　　22日

どんな検査でもHIVを検出できない

ウイルス血症で、人にうつす能力があるのにHIVと検出されない

この期間をウィンドウ期間という

感染して、人にうつせる状態であるにも関わらず、HIV陽性だと検出できない期間があるんだよ！

HCVやHBVのウィンドウ期間はもっと長く、約3カ月

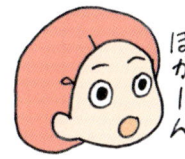

ぽかーん

感染症の検査って意味ないのかな…

意味がないとは言わないけど…。ただ、結局自分を守るにはスタンダードプリコーションを徹底するしかないってこと！

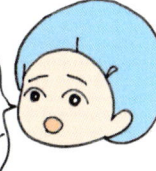

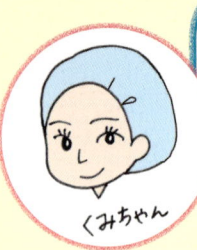
くみちゃん

しのちゃんの質問コーナー
N95マスクとサージカルマスクの違いって？

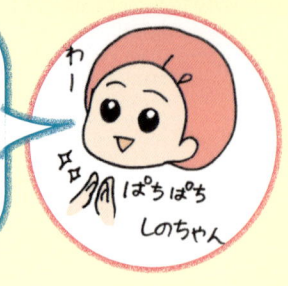
わー
ぱちぱち
しのちゃん

N95マスク	vs	サージカルマスク

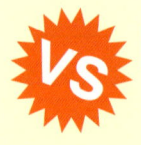

微生物を含む外気から，装着する人を守るためのもの。

マスクを装着した人から排出される微生物を含む粒子が，大気中に広がるのを防ぐためのもの。

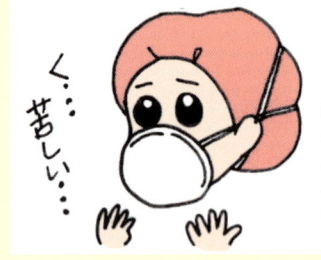
く…苦しい…

装着する方法にはコツがある。正しくつけると空気が漏れない。

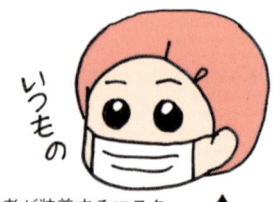
いつもの

結核患者が装着するマスクはサージカルマスク！
こっち

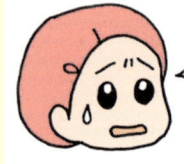

えーっ！でもでも，結核菌って，直径5μmのすっっっごく小さい飛沫核によって，人から人へ伝染するんですよね？！サージカルマスクで大丈夫なんですか？！

その5μmのすっっっごく小さい飛沫核っていうのは，元を正せば『ゴホン』と咳をしたときの大きい水滴からできてるでしょう？

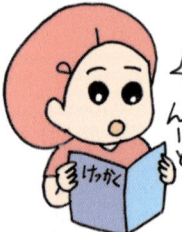
けっかく
んーと

そうですね…。

その大きい水滴が2～3秒間空中を浮遊して，ようやく5μmのすっっっごく小さい飛沫核になるのよ。サージカルマスクで『ゴホン』の大きい水滴が外に出なければ，小さい飛沫核になれないでしょ。

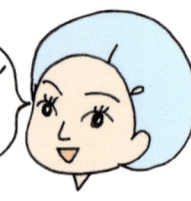
ちゃーんと理解した？

④ 器械の展開と準備

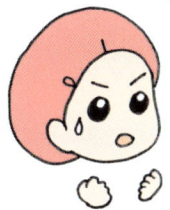

センパイ！いよいよ器械の展開ですね！手術前の大事な準備ですね…ドキドキ

そうだね。患者さんに使う器械や物品を清潔に展開する前に、清潔な環境であることも気にしてみてね。

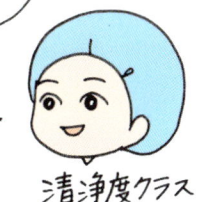

清浄度クラスだよ

ハイッ！いよいよ滅菌物を準備するんですもんね…。清潔な部屋でガウンテクニックをきちんとやって…。

● 器械の展開は，空調や清浄度クラス（p.11〜）などを理解して行うこと！

器械展開前の準備

＜清浄度クラスⅡ以上の手術室＞

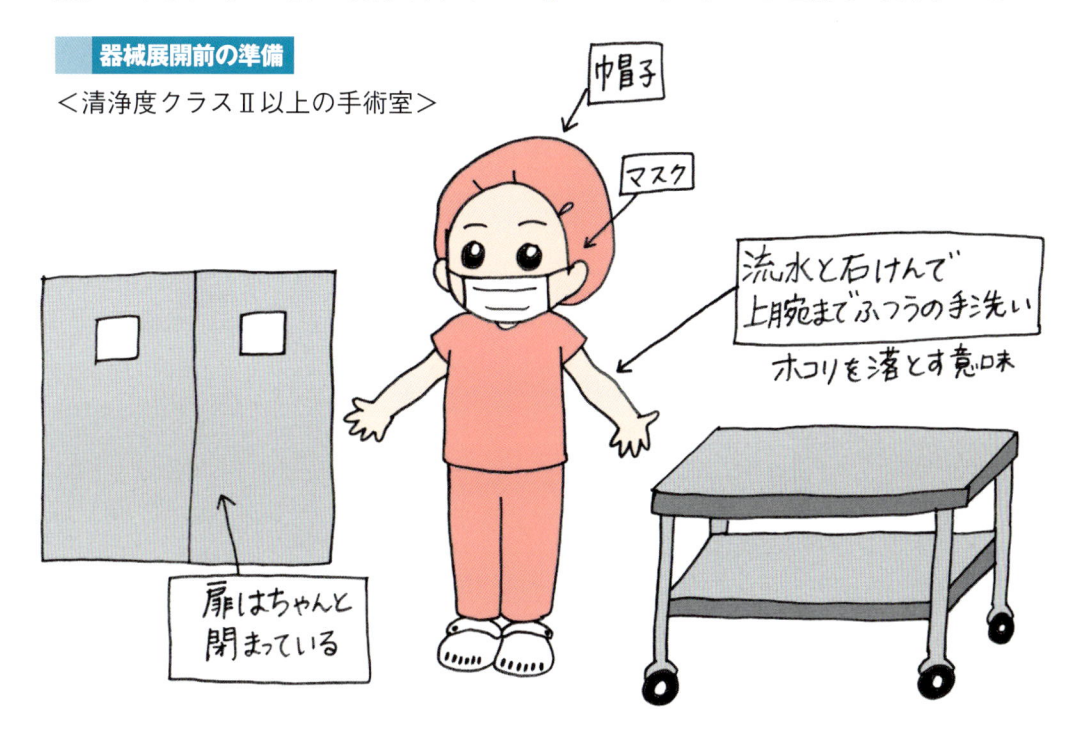

帽子

マスク

流水と石けんで上腕までふつうの手洗い

ホコリを落とす意味

扉はちゃんと閉まっている

器械と物品を準備するための情報収集

1 術式

各科の術式に合わせた器械と物品を準備。それぞれの施設でつくられたマニュアルを参考にし，必要な道具を予測しながら考えると忘れ物をしにくい。

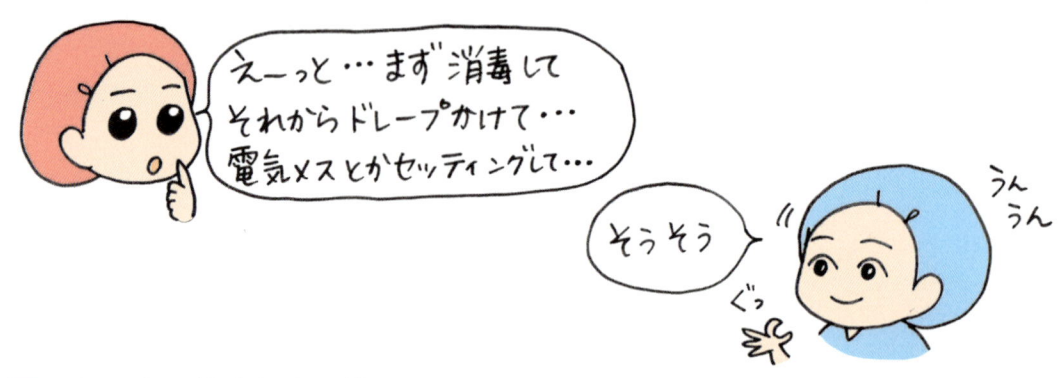

2 医師からの特殊なオーダー

「○○先生の好きな鉗子」やLCS準備（p.96），骨折セット準備……など手術オーダーに記載されているものがあるかをチェックする。記載がなくても，「考えたらわかるでしょ」という物は準備できるようになろう。

3 患者情報

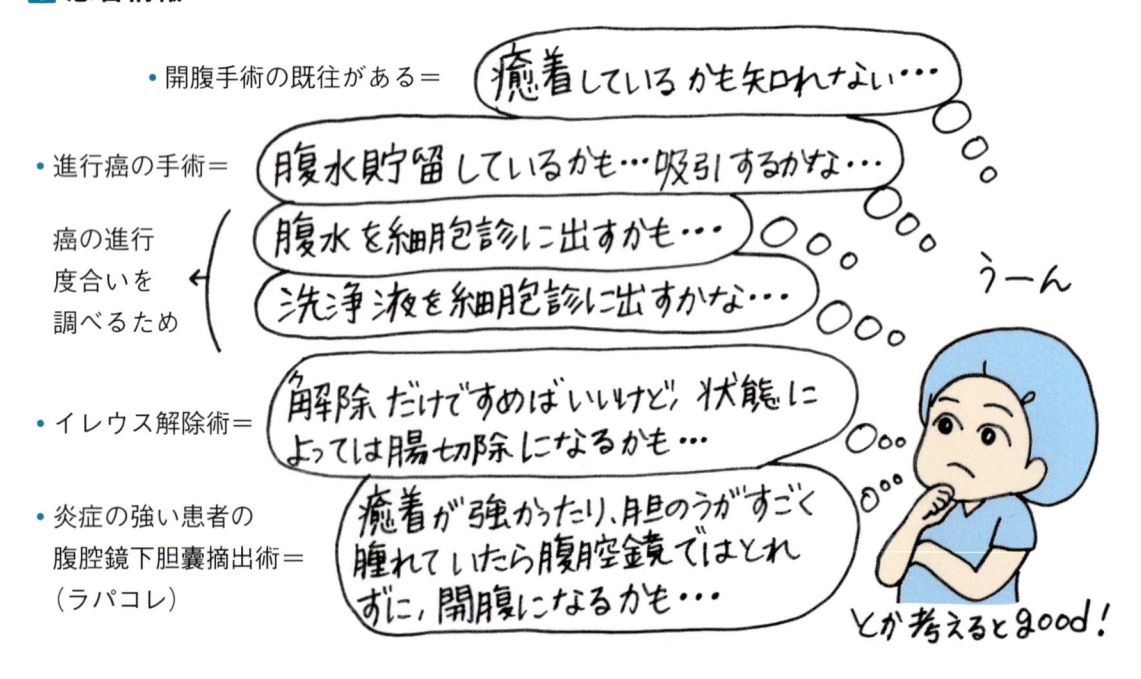

器械の準備をはじめる前に……

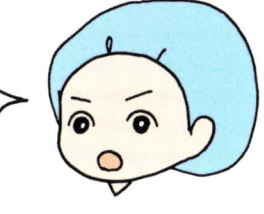

もう1度 おさらいするよ！
実際は フェイスシールド（ゴーグル）
ヒモマスクで やるんだよ。

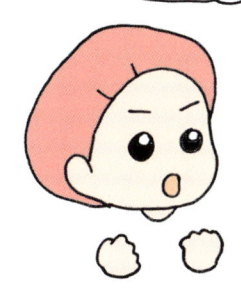

ハイッ！
忘れず きちんとやります

器械出しスタイル

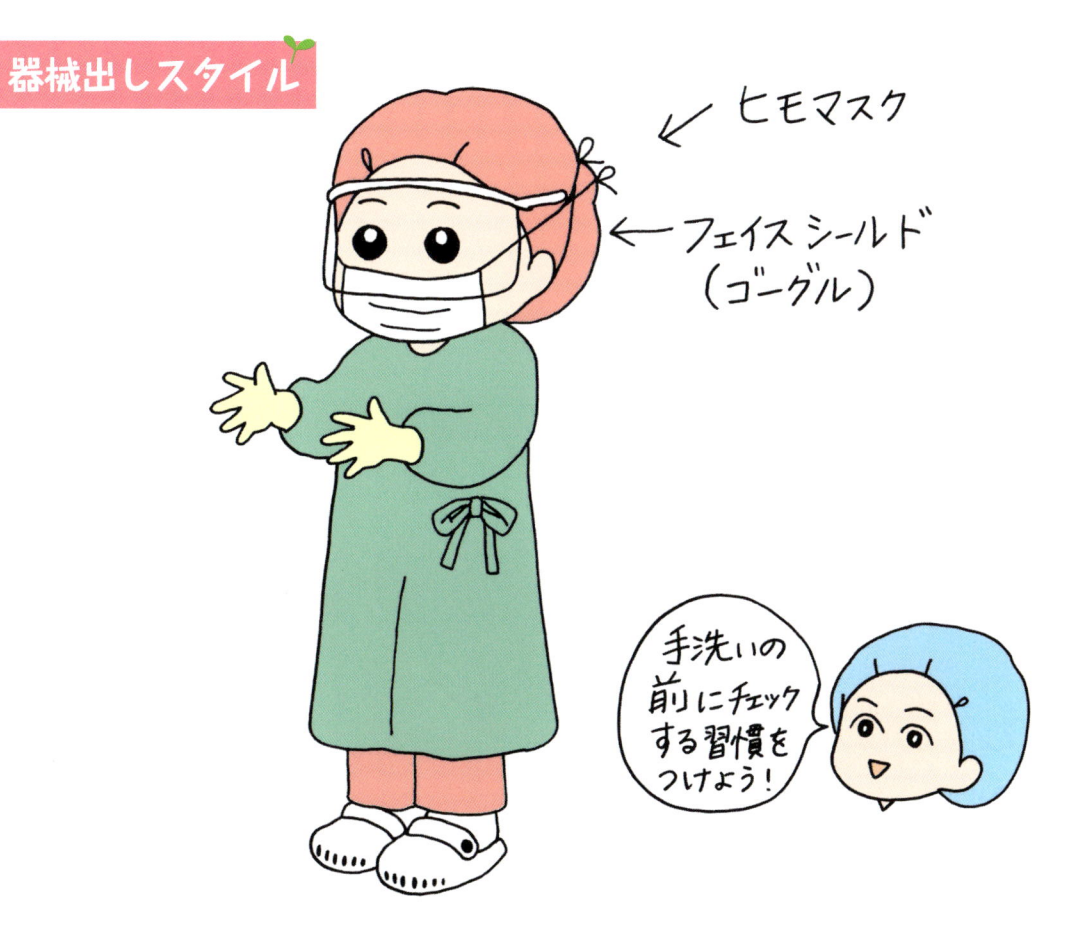

← ヒモマスク

← フェイスシールド
（ゴーグル）

手洗いの
前にチェック
する習慣を
つけよう！

実際に器械を並べる

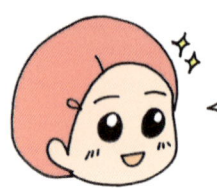

> いつも思うんですけど，センパイの器械台はいつもキレイですよね。どのタイミングで見ても，手術の最初から最後まで整理されてて…。

> ありがと〜。器械台の整理は，新人の頃からずーっと気をつけてることなんだ〜。いつ見ても，どこに何が置いてあるか一目で分かるし，先生の欲しい器械を待たせることなく渡せるしね！

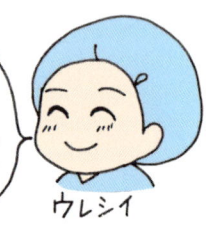

ウレシイ

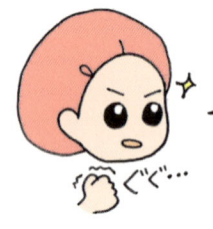

ぐぐ…

> スゴイなぁ…。器械なんてただ渡せばイイのかと思ってましたけど，器械出しナースの意識ひとつで手術時間を短くすることができますよね…！

それが患者のためにもなる．

●まず，刃物はいつも同じ場所に！

並べ方の例

器械台のすみっこ

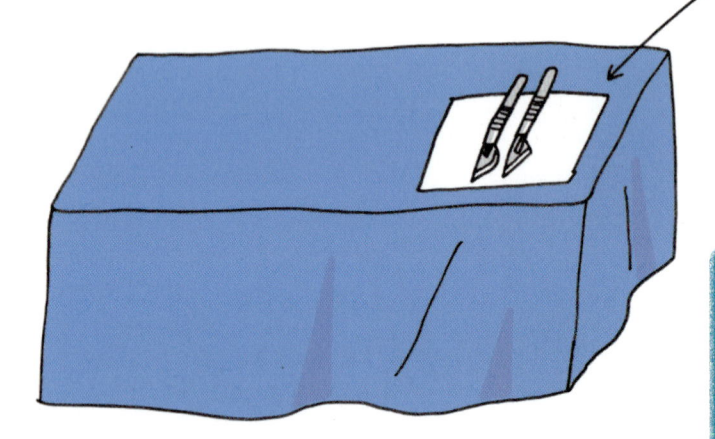

先生は結構，器械台の上で手袋を交換したりする！

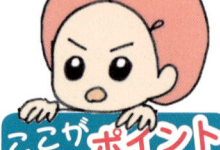

ここがポイント

刃物は，自分や医師がけがをする可能性がある。先生が器械台に手を出したときにけがをしないように，場所を一定にしておく。

●どこに何を置いたかすぐに分かるようにするには……

仲間分けをする，自分で分類を決めて並べるのがコツ

並べ方の例 その①～大きさ順～

どんどん大きくなっていく ◀ ••••••••••••••••••••••••••••••••

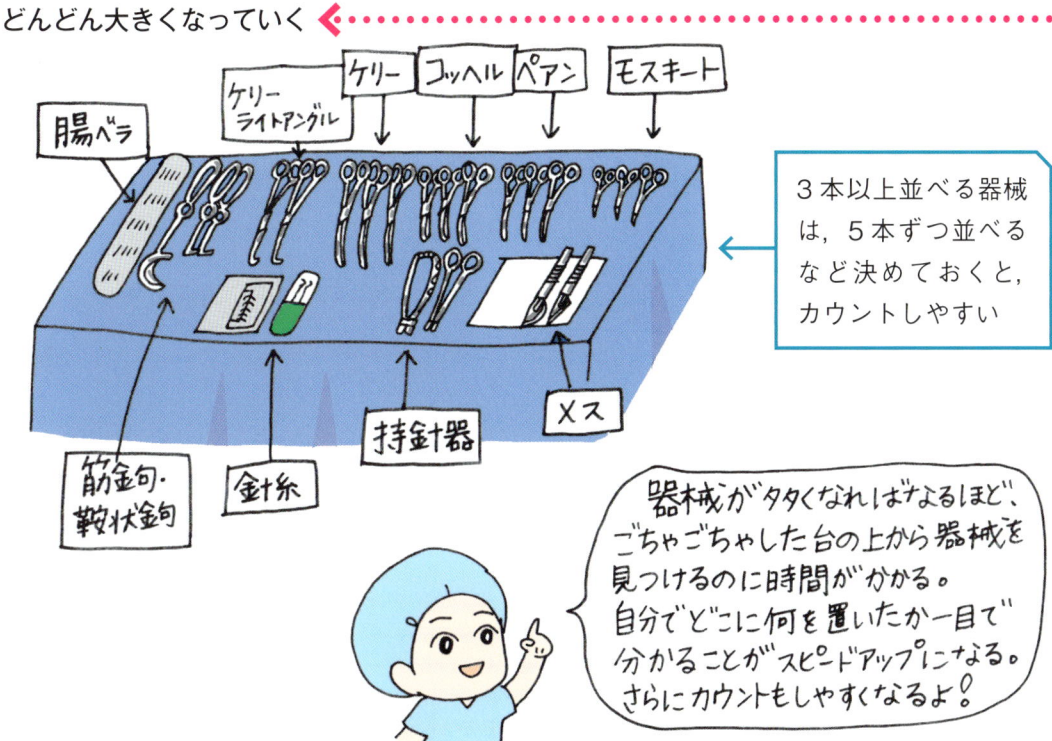

腸ベラ

ケリー
ライトアングル

ケリー

コッヘル

ペアン

モスキート

3本以上並べる器械
は，5本ずつ並べる
など決めておくと，
カウントしやすい

筋鉤・
鞍状鉤

針糸

持針器

メス

器械がタタくなればなるほど、
ごちゃごちゃした台の上から器械を
見つけるのに時間がかかる。
自分でどこに何を置いたか一目で
分かることがスピードアップになる。
さらにカウントもしやすくなるよ！

並べ方の例 その②～使う頻度順～

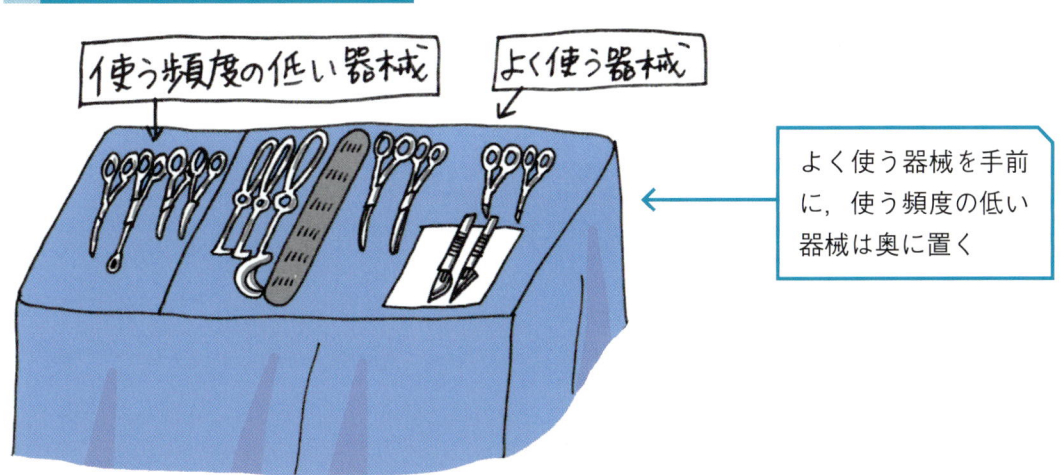

使う頻度の低い器械

よく使う器械

よく使う器械を手前
に，使う頻度の低い
器械は奥に置く

●執刀医の立ち位置に合わせて並べ方を変える

いつもはコレ

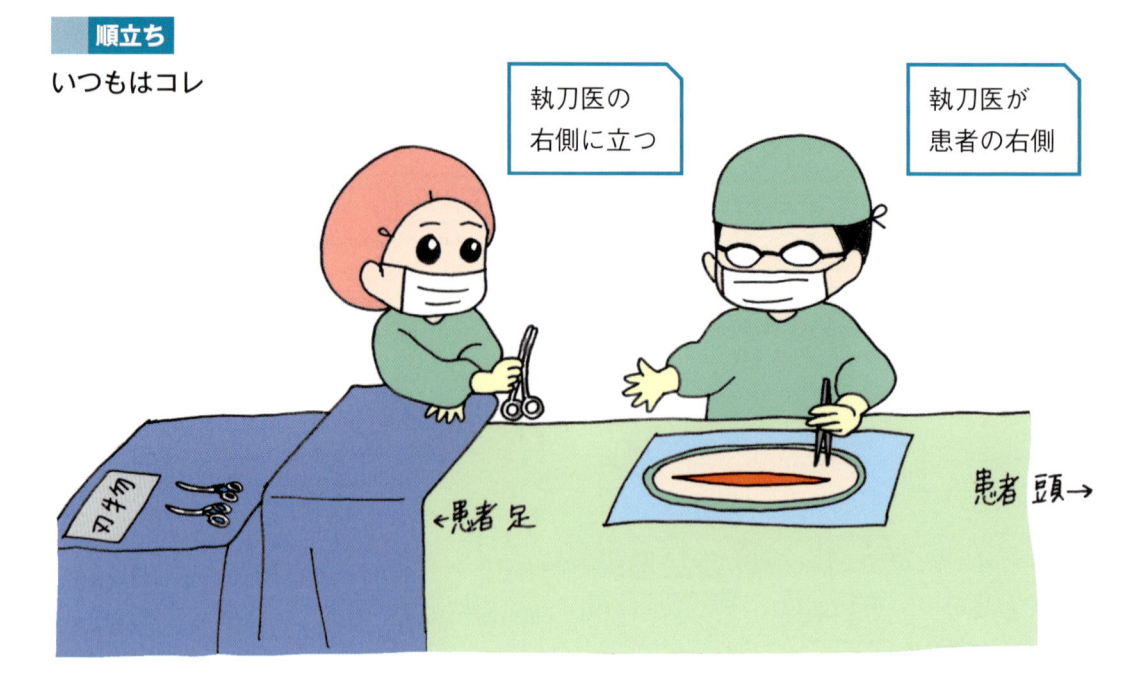

執刀医の
右側に立つ

執刀医が
患者の右側

←患者 足

患者 頭→

逆立ち

執刀医の
左側に立つ

執刀医が
患者の左側

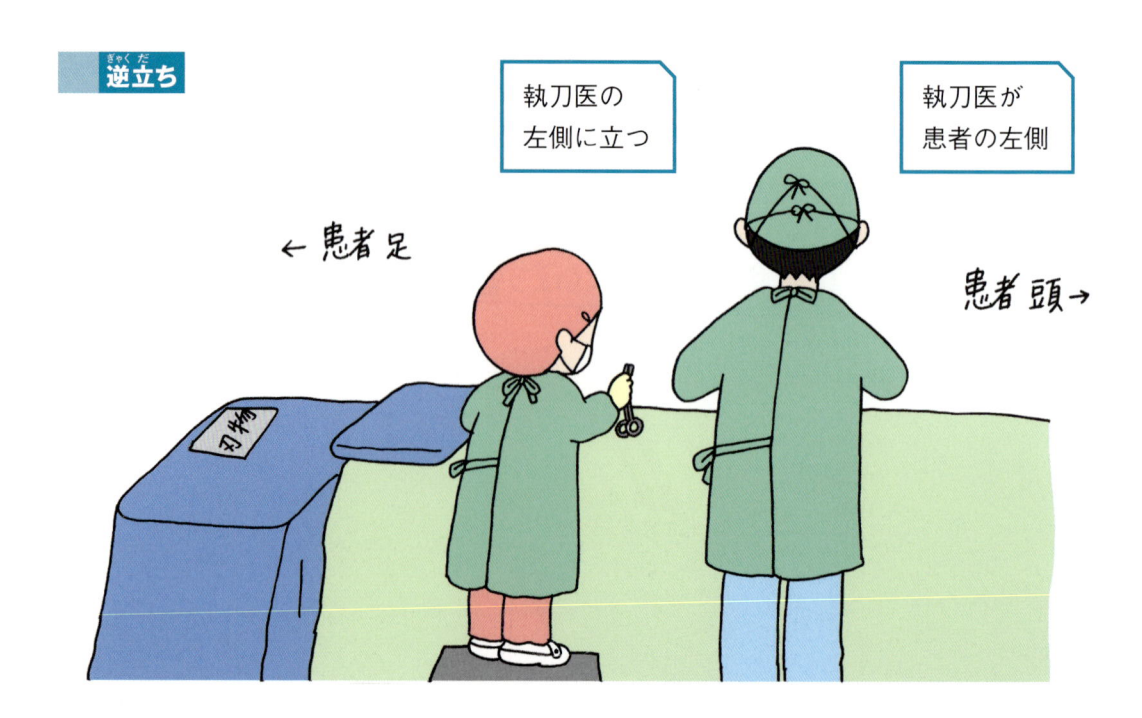

← 患者 足

患者 頭→

＊メーヨー台（副台）の使い方

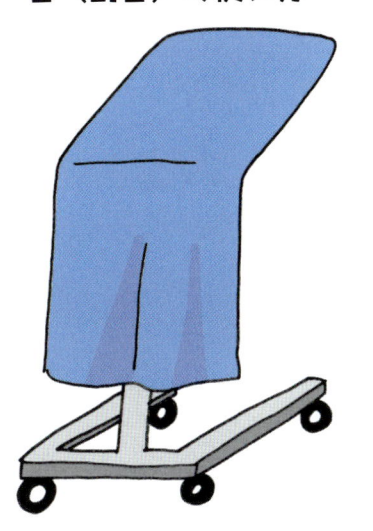

メーヨー台（副台）とは，すぐに使いたい器械や繊細な剪刀などを置くための台。患者の上をまたぎ，執刀医のすぐ近くまでもっていけるのがメリット。高さも調節できる。

例 **使い方** **開腹手術・開始時（今から皮膚切開）**

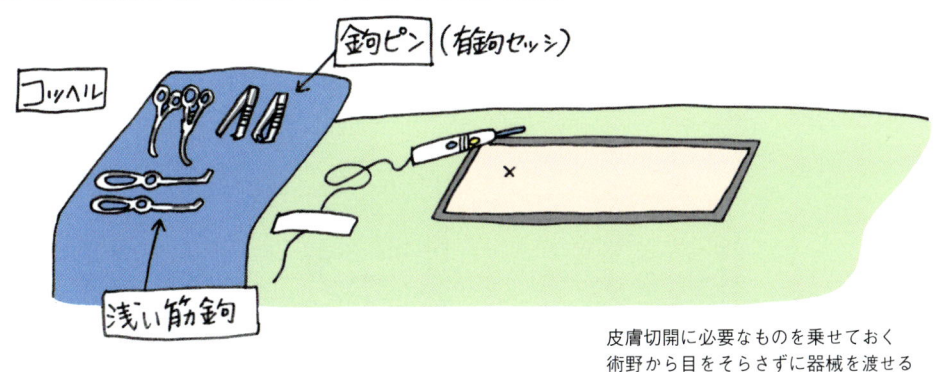

コッヘル

鉤ピン（有鉤ゼッシ）

浅い筋鉤

皮膚切開に必要なものを乗せておく
術野から目をそらさずに器械を渡せる

悪い例

ハイッ
くるっ

背中を向けると術野から目をはなしてしまう

コッヘルちょーだい

ココに事前に置いておく方がイイ！だから手術の進行を理解して先読みをする

●開腹したら……器械を開腹用に入れ替える！

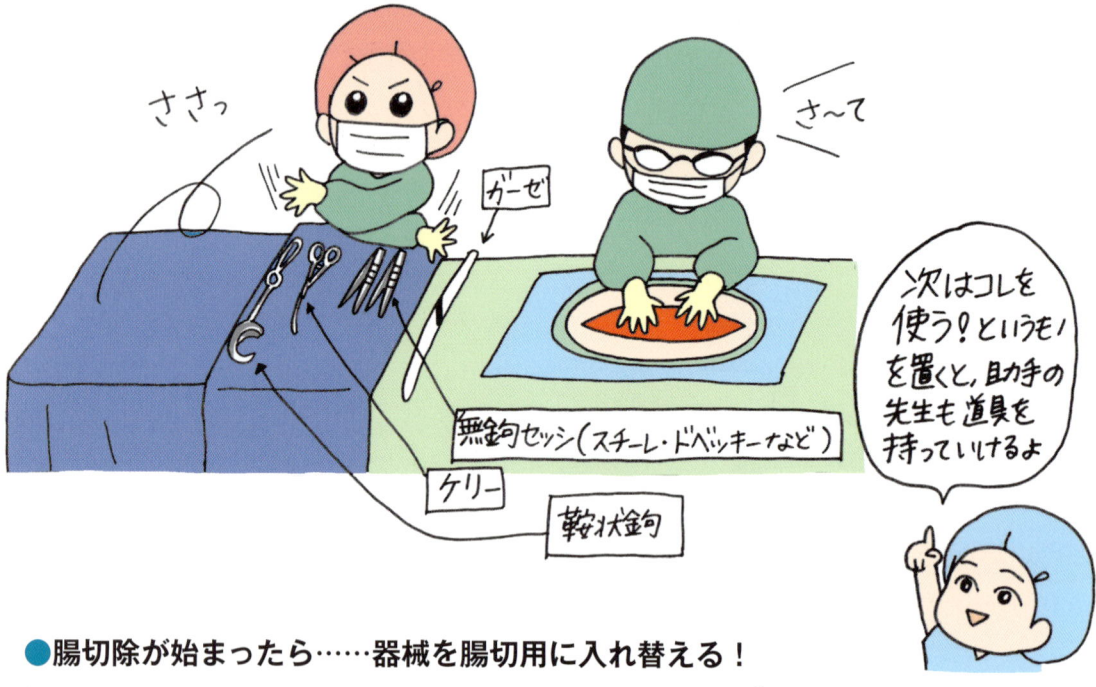

●腸切除が始まったら……器械を腸切用に入れ替える！

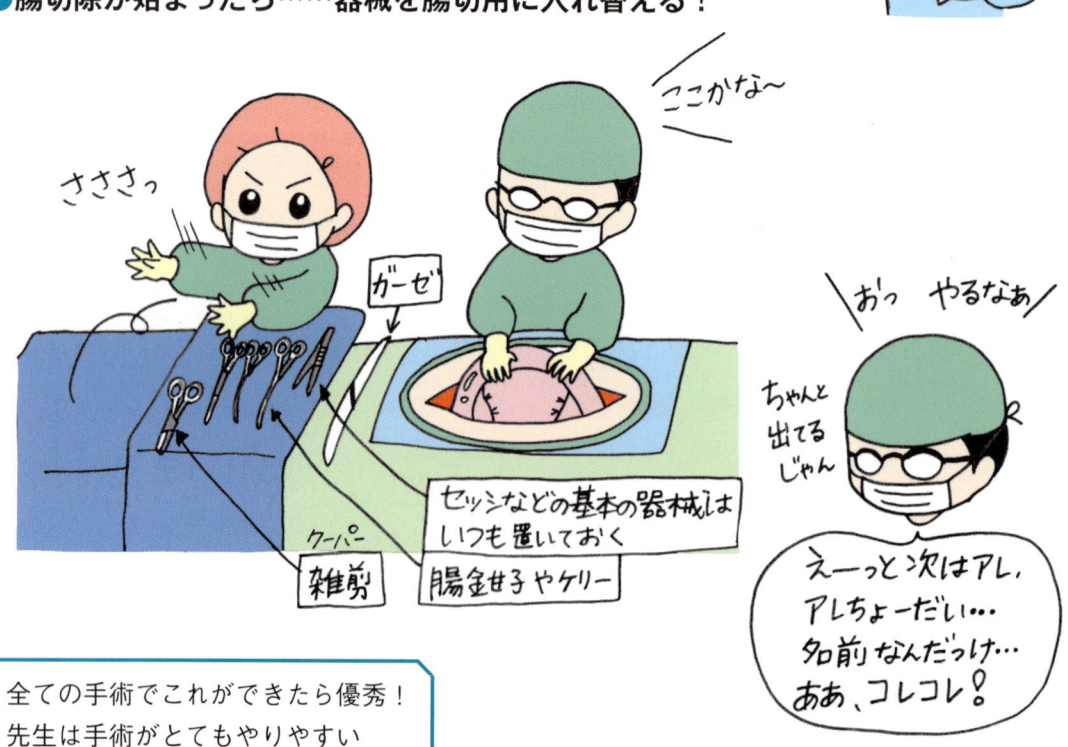

✻器械を展開しながら考えること

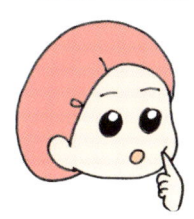

器械を展開しながら何を考えてるかなぁ～。
今日どれくらい時間かかるかなぁー，とか，腸切除に
なるのかなぁ～とか，かな…。手術のメインのところを主に
イメージしてます。

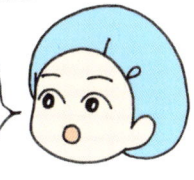

それももちろん大事なんだけど，メインイベントの
他にも，たくさんあるでしょ？イメージするなら『消毒』
するところからしないと！

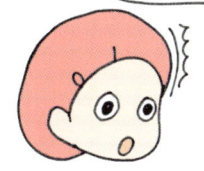

あっ！本当だ！ 消毒用の綿球がないっ。
気付いて良かった！

よくある事例
メスを忘れる人もいる

器械を並べながら「これで本当に今日の手術できる？」と考えてみよう

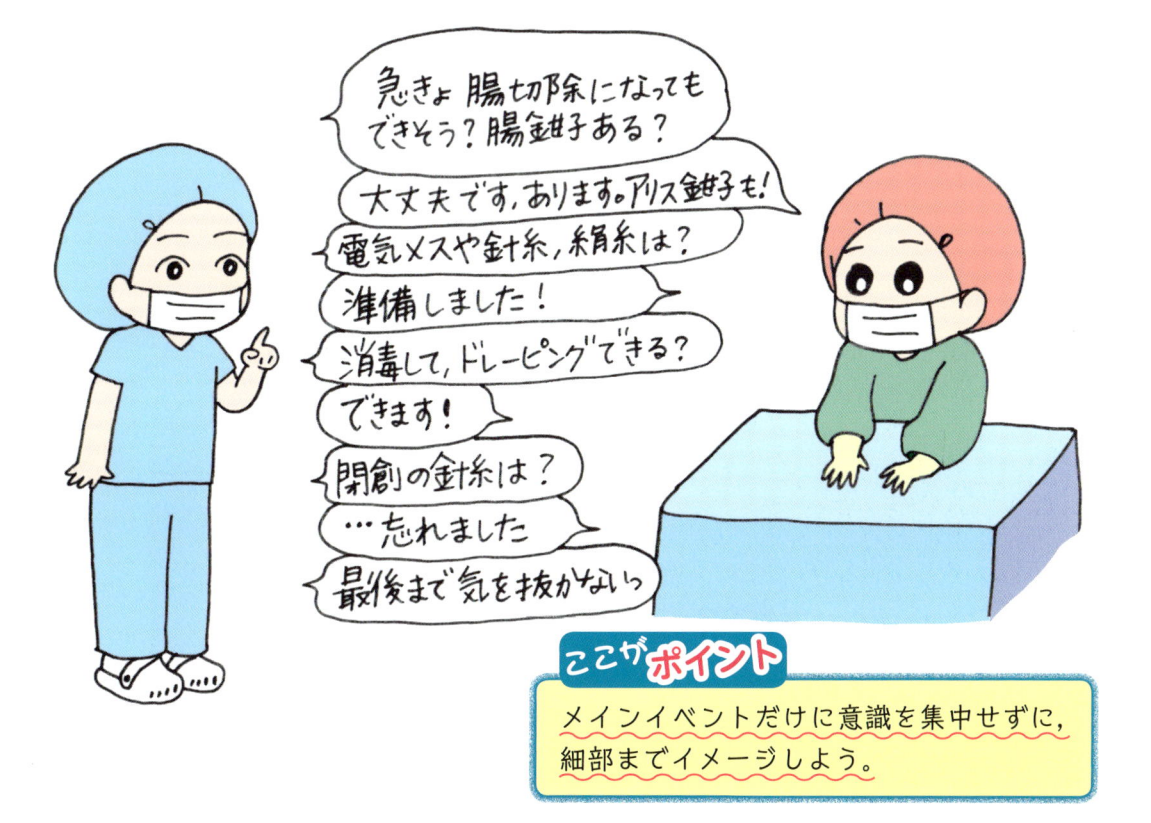

急きょ腸切除になっても
できそう？腸鉗子ある？

大丈夫です，あります。アリス鉗子も！

電気メスや針糸，絹糸は？

準備しました！

消毒して，ドレーピングできる？

できます！

開創の針糸は？

…忘れました

最後まで気を抜かないっ

ここがポイント

メインイベントだけに意識を集中せずに，
細部までイメージしよう。

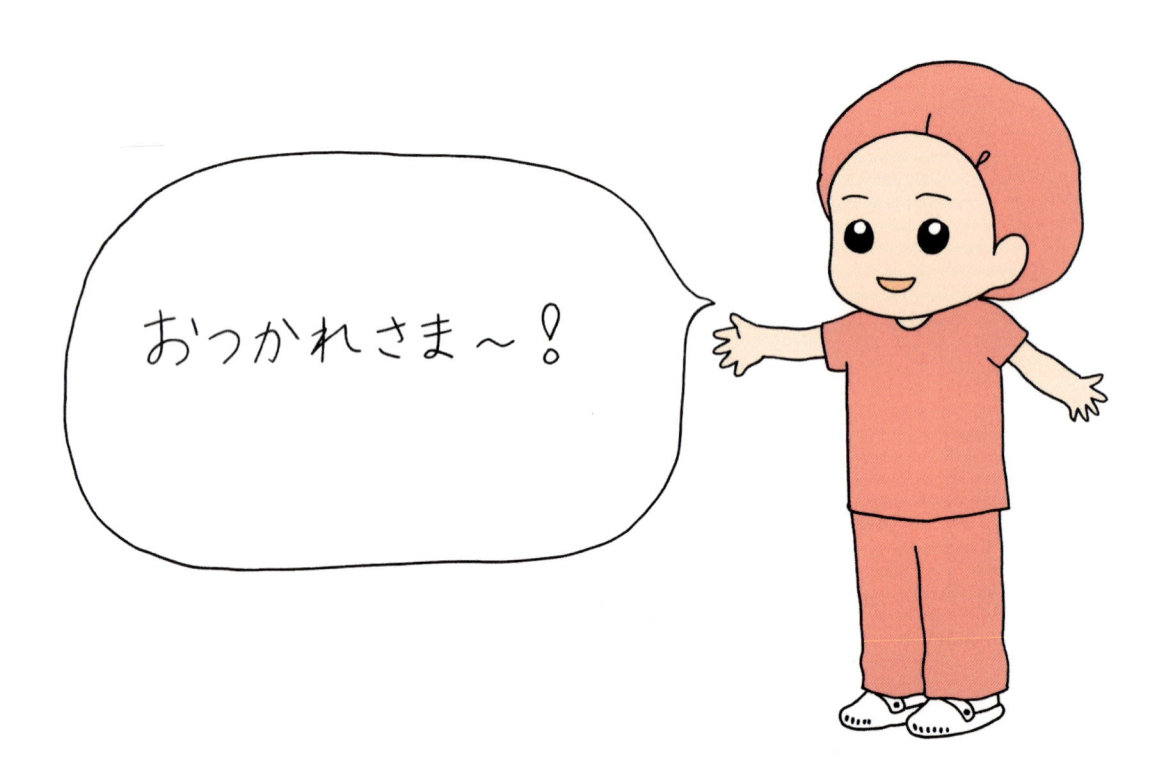

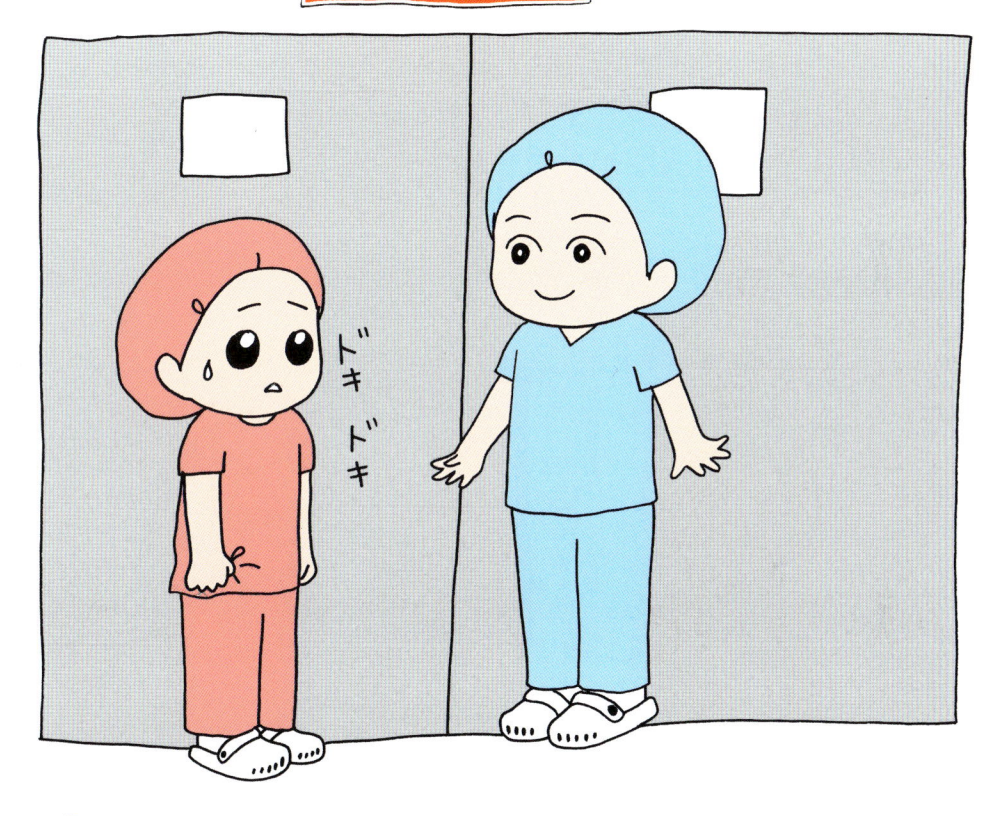

Point

① 患者入室・麻酔中のモニタリング

入室時における患者のサポート

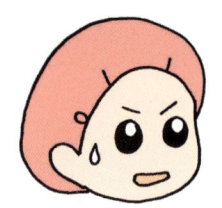

> いよいよ，患者さんが入室しますね…。ドキドキ…！

> 今回は はじめてだから，私のやることを しっかり見ててね！ どうして こんなことしてるんだろう？って 考えながら 見てるといいよ！

① 服装と入室前の確認

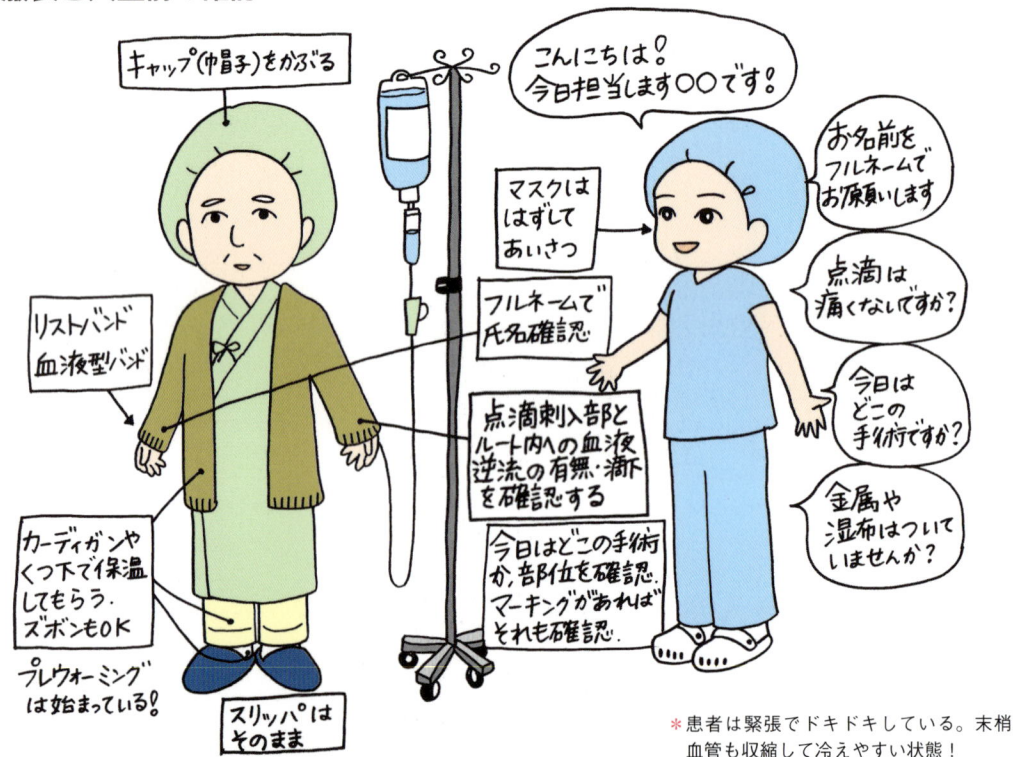

キャップ（帽子）をかぶる

こんにちは！今日担当します〇〇です！

マスクははずしてあいさつ

お名前をフルネームでお願いします

リストバンド血液型バンド

フルネームで氏名確認

点滴は痛くないですか？

点滴刺入部とルート内への血液逆流の有無・滴下を確認する

今日はどこの手術ですか？

カーディガンやくつ下で保温してもらう。ズボンもOK

プレウォーミングは始まっている！

今日はどこの手術か，部位を確認。マーキングがあればそれも確認。

金属や湿布はついていませんか？

スリッパはそのまま

＊患者は緊張でドキドキしている。末梢血管も収縮して冷えやすい状態！

2 病室から手術室への移動

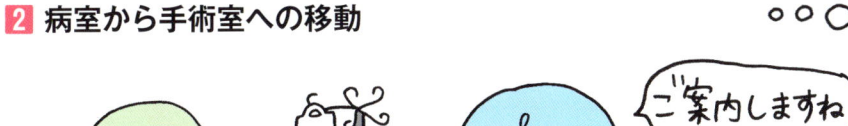

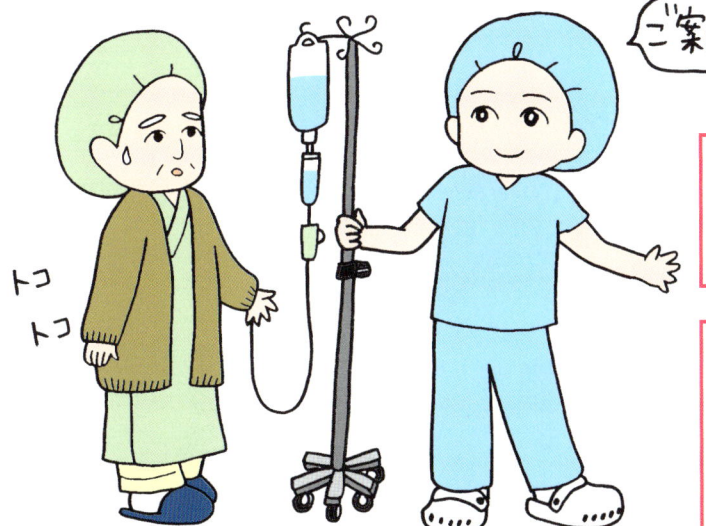

緊張
してるなぁ…

ご案内しますね

トコ
トコ

患者のようすをみながら手術室まで案内する。転倒することがあるので注意！

他の手術室の前を通るときは，扉が閉まっているか，中がみえていないか注意しながら進む（他の部屋が手術中だったらすごく怖いから！）

3 ベッドへの移動

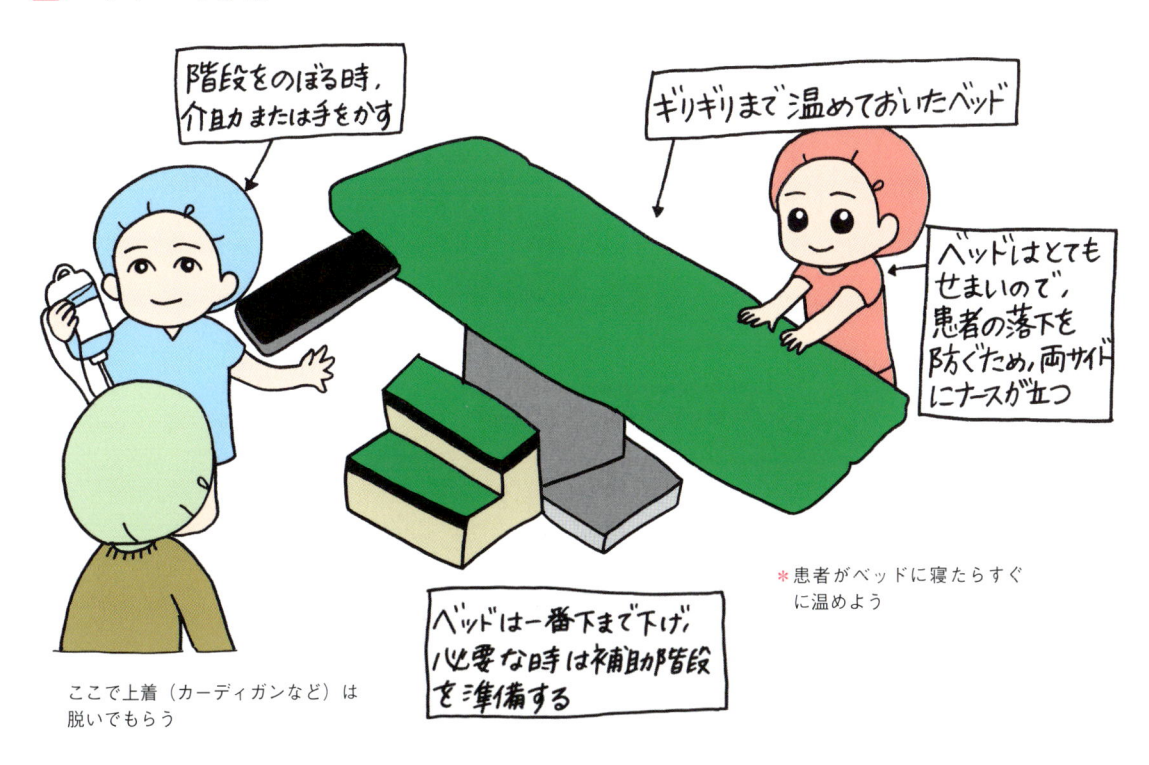

階段をのぼる時，介助力または手をかす

ギリギリまで温めておいたベッド

ベッドはとてもせまいので，患者の落下を防ぐため，両サイドにナースが立つ

ベッドは一番下まで下げ，必要な時は補助階段を準備する

ここで上着（カーディガンなど）は脱いでもらう

＊患者がベッドに寝たらすぐに温めよう

麻酔中のモニタリング〜 ECG・SpO₂・血圧〜

＊ECG （心電図）

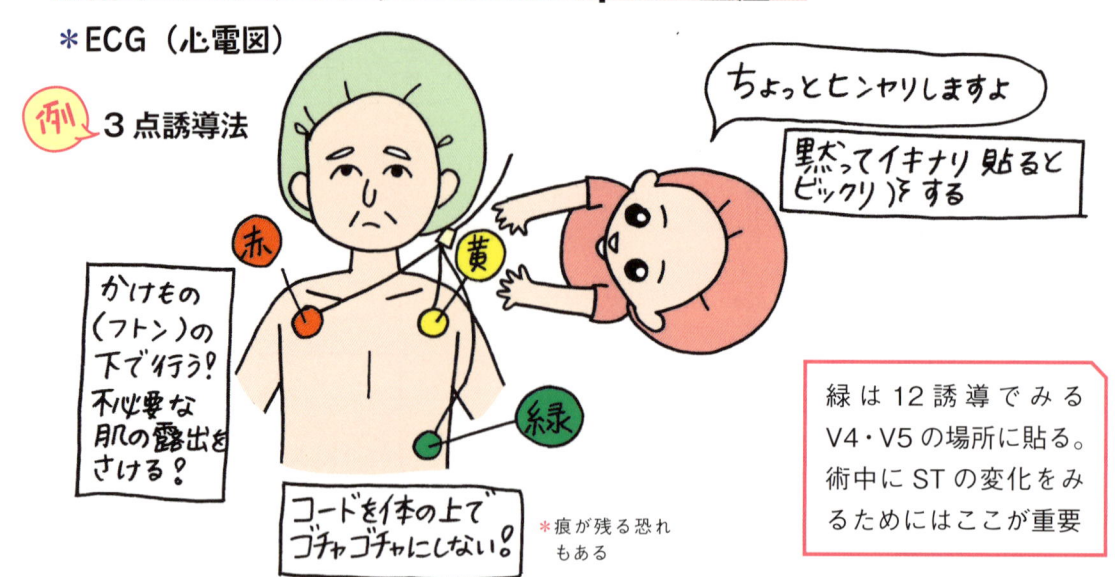

例 **3 点誘導法**

ちょっとヒンヤリしますよ

黙ってイキナリ 貼ると ビックリ する

赤　黄　緑

かけもの（フトン）の下で行う！不必要な肌の露出をさける！

コードを体の上でゴチャゴチャにしない！

＊痕が残る恐れもある

緑 は 12 誘導でみる V4・V5 の場所に貼る。術中に ST の変化をみるためにはここが重要

● ECG を付けたあとは……

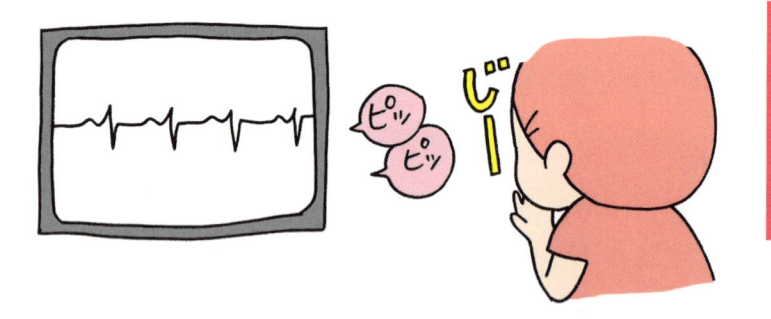

ピッ ピッ

じー

基本設定

Ⅱ誘導・感度Ⅰ
Ⅱ誘導：心臓の動きを反映する
感度Ⅰ：画面での波形の大きさ
（波形が小さいときは感度を上げてみよう）

念のため基本波形の確認

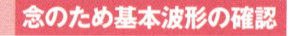

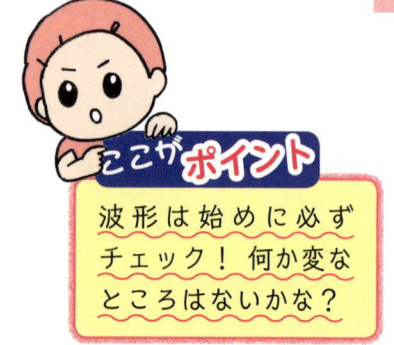

ここが **ポイント**

波形は始めに必ずチェック！ 何か変なところはないかな？

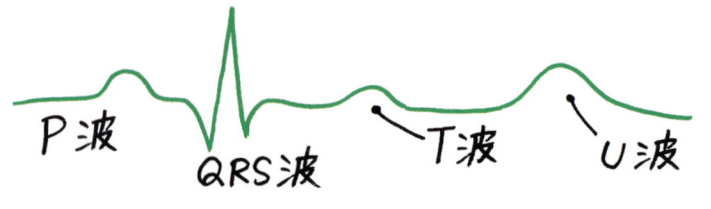

P波　QRS波　T波　U波

U 波はないことが多い。U 波のメカニズムははっきりしていない。

●心電図の波形が何かおかしい？

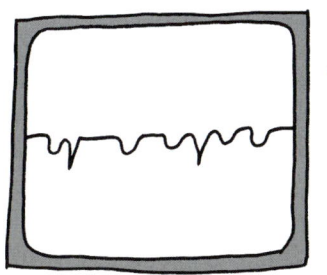 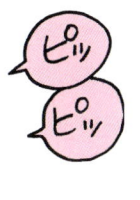 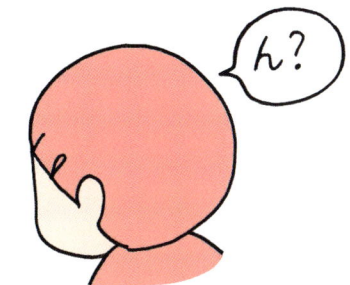

と思ったら……

電極の位置を確認してみよう

よくある事例

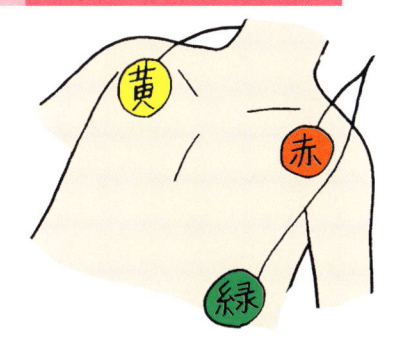 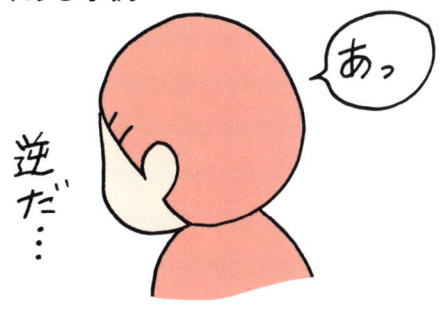

それでもおかしい，波形が出ない場合は……

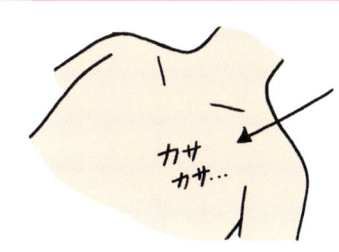

・皮膚の乾燥で電極が密着しない
・皮脂のせいで波形が出ない

→ 皮膚を清拭
（アルコール綿など）

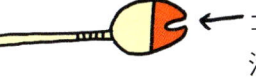

← コードの断線やイソジン® などで
汚れている可能性もある

術前検査の 12 誘導心電図と見比べてみよう

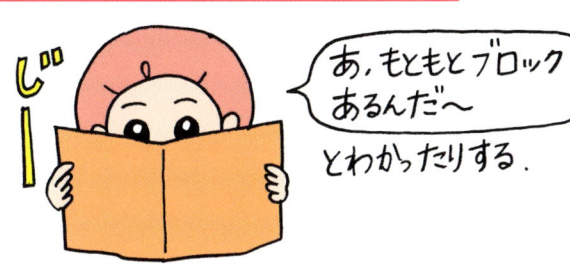

あ，もともとブロック
あるんだ～

とわかったりする．

12 誘導の「II」をみて比較
II誘導の部分と，今画面に映
し出されている波形が同じな
ら OK。違っていたら，麻酔
科医に報告を！

●消毒範囲による電極の位置の例

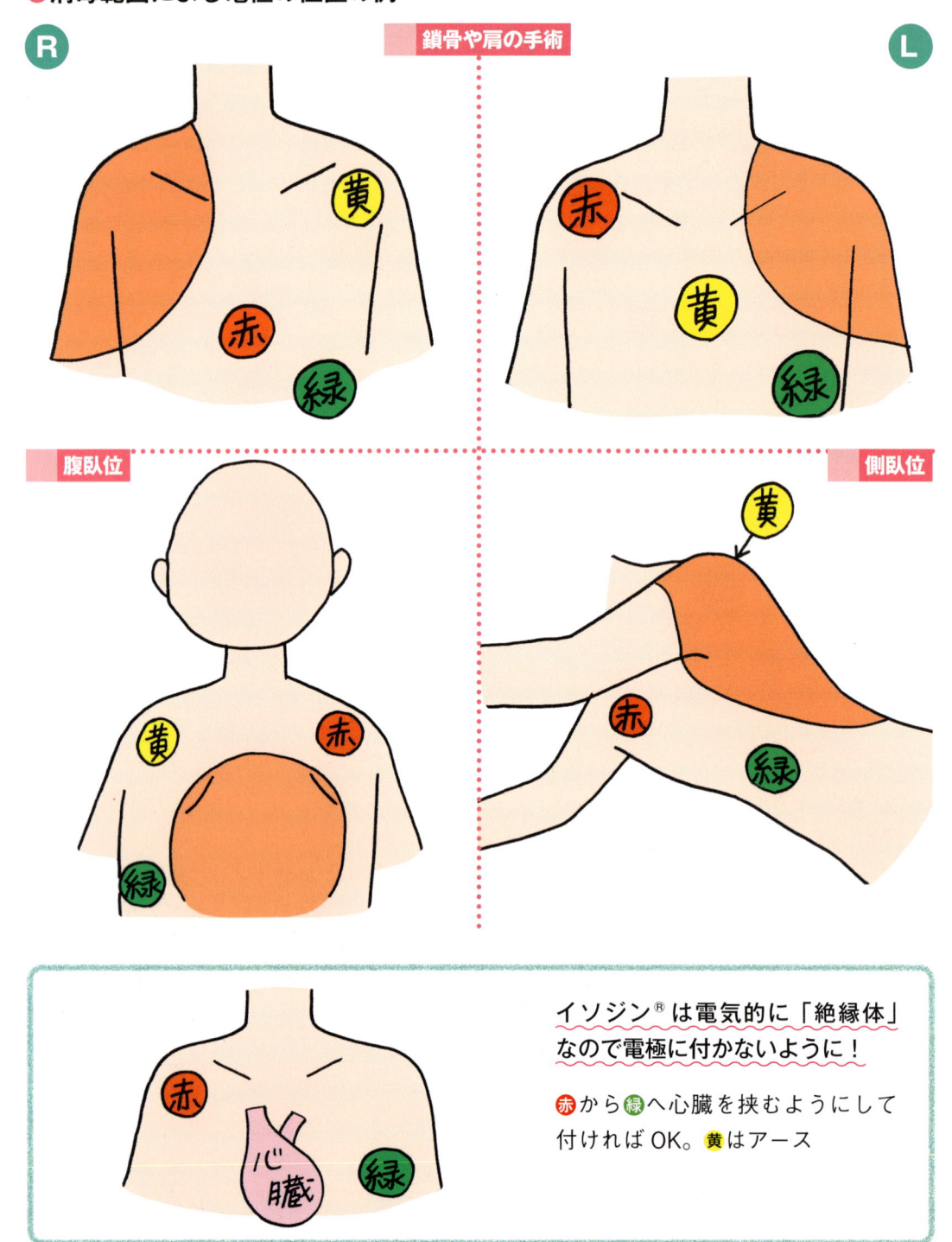

イソジン® は電気的に「絶縁体」
なので電極に付かないように！

赤から緑へ心臓を挟むようにして
付ければ OK。黄はアース

●心電図の異常の察知

術中，心電図の異常を感じ取るには音を聞いていること

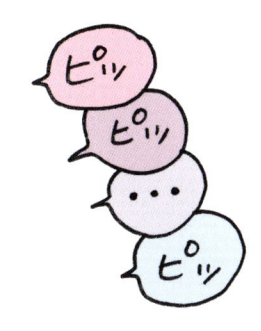

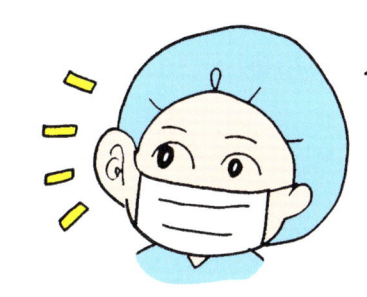

あれっ

音が不規則になる

●何が異常か分からないけど，何かおかしい

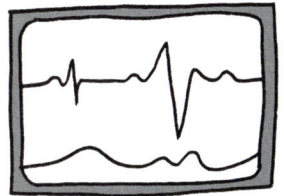

ちなみに画面はPVC
（心室期外収縮）

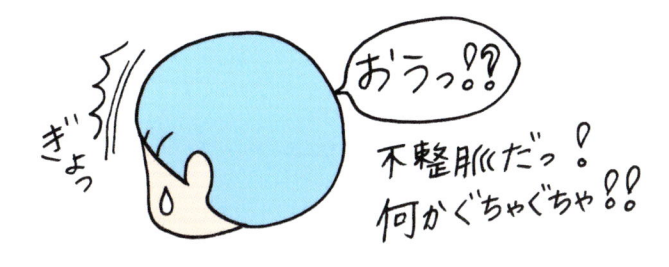

おうっ!?

不整脈だっ！
何かぐちゃぐちゃ!?

心電図の異常波形をちゃんと覚えよう

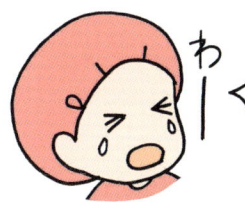

わー わかってますけど，実際のモニターを見て
『不整だっ』と断言する自信ありませんよ〜
患者さん，動いたりするし…

確かに。　異常波形を覚えるのは基本
だけど，今のが本当に異常波形なのか
どうか見分ける方法があるよ！

私も苦手だった！

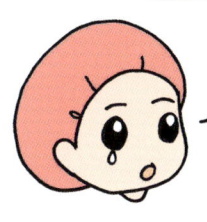

え？　体動のせいで波形が乱れたとかの
見分けがつくんですか??

●いま，画面に出た波形が <mark>異常</mark> なのか，それどもただの <mark>アーチファクト</mark> なのかすぐに見分ける方法

＊アーチファクト…「人工産物」という意味。心電図に混入する心電図以外の現象の総称。ノイズ。

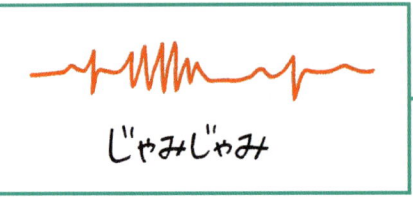 電気メスを使用したら

じゃみじゃみ

———➤ こんなふうになるのがアーチファクト

＊SpO_2（パルスオキシメーター）の波形をみよう

<mark>異常</mark>

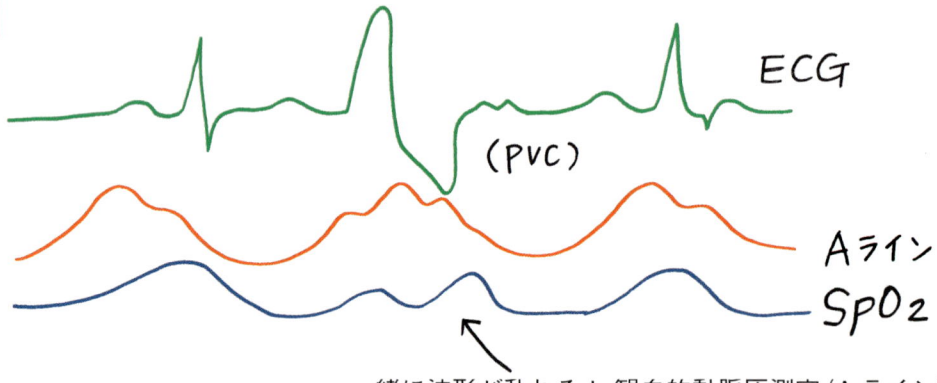

ECG

（PVC）

Aライン

SpO_2

一緒に波形が乱れる！ 観血的動脈圧測定（Aライン）が入っている場合，Aラインの波形も一緒に乱れる！

<mark>アーチファクト</mark>

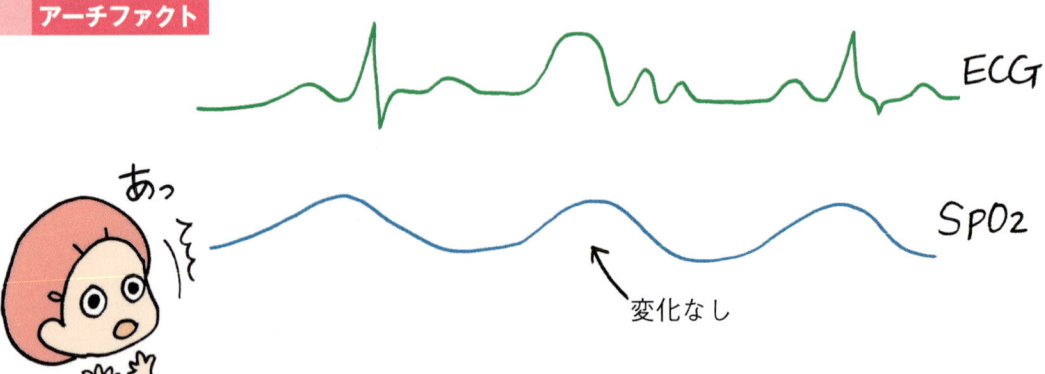

ECG

あっ

SpO_2

変化なし

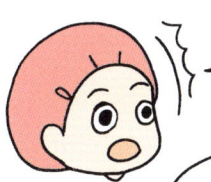

あっ！本当だ！全然気がつかなかった！

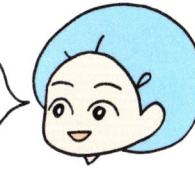

SpO₂は，酸素飽和度と脈もカウントできるモニターだから，心拍と連動してるんだよ〜。

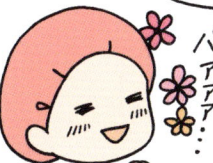

これで私も明日から，心電図のわかるナースになれる…

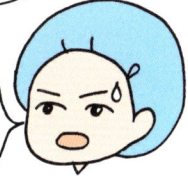

SpO₂は次に説明するけど，指からズレたりしやすいから，全部頼ってちゃダメだよ！患者の既往とか，変な波形の前後もチェックしてね！

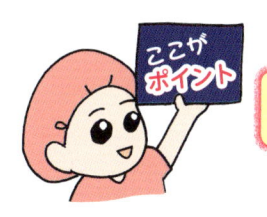

心電図の異常波形，特に致死性不整脈は絶対に覚えよう

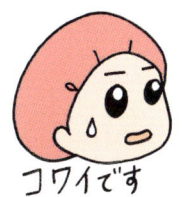

コワイです

ちっ…致死性不整脈…名前がヤバイですね…

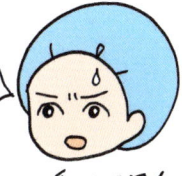

私もコワイ

手術室で起こる緊急事態の143Pで説明してるから，覚えてね！私も出会いたくない！

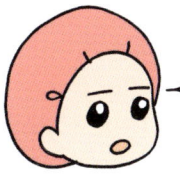

突然致死性不整脈に出会ったらパニックになりそうです。すぐに対応する自信ないなあ…。

だから，日常からイメージトレーニング！

＊経皮的動脈血酸素飽和度＜ SpO₂ ＞サチュレーション

器械名：パルスオキシメーター 経皮的に酸素飽和度を測定する装置

酸素飽和度：赤血球中のヘモグロビンのうち酸素と結合しているヘモグロビンの割合のこと。動脈血中の酸素がどれだけあるかを示す指標。

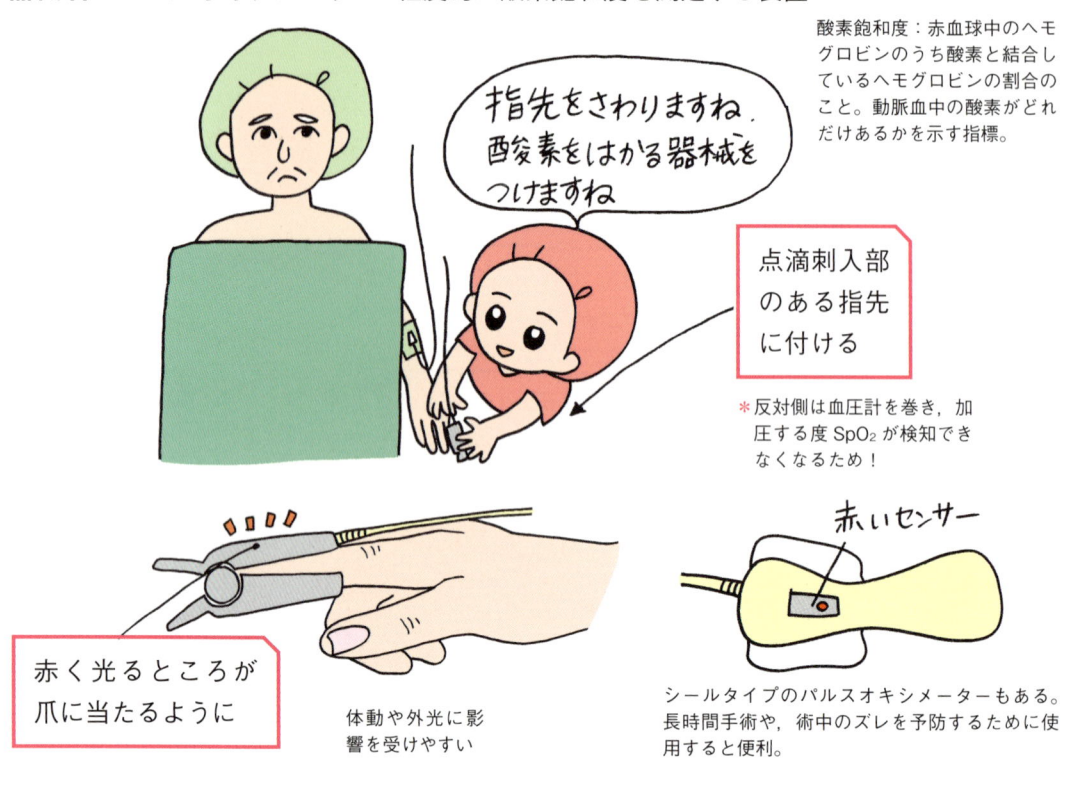

指先をさわりますね。酸素をはかる器械をつけますね

点滴刺入部のある指先に付ける

＊反対側は血圧計を巻き，加圧する度 SpO₂ が検知できなくなるため！

赤いセンサー

赤く光るところが爪に当たるように

体動や外光に影響を受けやすい

シールタイプのパルスオキシメーターもある。長時間手術や，術中のズレを予防するために使用すると便利。

センパーイ！若い女性の患者さんがマニキュアを除去せずに来ちゃいました！

ちゃんと本人に，マニキュアをとらなきゃいけない理由を説明したの？安全のために必要なことはきちんと理解してもらわないと！

ハァ〜

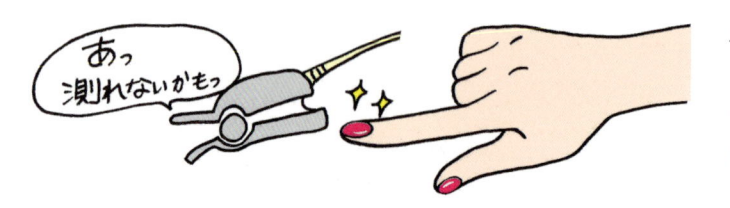

あっ測れないかもっ

アセトンやネイルリムーバーで除去させてもらう（ジェルネイルは落とせない）。手術前にきっちり除去してきてもらうのが基本！

●パルスオキシメーターを付けたあとは……

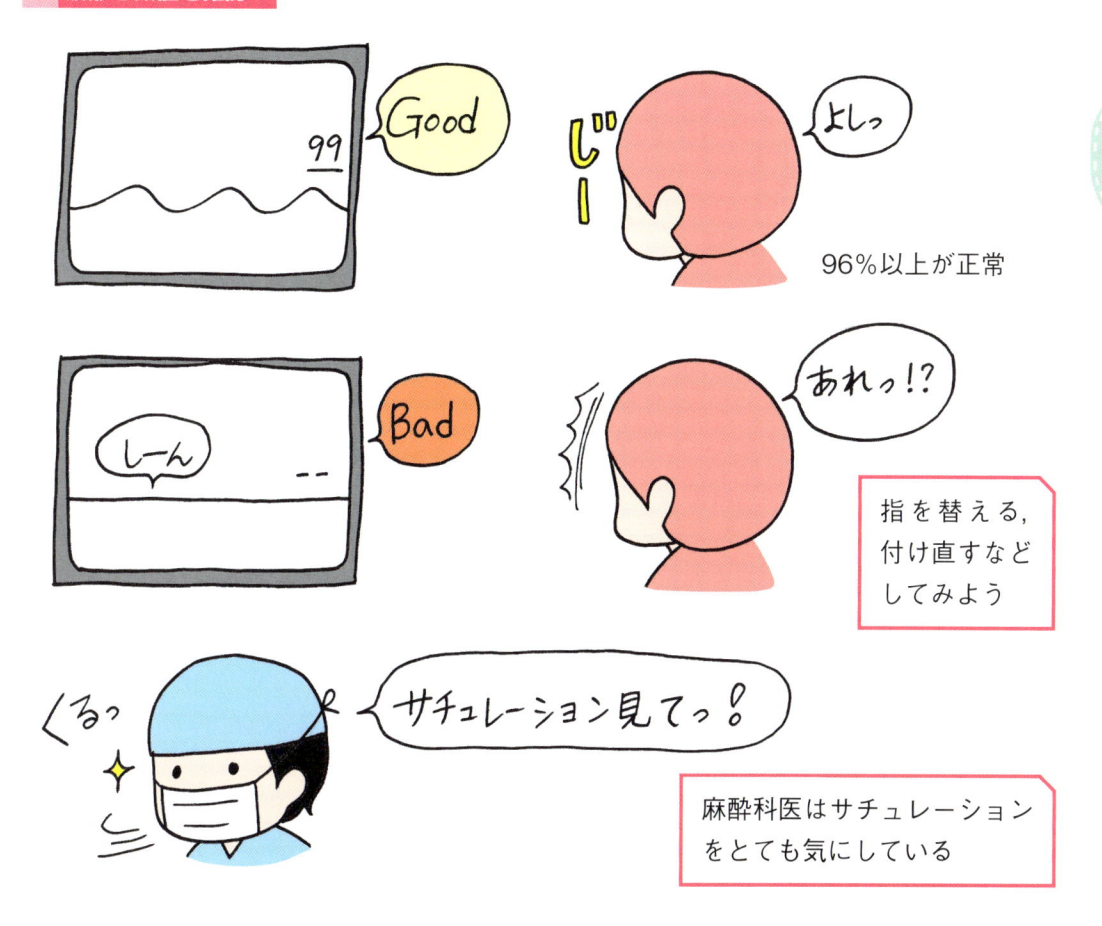

96%以上が正常

指を替える，付け直すなどしてみよう

麻酔科医はサチュレーションをとても気にしている

腕や肩，乳房などの手術では，血圧計と同側にパルスオキシメーターを付けることもある。ただし……

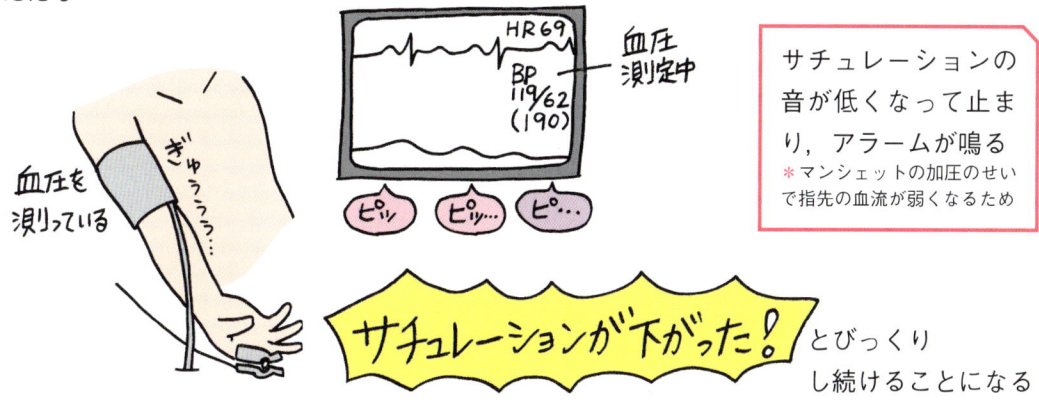

サチュレーションの音が低くなって止まり，アラームが鳴る
＊マンシェットの加圧のせいで指先の血流が弱くなるため

とびっくりし続けることになる

II章

実践編

45

●手指以外の部位で付ける場合

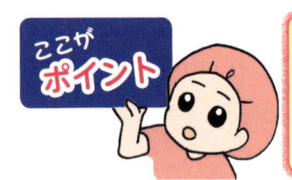

足

親指（第1趾）が大きいので，
人差し指（第2趾）がオススメ

★おまけマンガ　オペ室あるある　「ついついやっちゃう」

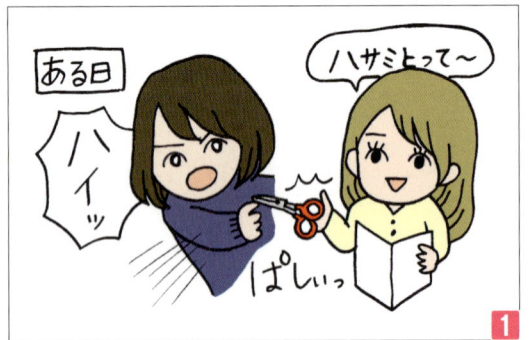

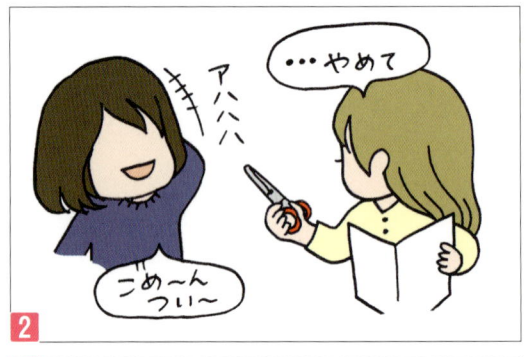

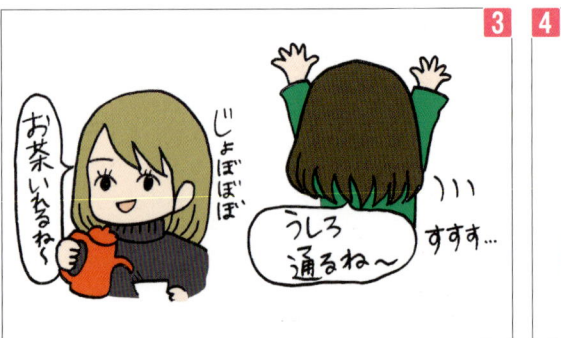

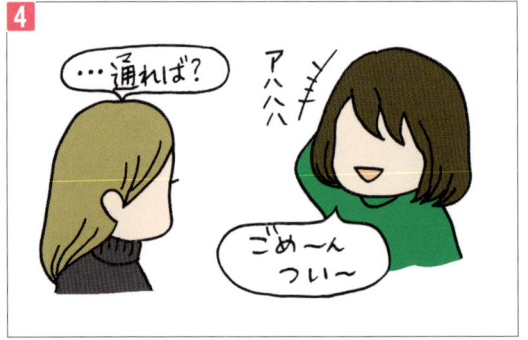

✱ 血圧

II 章

実践編

マンシェットを
点滴刺入部のあ
る腕と反対側の
上腕に巻く

・乳房切除後の患者は切
除部位の上腕では血圧
測定禁止！
・透析用シャントがある
上肢も血圧測定禁止！

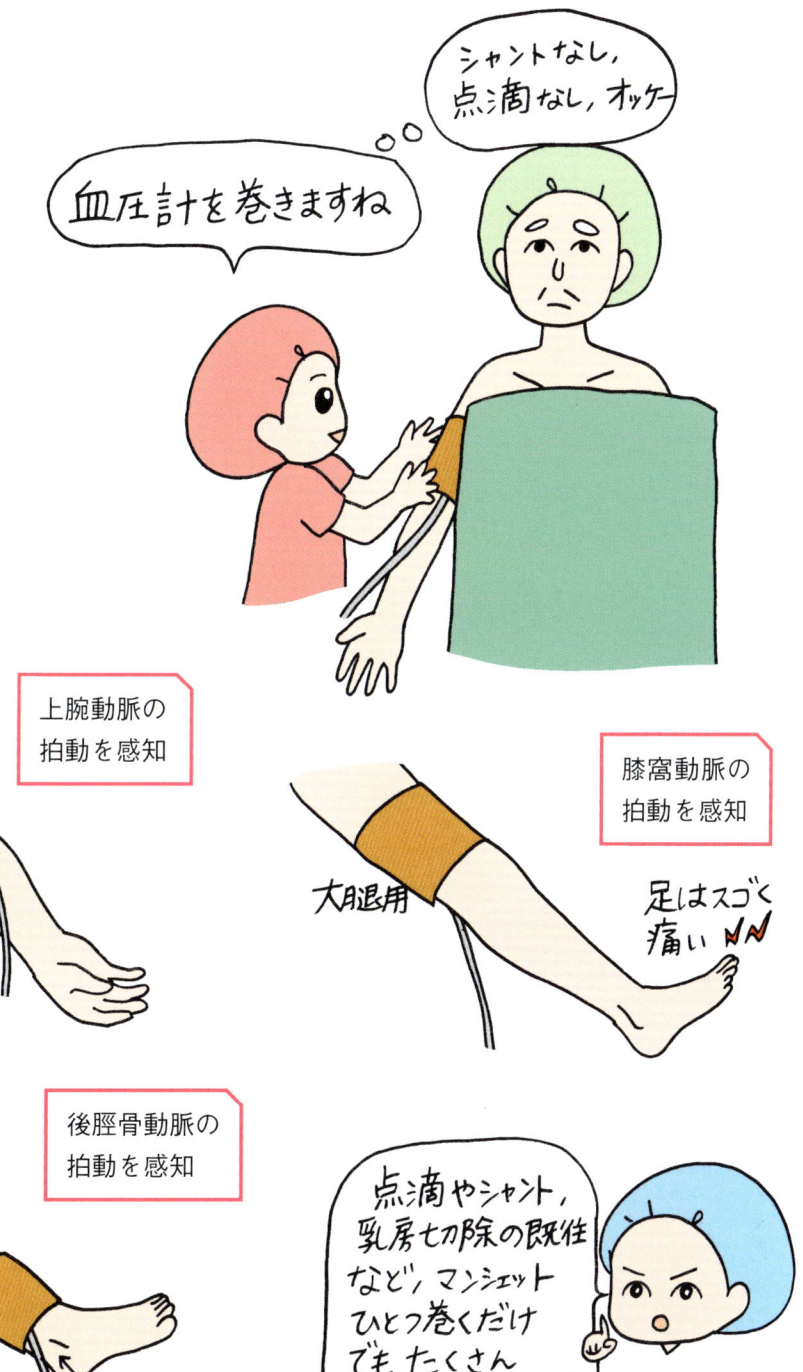

シャントなし，
点滴なし，オッケー

血圧計を巻きますね

上腕動脈の
拍動を感知

上腕用

膝窩動脈の
拍動を感知

大腿用

足はスゴく
痛い

後脛骨動脈の
拍動を感知

内側

下腿は
上腕用で可

点滴やシャント，
乳房切除の既往
など，マンシェット
ひとつ巻くだけ
でも たくさん
観察ポイントあり！

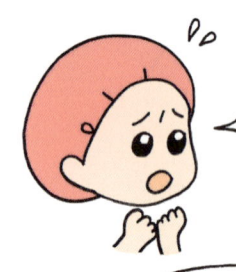

センパーイ！肩とか乳房手術だと，腕も消毒範囲です。マンシェットが汚れてしまいますよ〜

汚れるのが一番の問題じゃないよ…。でも，どうしても同じ腕に点滴とマンシェットがくることは あるよね…。

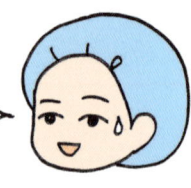

●同じ腕に点滴とマンシェットがくるときは……

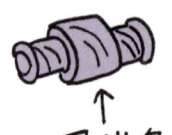

↑
フィルターつき

逆流防止弁（バックチェックバルブ）を使う

パターン1

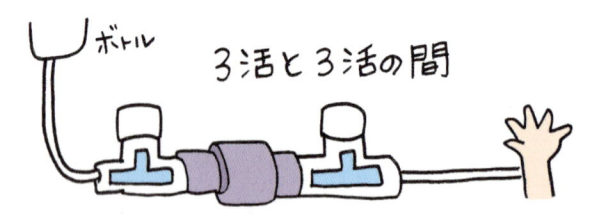

ボトル

３活と３活の間

ワンショットの投薬をしたいとき。逆流防止弁を通さず行える。

パターン2

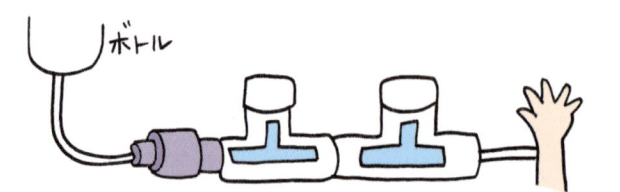

ボトル

ワンショットの投薬も可能。メインのボトルには逆流しないが，３活に側管で点滴すると逆流の可能性あり。

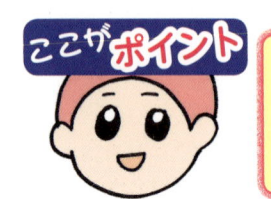

ここが **ポイント**

逆流防止弁はフィルターが付いているので，ワンショットで投薬する際，通さない方が良いとされている。麻酔科医と相談しよう。

●マンシェットを付けた後は……

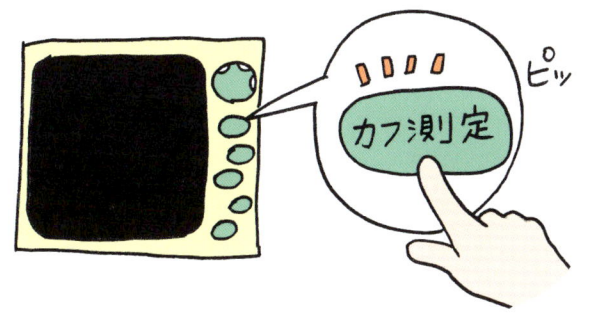

必ず血圧測定をすること。
カフ間隔は <u>2.5 〜 5 分</u>で設定

●全てのモニターを装着したら……チェック！

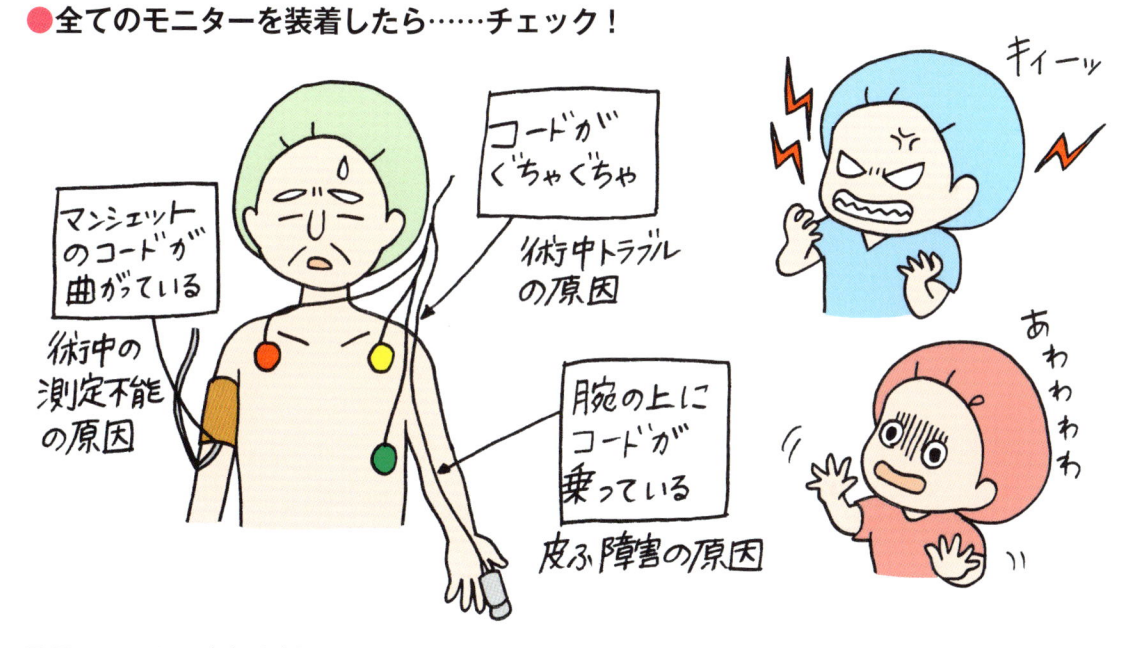

マンシェット
のコードが
曲がっている

術中の
測定不能
の原因

コードが
ぐちゃぐちゃ

術中トラブル
の原因

腕の上に
コードが
乗っている

皮ふ障害の原因

キィーッ

あわわわわ

足元のコードにも気を付けよう

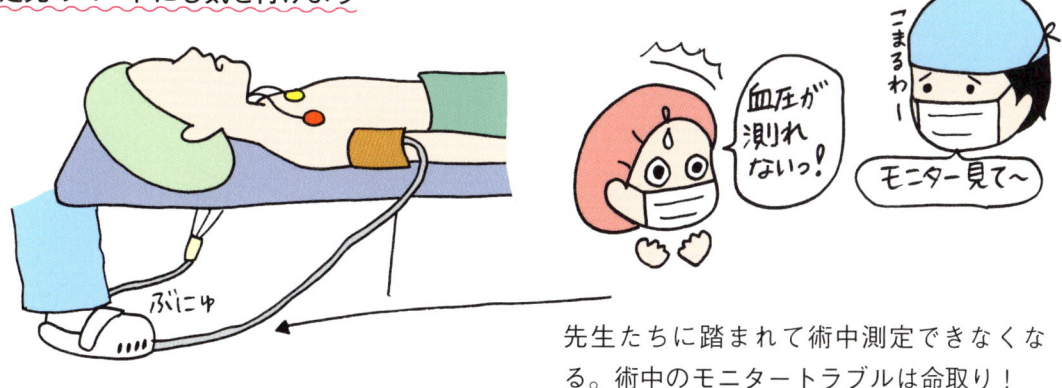

血圧が
測れ
ないっ！

こまるわー

モニター見て〜

ぶにゅ

先生たちに踏まれて術中測定できなくな
る。術中のモニタートラブルは命取り！

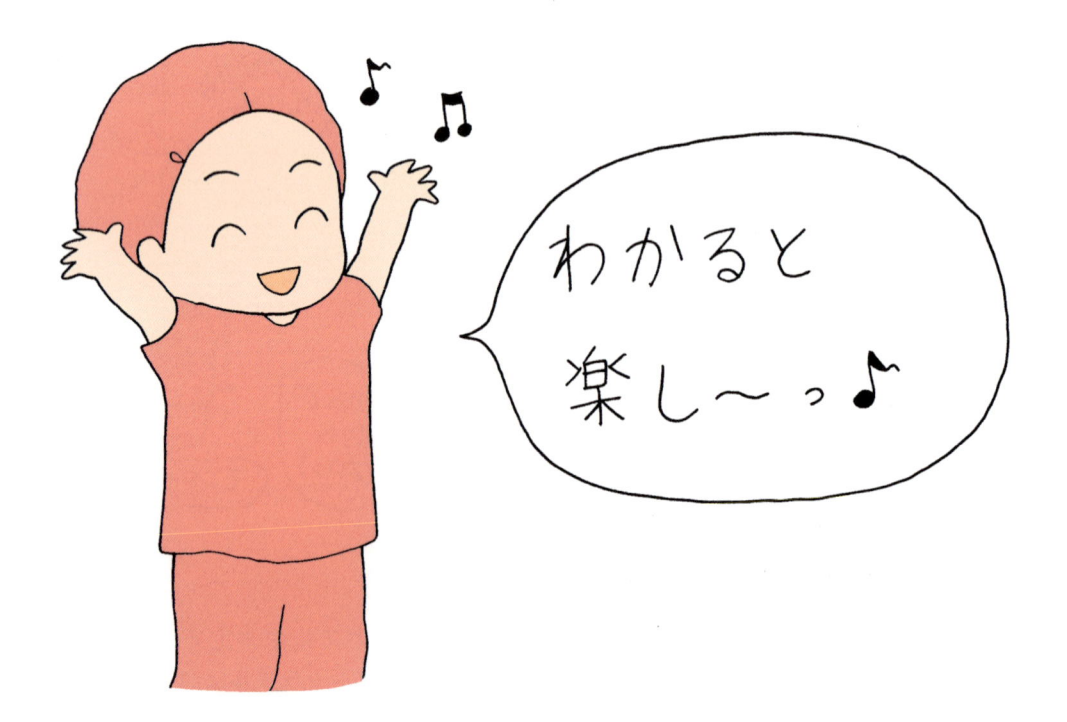

Ⅱ章 2 〜いざ麻酔，全力サポートを！〜

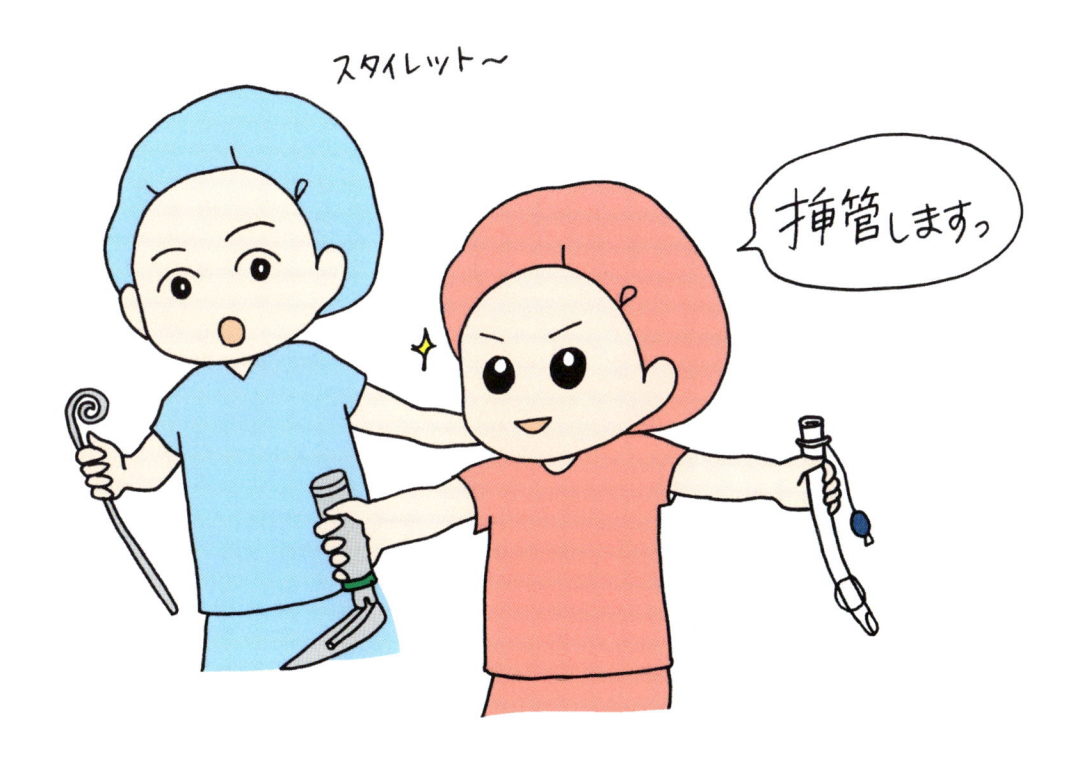

スタイレット〜

挿管しますっ

Point

2 麻酔の導入と手術体位

硬膜外麻酔の介助

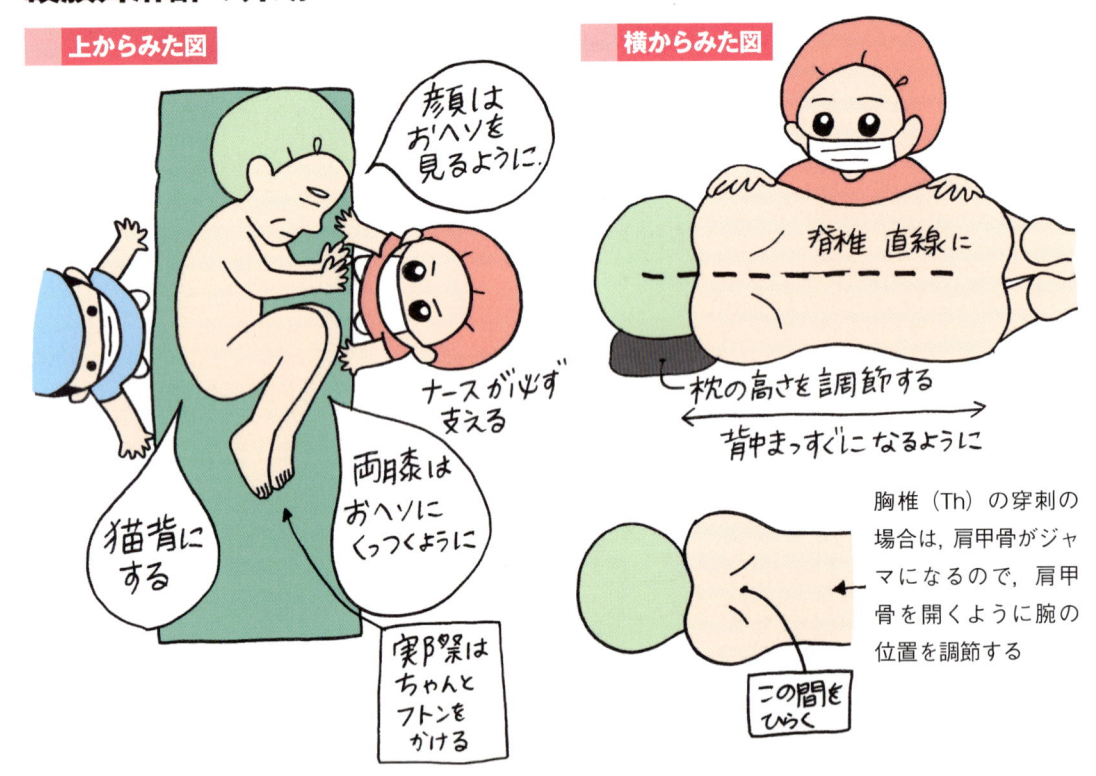

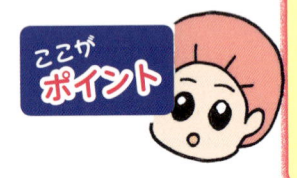

硬麻は，なぜ患者を左下側臥位にするのか？
麻酔科医が（というか日本人の多くが）右利きだから。そして棘突起が下向き（足元に向いている状態）なので，患者の頭側に向かって穿刺したいから。

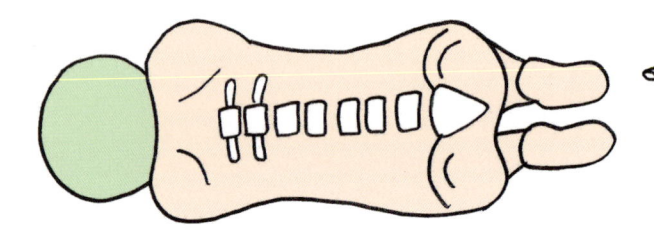
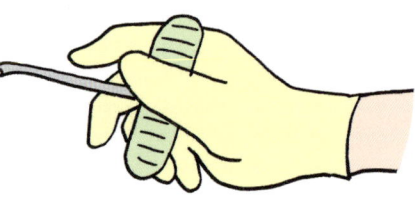

＊硬膜外麻酔の物品とその準備

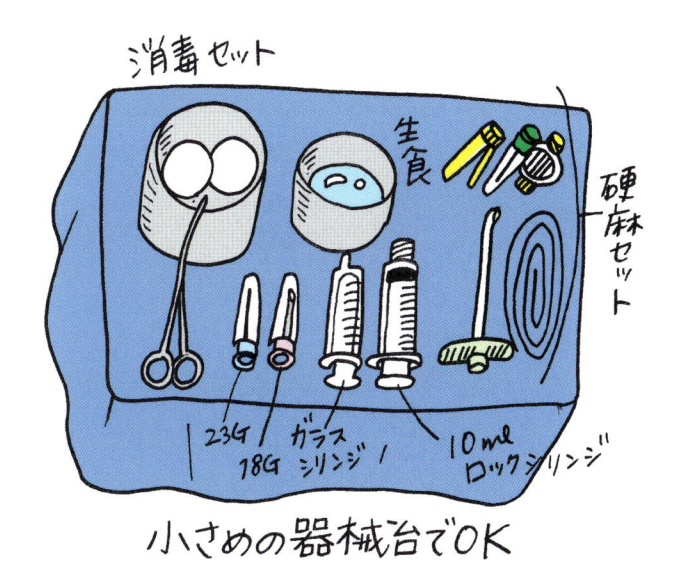

消毒セット

生食

硬麻セット

23G
18G
ガラスシリンジ

10ml
ロックシリンジ

小さめの器械台でOK

・清潔野で準備

・硬膜外チューブキット
は麻酔科の指示のもの
を準備（17G, 18G な
どがある）

●ガラスシリンジが必要な理由

硬膜外腔（硬麻チューブを入れるところ）が陰圧になっている（＝真空）。硬麻針が硬膜外腔に到達すると，ガラスシリンジの内腔を押したとき，抵抗がなくなる。ディスポシリンジは固すぎて，この絶妙な感覚が分からないので，ガラスシリンジを使う。

麻酔科医の手の動きを観察してみよう

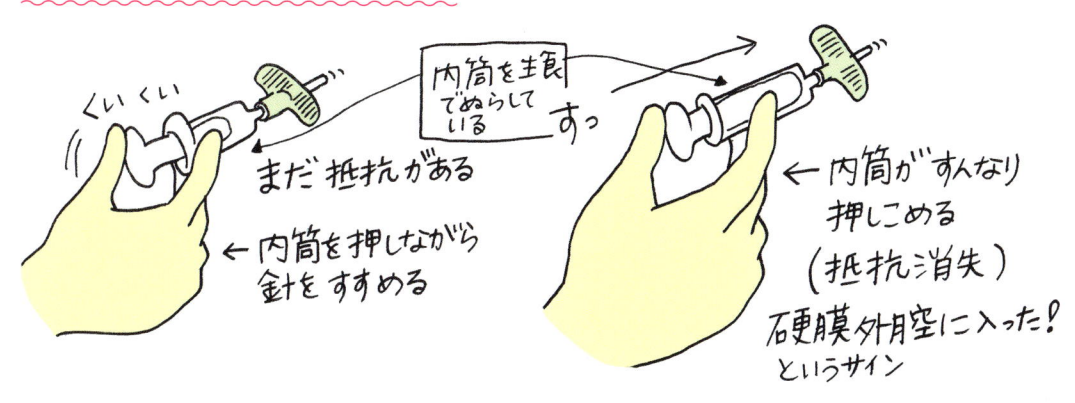

くいくい

まだ抵抗がある

←内筒を押しながら
針をすすめる

内筒を生食
でぬらして
いる

すっ

←内筒がすんなり
押しこめる

（抵抗消失）

硬膜外腔に入った！
というサイン

✳ 無事に硬麻チューブが入ったら……

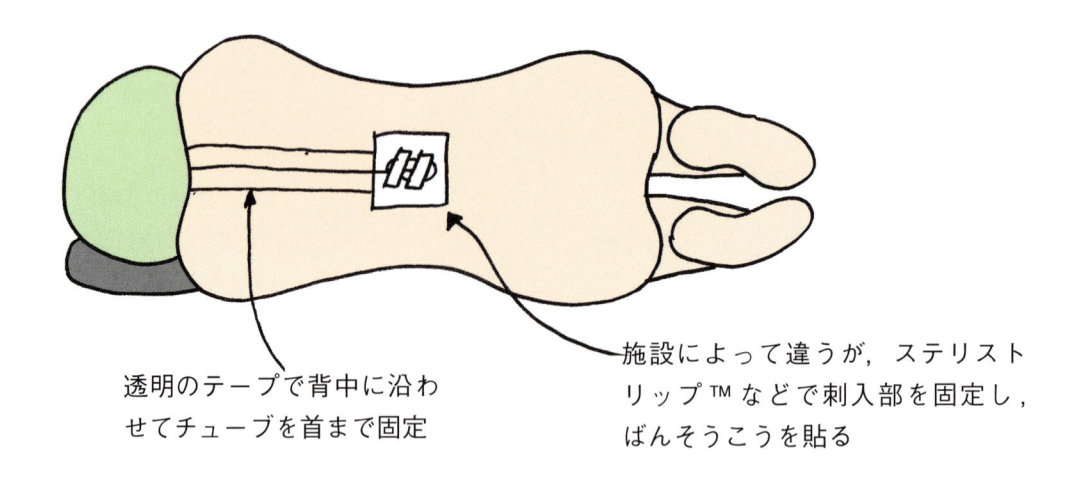

透明のテープで背中に沿わせてチューブを首まで固定

施設によって違うが，ステリストリップ™などで刺入部を固定し，ばんそうこうを貼る

● 硬膜外麻酔のチュービング時の注意

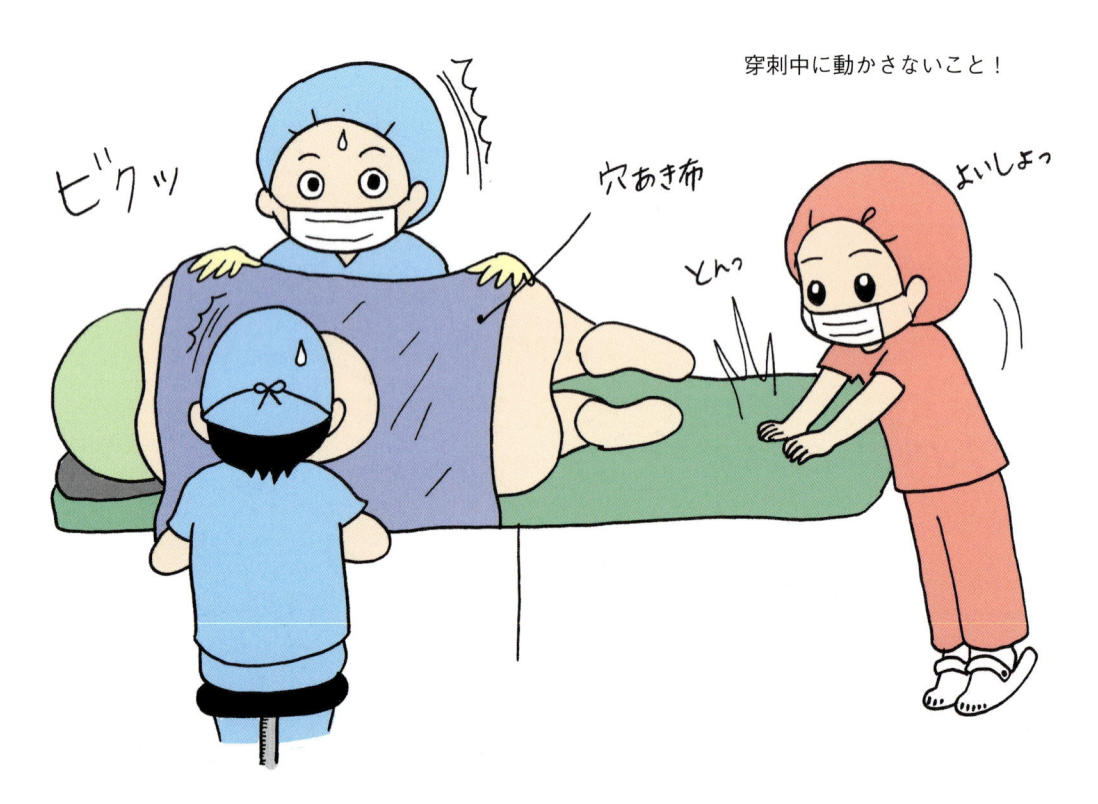

穿刺中に動かさないこと！

ビクッ

穴あき布

とんっ

よいしょっ

麻酔の実践 ❶ 　導入〜気管挿管まで

麻酔導入

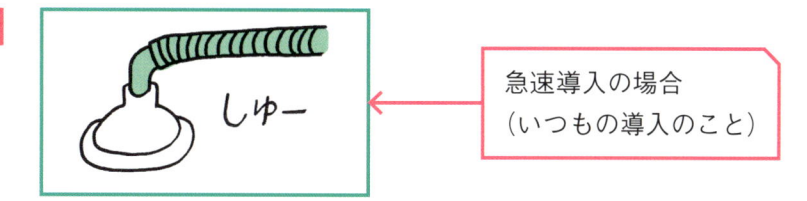

しゅー

急速導入の場合
（いつもの導入のこと）

1 まず，O_2（100％酸素・純酸素ともいう）をマスクで吸入し，患者を酸素化する

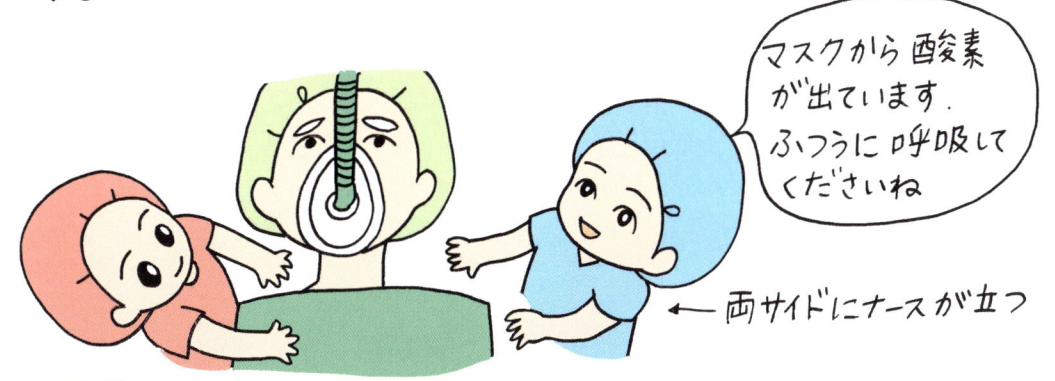

マスクから酸素が出ています．ふつうに呼吸してくださいね

← 両サイドにナースが立つ

目的

患者が意識消失〜呼吸停止したあとは，しばらく自分で体内に酸素を取り込めない。その状態になる前に，動脈血液内の酸素含有量を上げておくため。この後の無呼吸状態に備える。

2 静脈麻酔薬を静脈内へ注入（麻酔科医が行う）

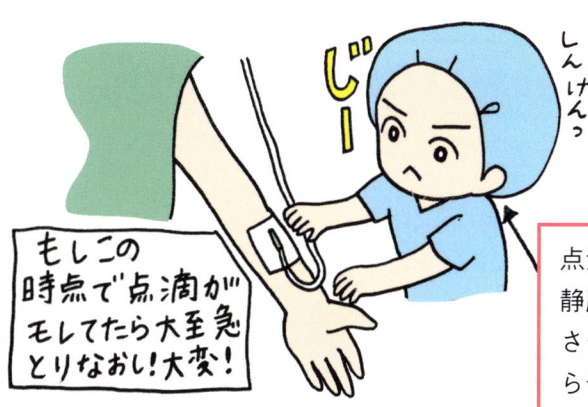

じー

しんけんっ

もしこの時点で点滴がモレてたら大至急とりなおし！大変！

よく使われるプロポフォール（ディプリバン®）は脂溶性製剤なので，血管への刺激があり痛みが出る場合もある（ジアゼパム〈セルシン®，ホリゾン®〉も同じ）。

点滴が漏れないかどうか,刺入部を観察。静脈麻酔薬は皮下に漏れると組織を壊死させることがある！さらに，漏れていたら予定量の麻酔薬が投与されない。

●静脈麻酔薬が注入されたら

速やかに意識消失

↓

呼吸停止,
睫毛反射消失

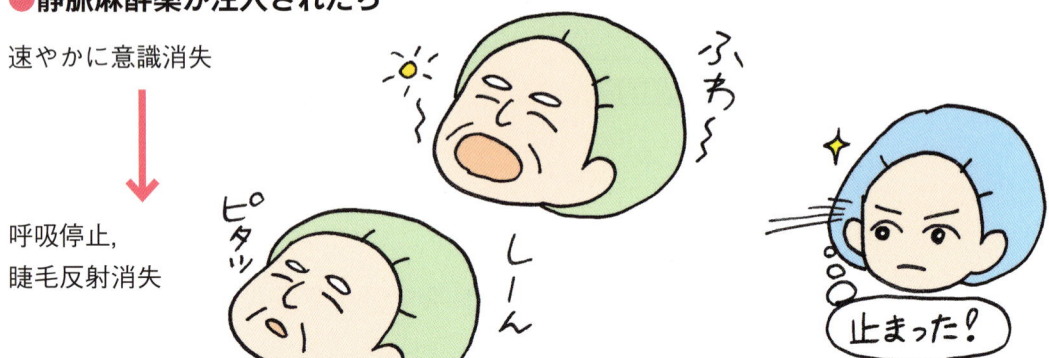

ふわ～

ピタッ

し～ん

止まった！

3 筋弛緩薬を静脈内へ注入（麻酔科医が行う）

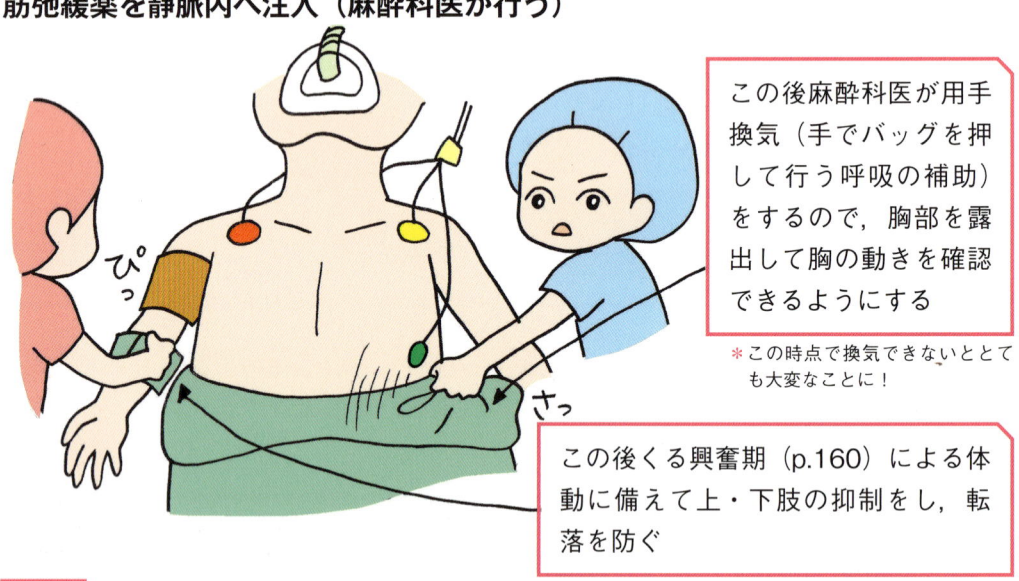

ぴっ

さっ

この後麻酔科医が用手換気（手でバッグを押して行う呼吸の補助）をするので，胸部を露出して胸の動きを確認できるようにする

＊この時点で換気できないととても大変なことに！

この後くる興奮期（p.160）による体動に備えて上・下肢の抑制をし，転落を防ぐ

換気中

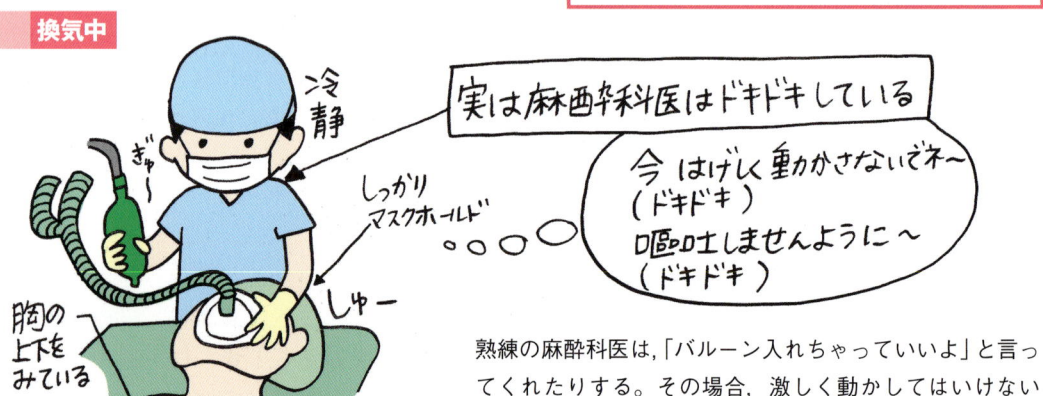

冷静

ぎゅ～

しっかり
マスクホールド

しゅー

胸の上下をみている

実は麻酔科医はドキドキしている

今 はげしく動かさないでネ～
（ドキドキ）
嘔吐しませんように～
（ドキドキ）

熟練の麻酔科医は，「バルーン入れちゃっていいよ」と言ってくれたりする。その場合，激しく動かしてはいけないと理解した上で行うこと。

●なぜ麻酔科医は換気のときドキドキするのか

用手換気をすると，肺だけでなく胃にも空気が少量入る

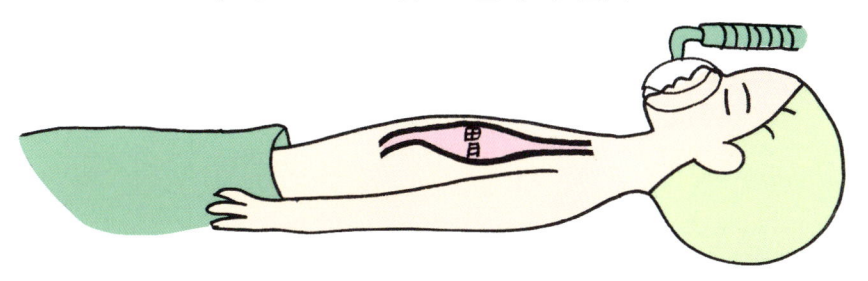

空気で膨らんだ胃は，胃液や胃内容物を口へ逆流させる可能性がある➡嘔吐

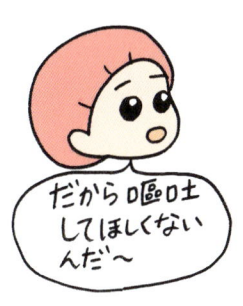

だから嘔吐
してほしくない
んだ～

ここがポイント

嘔吐（胃液，胃内容物の逆流）が怖いわけ
最も恐ろしい気管挿管の合併症は，胃液による誤嚥性肺炎。
緊急手術のとき，「フルストマック」(p.140) を気にするのも，
術前に胃酸を抑える H_2ブロッカー（ガスター®）などを投
与するのも，この合併症を予防するため。

❹ 気管挿管

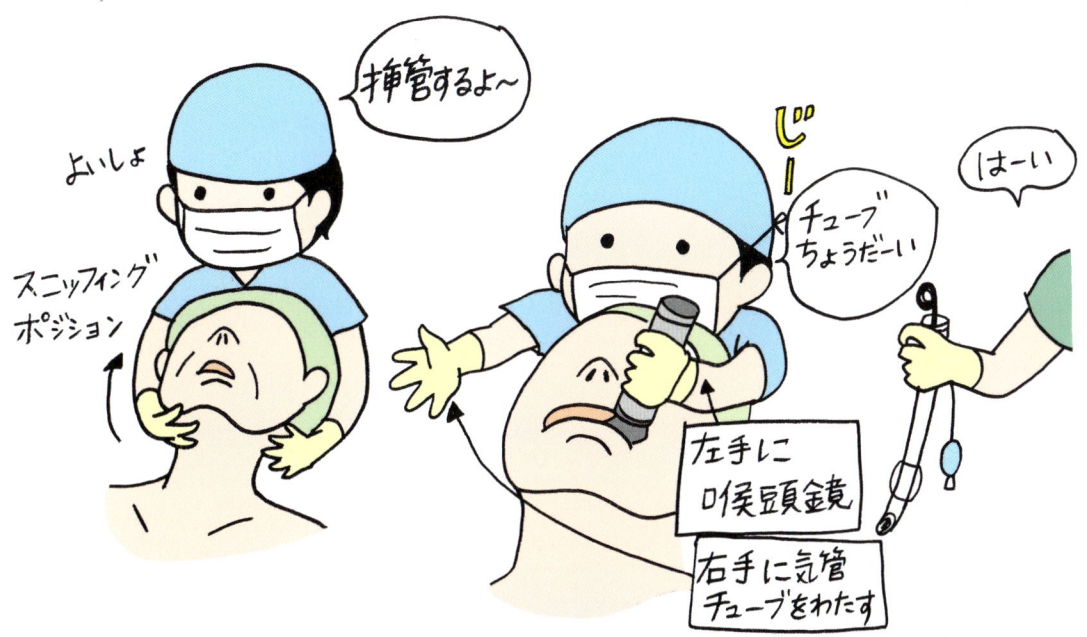

挿管するよ～

よいしょ

スニッフィング
ポジション

じー

チューブ
ちょうだーい

はーい

左手に
喉頭鏡

右手に気管
チューブをわたす

●気管チューブが気管内に入ったら

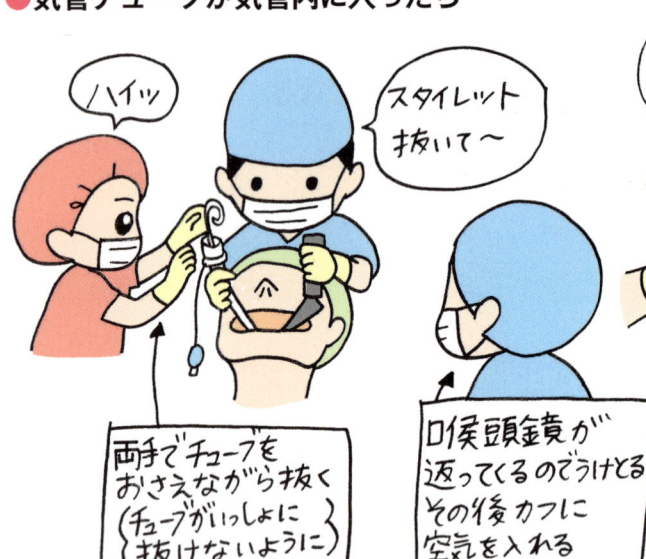

ハイッ

スタイレット
抜いて〜

みんなが口元に注目するけど、
SpO2や血圧、点滴なども
見ていよう！

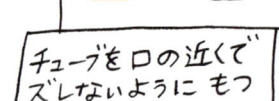

5ml

両手でチューブを
おさえながら抜く
（チューブがいっしょに
抜けないように）

喉頭鏡が
返ってくるのでうけとる
その後カフに
空気を入れる

チューブを口の近くで
ズレないように もつ

※カフの量は増減あり

顔や耳鼻科、脳外科の手術で
なければ、チューブの固定は
右口角でよい。深さは、成人
ならだいたい 21 〜 23cm。
目パッチもお忘れなく！

●聴診器で呼吸音を聴く

基本は 5 点聴診法、多くは 3 点で行う。カプノグラムもチェックして気管内にちゃんと挿管できたかを確認する（カプノグラム→ p.65 へ）

コレが
正常！

5 点聴診法

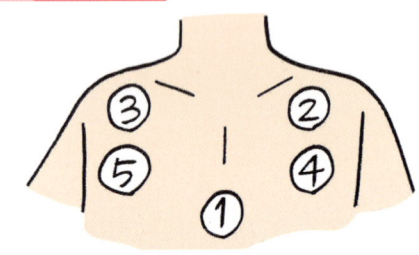

① 心窩部 ➡ 食道挿管していないか確認

②③ 左右の前胸部

④⑤ 左右の側胸部 ➡ 片肺挿管になっていないか、左右差を確認

3 点法は①②③だけ

左右の気管支は角度が違う（右→約 25°、左→約 45°）

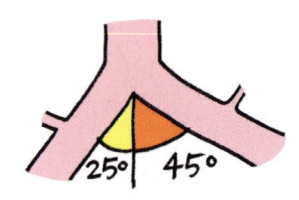

25° 45°

片肺挿管は右気管支に起こりやすい。角度が緩やかで入りやすく、誤嚥性肺炎も右に起こりやすい。

●気管挿管のとき，できるといいこと

Back (ward)
うしろへ

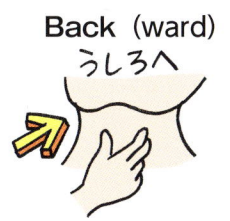

Up (ward)
上へ

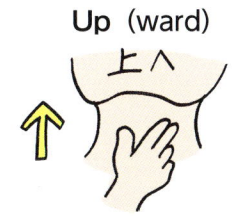

Right (ward)
右方へ

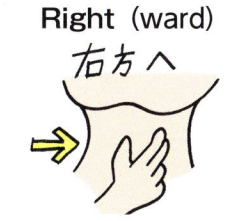

Push
押す

声帯がみえやすい
押し方

＊気管挿管の目印は声帯
（ボーカルコード）

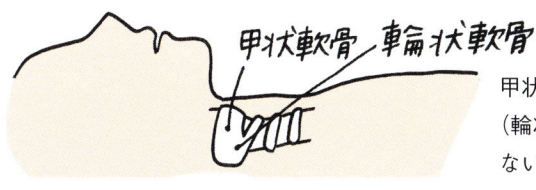

甲状軟骨　輪状軟骨

甲状軟骨を押す
（輪状軟骨では
ない！）

のど押して〜
って言ったら
コレおねがい

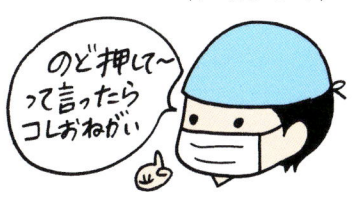

その2 **気管チューブの準備**

❶ 指示のサイズのチューブを開ける

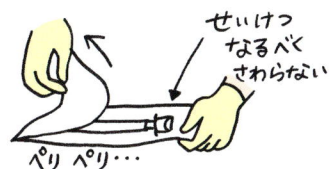

せいけつ
なるべく
さわらない

ペリ ペリ…

❷ スリップジョイントを押し込む

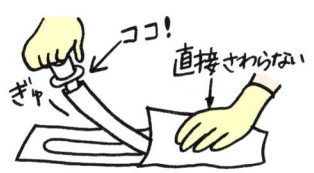

ココ！

直接さわらない

ぎゅ

❸ カフに空気を 10mL 以上入れてリークテスト（カフチェック）

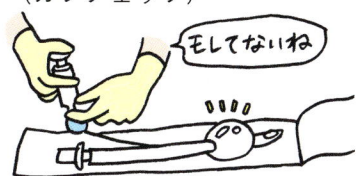

モレてないね

❹ カフから空気を全て抜く

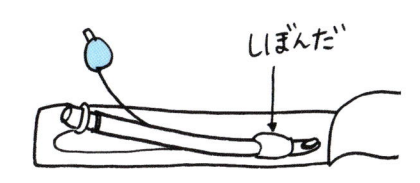

しぼんだ

❺ 潤滑剤（ゼリー）を塗る

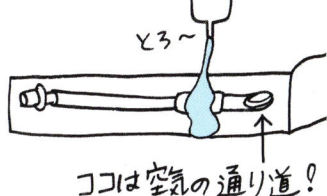

とろ〜

ココは空気の通り道！
ココにはゼリーをつけては
いけない！
（穴をふさぐことになる）

❻ お好みでスタイレットを入れる

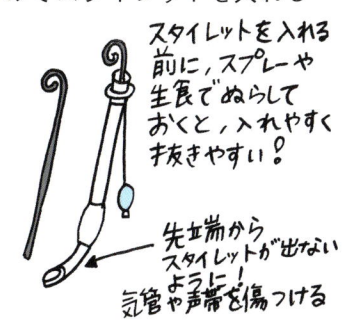

スタイレットを入れる
前に，スプレーや
生食でぬらして
おくと，入れやすく
抜きやすい！

先端から
スタイレットが出ない
ように！
気管や声帯を傷つける

II 章
実践編

59

麻酔の実践 ❷　手術中のモニタリング～体温・ETCO₂～

＊体温

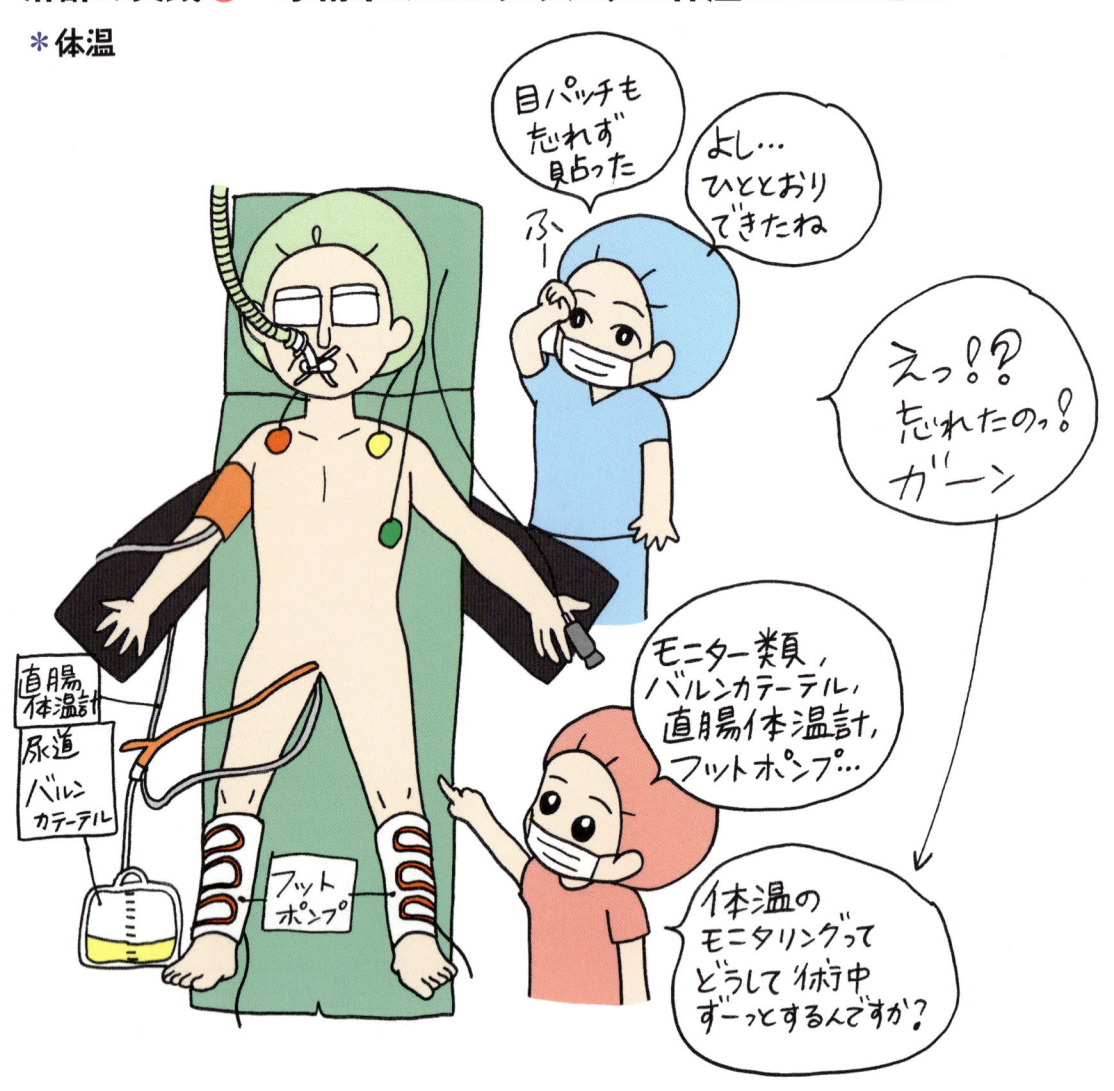

体温のモニタリングの目的

① 麻酔中は低体温になりやすいため
- 開腹や肌の露出，洗浄や輸液で体温が下がる
- 血管の拡張で体温が下がる➡再分布性低体温

② 異常な高体温の早期発見のため
- 最も恐ろしい麻酔の合併症（p.147）

①も②も，ろくな結果にならない！

1 再分布性低体温って？

低体温になる原因はいくつかあるが，そのうちの一つが再分布性低体温

入室時

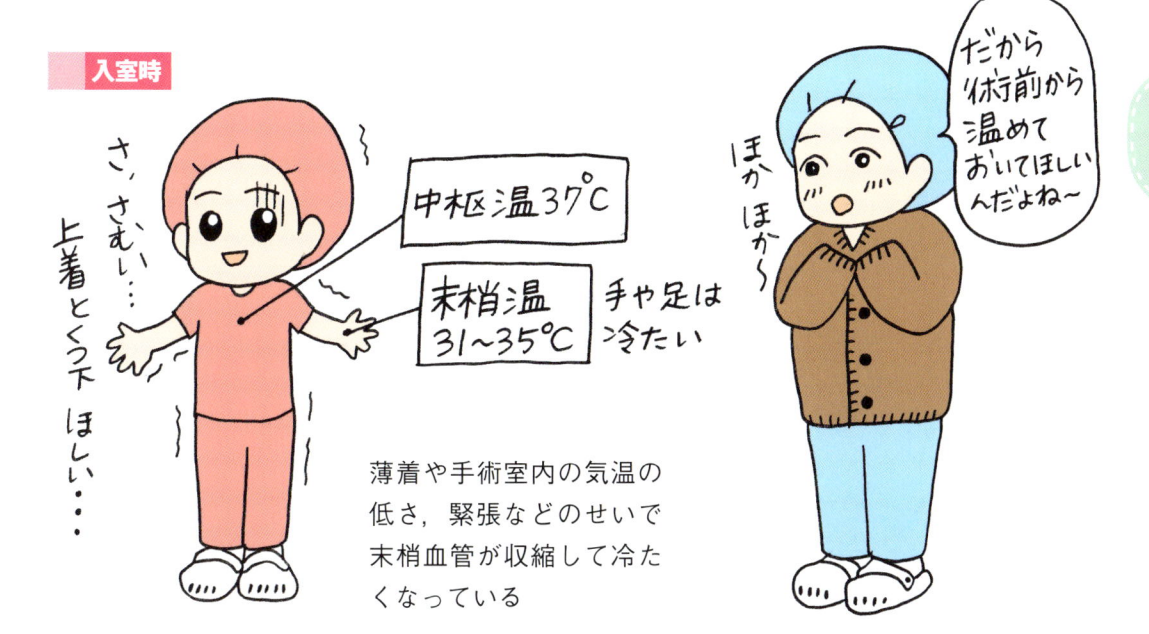

中枢温37℃

末梢温31～35℃　手や足は冷たい

さ，さむい…
上着とくつ下ほしい…

ほかほか～

だから術前から温めておいてほしいんだよね～

薄着や手術室内の気温の低さ，緊張などのせいで末梢血管が収縮して冷たくなっている

麻酔導入後

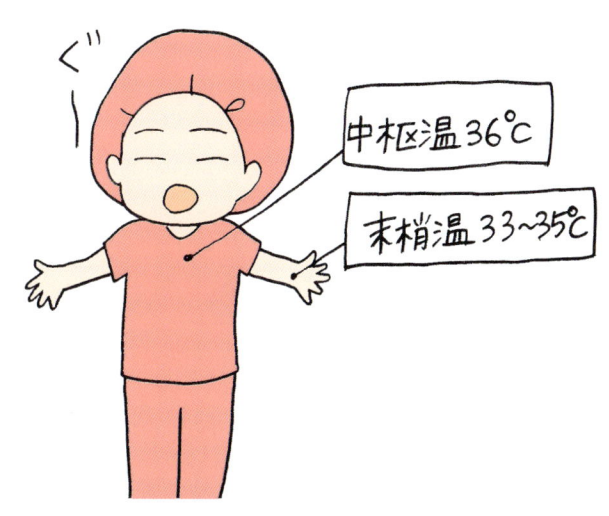

中枢温36℃

末梢温33～35℃

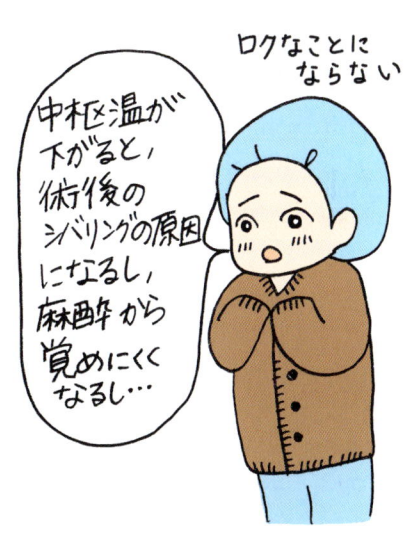

ロクなことにならない

中枢温が下がると，術後のシバリングの原因になるし，麻酔から覚めにくくなるし…

麻酔で視床下部にある体温中枢が抑制され体温調節機構がストップ。さらに，麻酔薬で血管拡張を起こして体温が中枢から末梢へと移動する。

そして中枢温が下がる
➡これを体温の再分布という

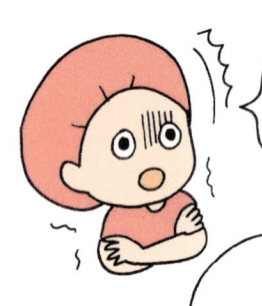

はっ！血管の拡張にともなって，体温も末梢の方に行ってしまいましたね！

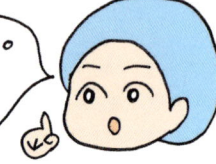

そう！そのせいで中枢温が下がる。これを体温の再分布というので，再分布性低体温。

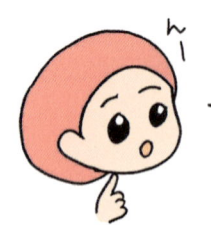

術中，ぽかぽかに温めてあげれば，すぐに元に戻るんじゃないですか？

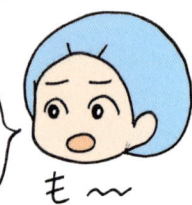

あのねー。一旦下がった体温ってなかなか元に戻らないんだよ！予防するにこしたことないんだから。低体温になってしまったら，悪いことが連鎖するんだよ。

も〜

●再分布性低体温を予防する方法…「プレウォーミング」

病棟ナースや患者にも協力してもらい，手術室入室前から患者を温め，さらに手術室とベッドを温めておく（病棟にいるときから始めるとなお良い）。

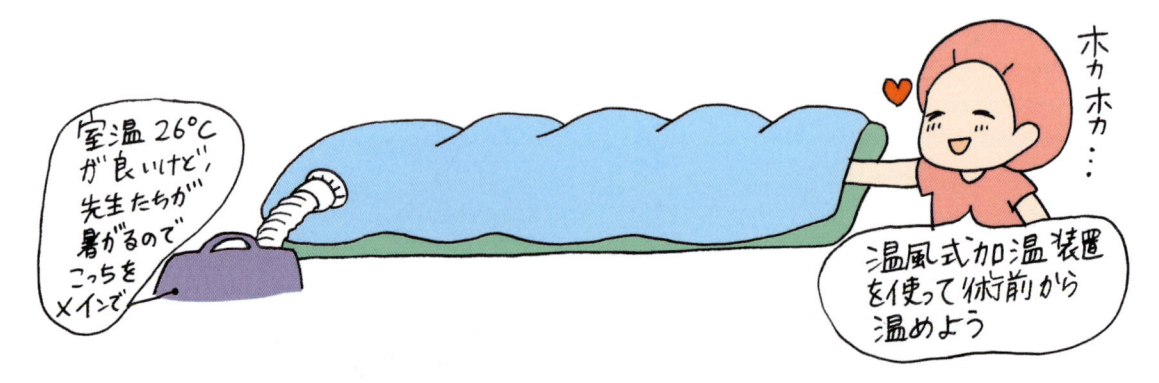

室温26℃が良いけど，先生たちが暑がるのでこっちをメインで

ホカホカ…

温風式加温装置を使って術前から温めよう

麻酔＋手術で，患者は低体温にさらされる運命。でも，分かっているなら対処ができる。さらに，輸液を温めたり洗浄液を温めたりもできる。

2 低体温になると患者はどうなるのか

① 術後にシバリングを起こす

シバリング（悪寒）は中枢温が低下したときに筋肉を収縮させて熱を産生する体の反応。

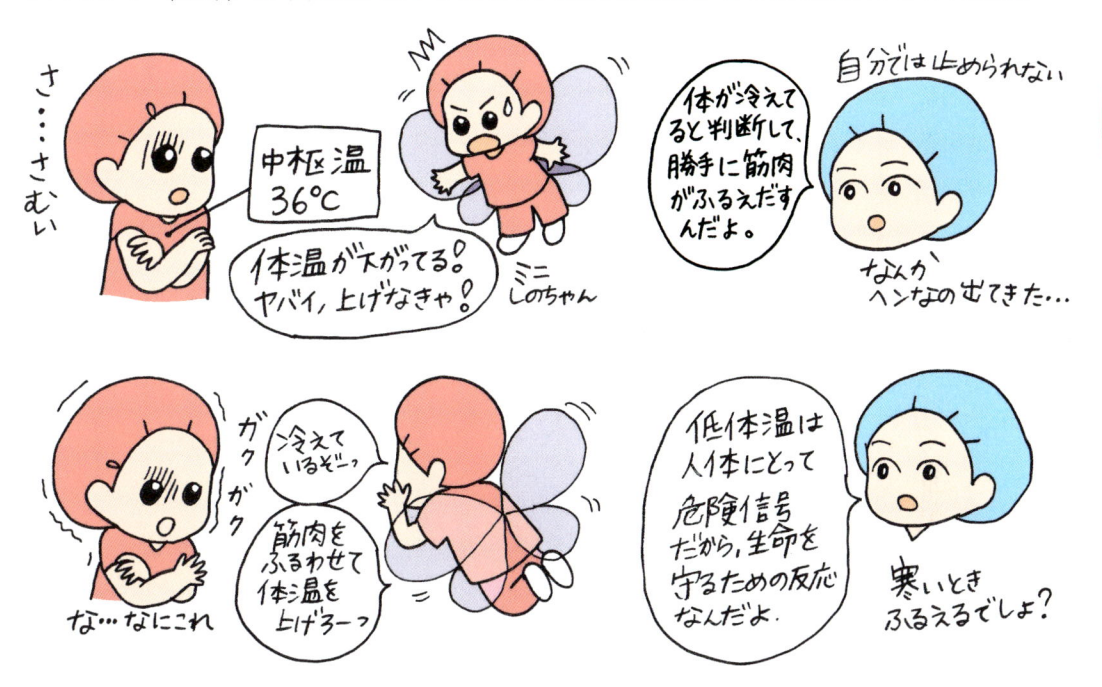

ただし，シバリングはカロリーの消費が激しく手術後の創治癒遅延の原因となる。

また, ヒトには体温の設定温度「セットポイント」があり, 手術によって体内に炎症物質が生じたり, 感染によってこの「セットポイント」が38℃に設定されることがある。

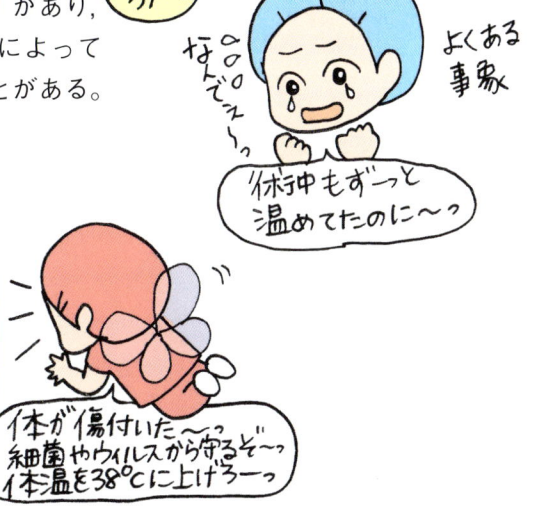

② 感染の危険性が増す

手術部位感染（SSI）予防のための抗菌薬や，体内に侵入した感染源と戦う白血球は，血流に乗って移動する。血液循環が悪いと移動がスムースにできなくなるため，体温を 36℃ 以上に保ち末梢まで血流を維持することが重要。

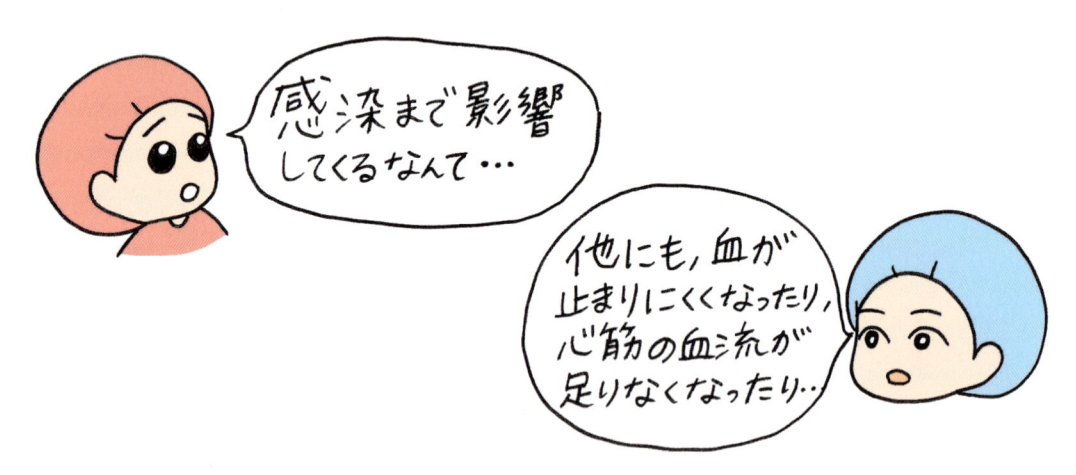

いつもの体温を維持することは，体の働きを維持すること

体温まめちしき

死の 3 徴って知ってる？
低体温・凝固異常・アシドーシス
この 3 つが同時に起こると生命が危ない，というもの

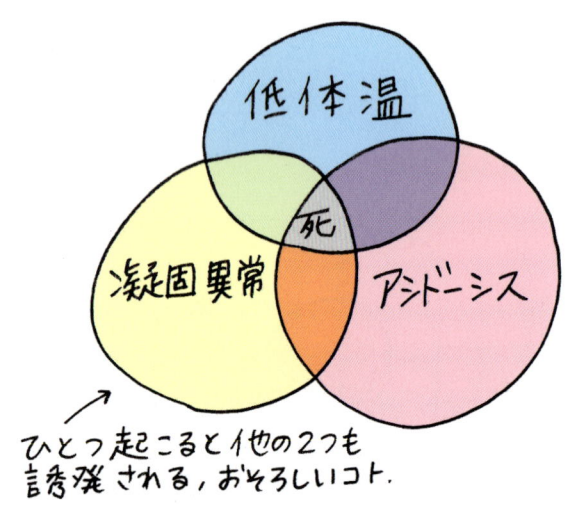

この 3 つの中で，ナースが 1 人でも，指示がなくても防げるものが一つだけある。それが低体温。

保温・加温は積極的に行うべし。死の 3 徴を止めよう。

＊ETCO₂（エンドタイダル CO₂）

カプノメーターでモニタリングしている波形をカプノグラムという。カプノグラムで測定される呼気終末 CO_2 濃度を ETCO₂ という。

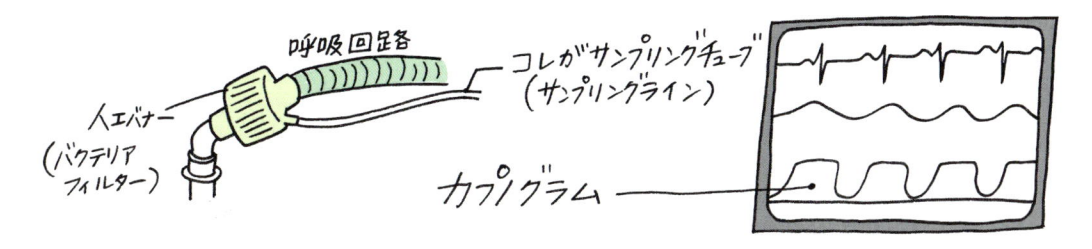

患者の呼吸のようすがグラフになって出ている。
気管挿管して呼吸回路をつないだら出始める。

●カプノグラムの見方

正常
調節呼吸
気管挿管中はこれ

バッキングしている
調節呼吸中に自発呼吸
出現

＊バッキングは起こる前に血圧の上昇や脈拍増加があるはず！ 早めに気付いて，麻酔科医に報告できると good ！

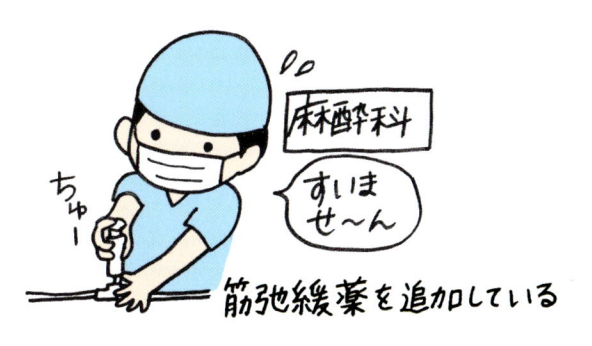

麻酔科
すいませ〜ん
ちゅー
筋弛緩薬を追加している

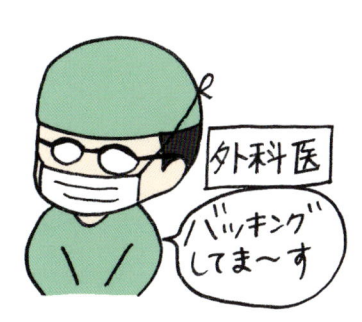

外科医
バッキングしてま〜す

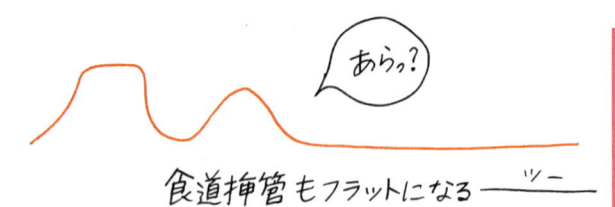

あらっ？

食道挿管もフラットになる ──── ツー

呼吸回路外れ
（アラームが鳴る）
**急いで呼吸回路を
確認せよ**

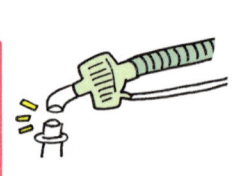

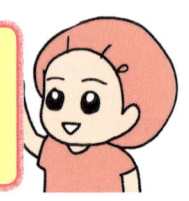

低換気
どんどん高くなる
**至急原因を
追求せよ**

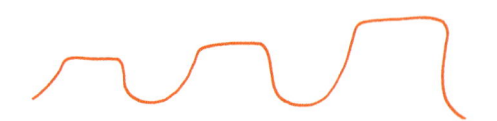

ここが**ポイント**

ETCO₂の低下と SpO₂の低下は肺塞栓症という恐ろしい病気の徴候！ 気管挿管後に，カプノグラムをチェックして，ちゃんと挿管されたかを判断しよう。「そもそも，波形が出ているか？」が大事。

★ **おまけマンガ　オペ室あるある　「イノバンだって」**

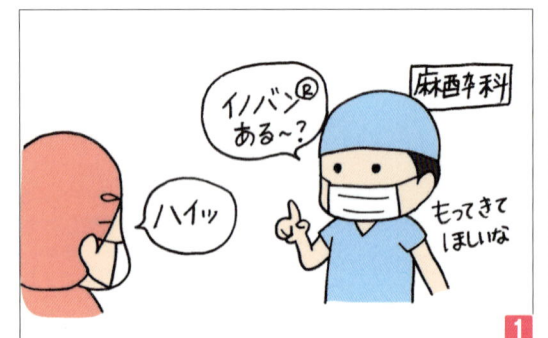

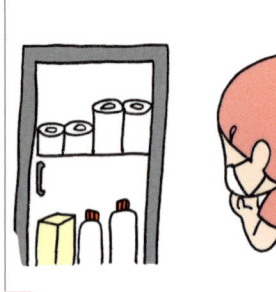

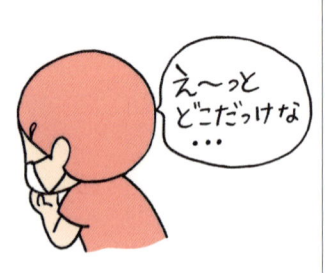

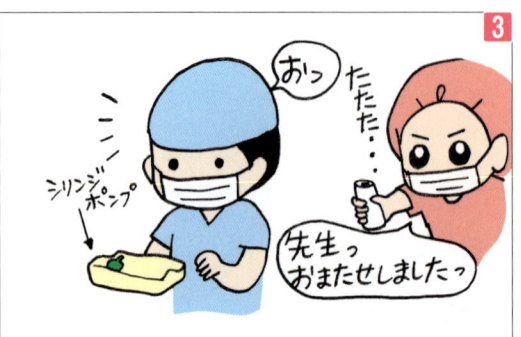

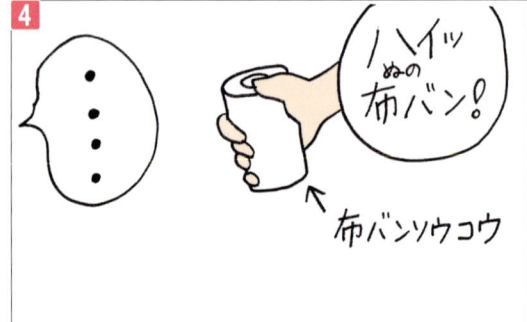

手術中の体位管理

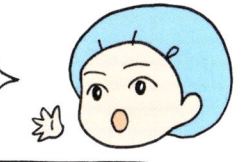

さあ，麻酔が完了したから，体位をとるよ！

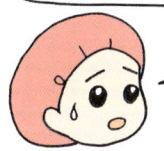

手術行によって色んな体位があって大変です！良肢位とか，覚えることも多いですね…

大変だけど，体位はオペナースの重要な仕事のひとつだよ！全身麻酔で意識のない患者は，自分で寝返りもできないし，『痛い』も言えないんだから。手術行が無事に終わっても，そのせいで神経障害が起きたんじゃ，意味がないの！

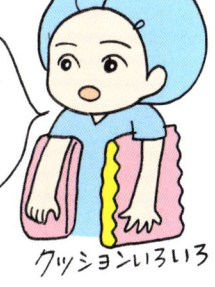

クッションいろいろ

手術の体位にはいろいろなものがある！
仰臥位・側臥位・腹臥位・砕石位・ビーチチェア位など，
その手術に適した体位をとることが必要。

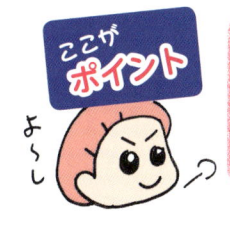

ここがポイント

よ〜し

人体の良肢位，関節可動域を知り，意識がなく痛覚を抑制された患者の身体を障害しない体位をつくることが，オペナースの腕のみせどころ！

＊一般的な良肢位とは……

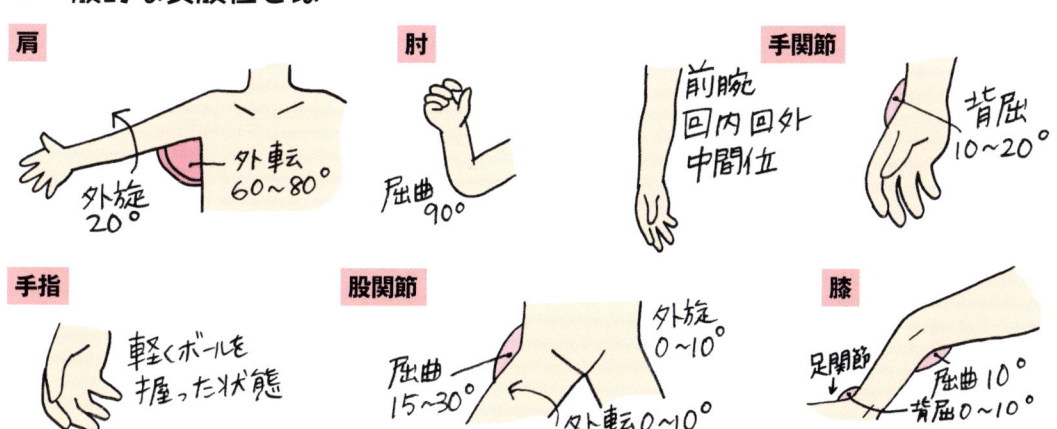

肩　外旋20° 外転60〜80°

肘　屈曲90°

手関節　前腕回内回外中間位　背屈10〜20°

手指　軽くボールを握った状態

股関節　屈曲15〜30° 外旋0〜10° 外転0〜10°

膝　足関節 屈曲10° 背屈0〜10°

＊手術体位における褥瘡好発部位と神経損傷

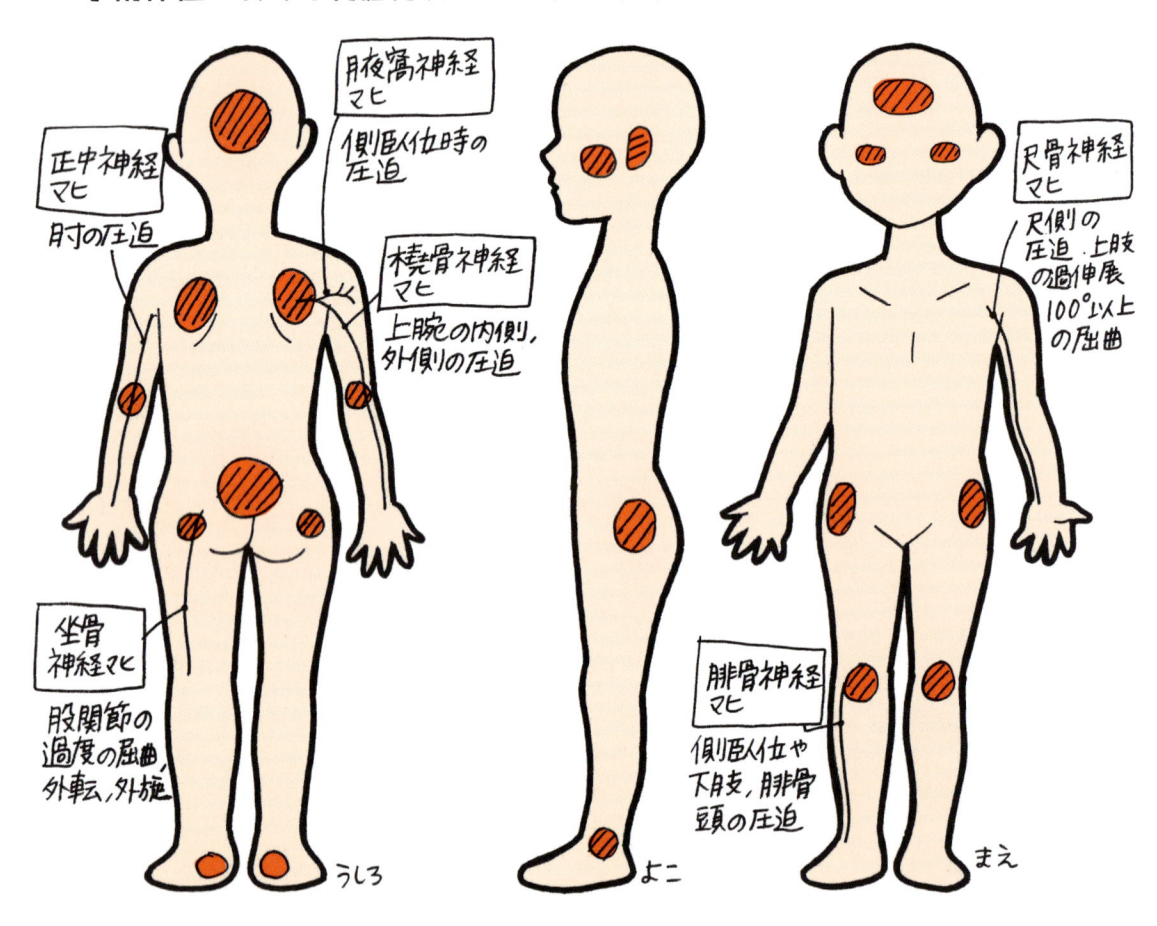

正中神経マヒ
肘の圧迫

膝窩神経マヒ
側臥位時の圧迫

橈骨神経マヒ
上腕の内側，外側の圧迫

尺骨神経マヒ
尺側の圧迫，上肢の過伸展100°以上の屈曲

坐骨神経マヒ
股関節の過度の屈曲，外転，外旋

腓骨神経マヒ
側臥位や下肢，腓骨頭の圧迫

うしろ　　よこ　　まえ

● …褥瘡好発部位　骨が突出している部分は要注意！

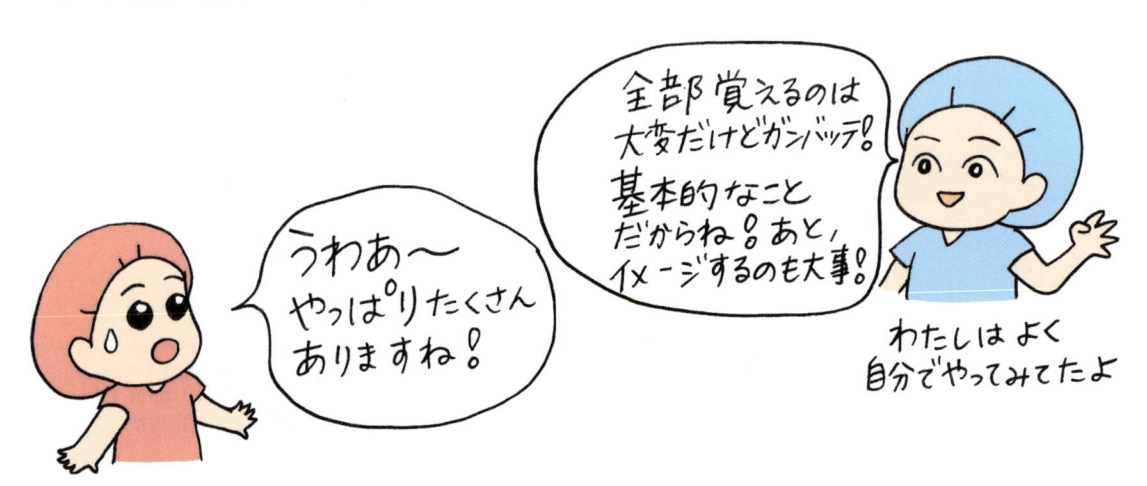

うわあ～やっぱりたくさんありますね！

全部覚えるのは大変だけどガンバッテ！基本的なことだからね♪あと，イメージするのも大事！

わたしはよく自分でやってみてたよ

＊体位の種類

仰臥位 腹部手術など（最も多い体位）

・循環：最も安定
・呼吸：腹部臓器の
　　　　圧迫により
　　　　横隔膜の下
　　　　降の制限

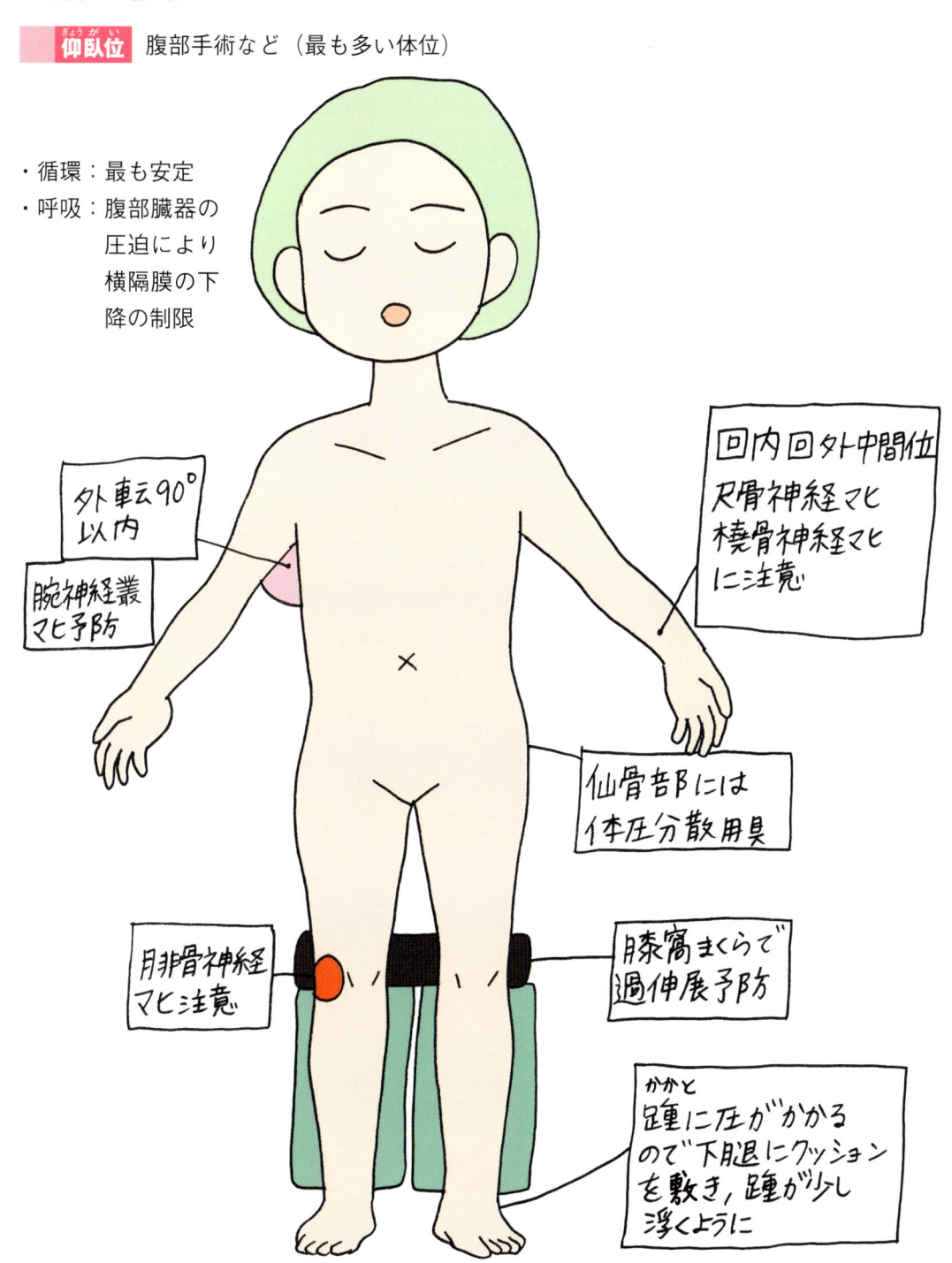

外転90°以内

腕神経叢マヒ予防

回内回外中間位
尺骨神経マヒ
橈骨神経マヒ
に注意

仙骨部には
体圧分散用具

腓骨神経マヒ注意

膝窩まくらで過伸展予防

踵に圧がかかるので下肢退にクッションを敷き, 踵が少し浮くように

側臥位（そくがい） 肺・腎・股関節手術など

・循環：肋骨の制限，右側臥位が特に血圧低下
・呼吸：肋骨の制限で横隔膜運動が抑制され低下

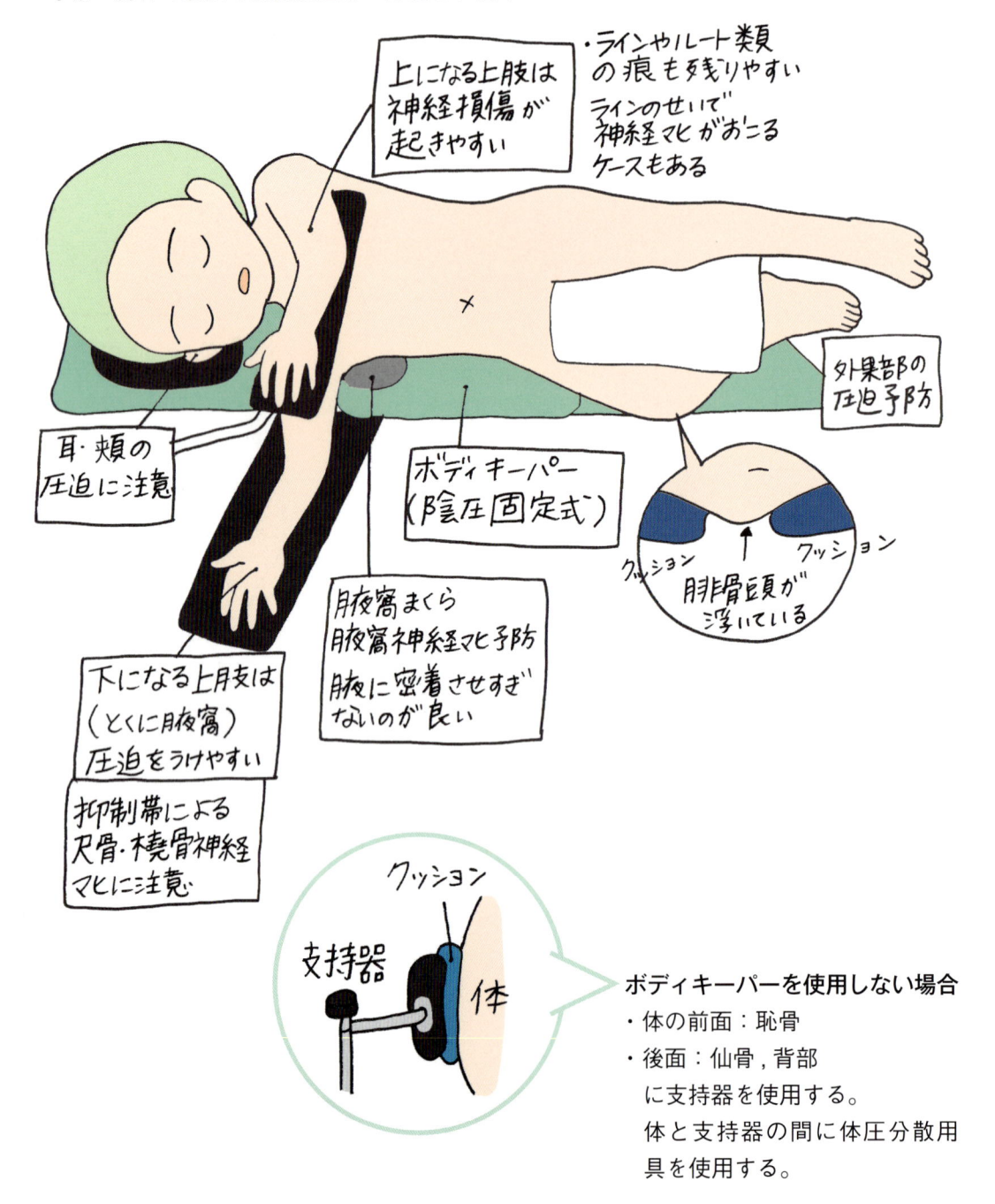

上になる上肢は神経損傷が起きやすい

・ラインやルート類の痕も残りやすい
ラインのせいで神経マヒがおこるケースもある

耳・頬の圧迫に注意

ボディキーパー（陰圧固定式）

外果部の圧迫予防

クッション　腓骨頭が浮いている　クッション

腋窩まくら
腋窩神経マヒ予防
腋に密着させすぎないのが良い

下になる上肢は（とくに腋窩）圧迫をうけやすい

抑制帯による
尺骨・橈骨神経
マヒに注意

クッション
支持器
体

ボディキーパーを使用しない場合
・体の前面：恥骨
・後面：仙骨，背部
　に支持器を使用する。
　体と支持器の間に体圧分散用
　具を使用する。

腹臥位（ふくがい）　脊柱（頸部や腰部）手術

・循環：下大静脈圧迫による静脈還流の異常
・呼吸：腹部，横隔膜の抑制

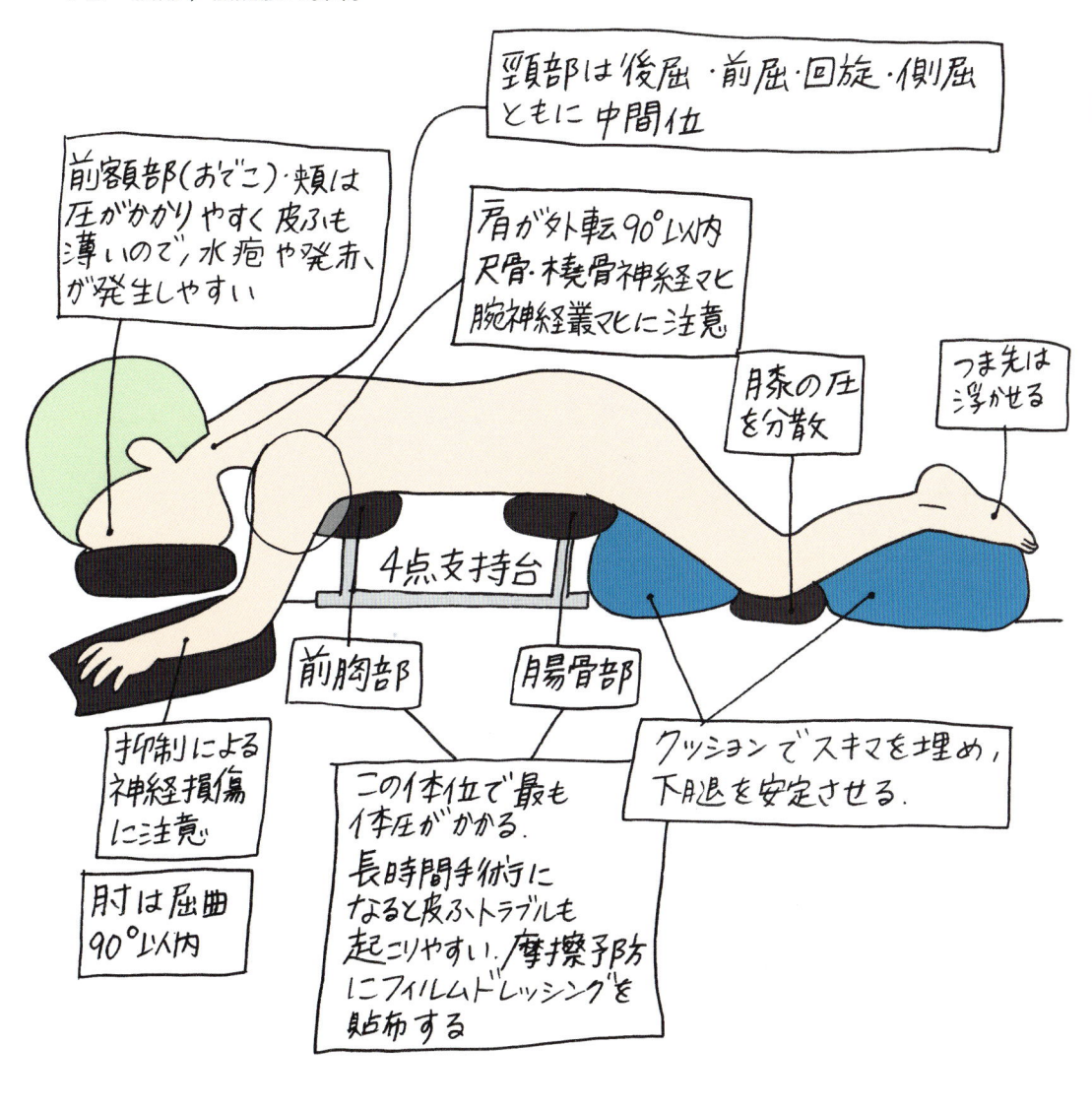

頸部は後屈・前屈・回旋・側屈ともに中間位

前額部（おでこ）・頬は圧がかかりやすく皮ふも薄いので，水疱や発赤、が発生しやすい

肩が外転90°以内　尺骨・橈骨神経マヒ腕神経叢マヒに注意

膝の圧を分散

つま先は浮かせる

4点支持台

前胸部

腸骨部

抑制による神経損傷に注意

肘は屈曲90°以内

この体位で最も体圧がかかる．長時間手術行になると皮ふトラブルも起こりやすい．摩擦予防にフィルムドレッシングを貼布する

クッションでスキマを埋め，下肢を安定させる．

女性
乳房の圧迫に注意

男性
陰嚢・陰茎の圧迫に注意

・循環：1回心拍出量の低下
・呼吸：横隔膜運動の抑制で低下

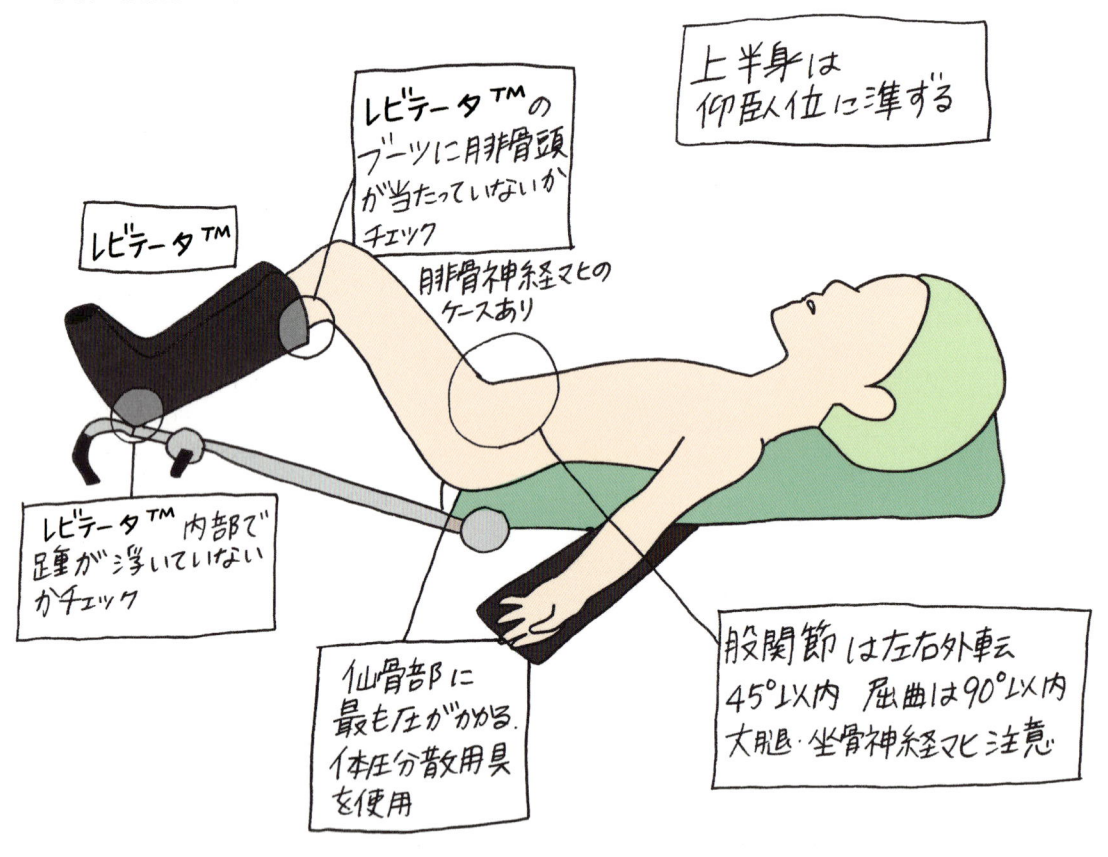

上半身は
仰臥位に準ずる

レビテータ™の
ブーツに腓骨頭
が当たっていないか
チェック

腓骨神経マヒの
ケースあり

レビテータ™

レビテータ™内部で
踵が浮いていない
かチェック

仙骨部に
最も圧がかかる。
体圧分散用具
を使用

股関節は左右外転
45°以内　屈曲は90°以内
大腿・坐骨神経マヒ注意

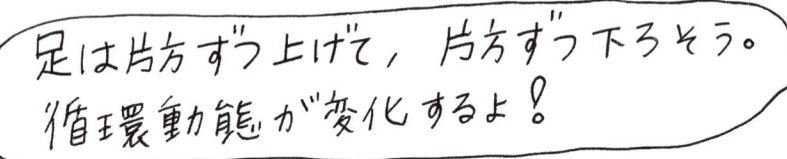

足は片方ずつ上げて，片方ずつ下ろそう。
循環動態が変化するよ！

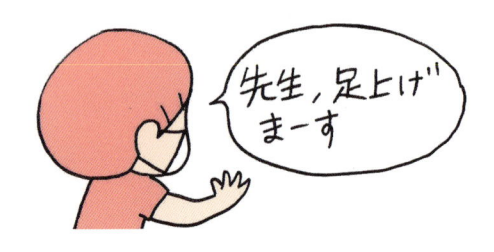

先生，足上げ
まーす

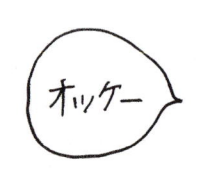

オッケー

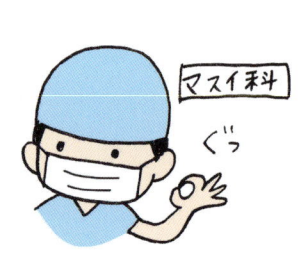

マスイ科

ぐっ

ビーチチェア位 肩関節鏡手術・上腕骨手術など

・循環：心拍出量低下，減少
・呼吸：横隔膜や胸郭の運動制限は
　　　少ないので，機能的残気量は
　　　増加

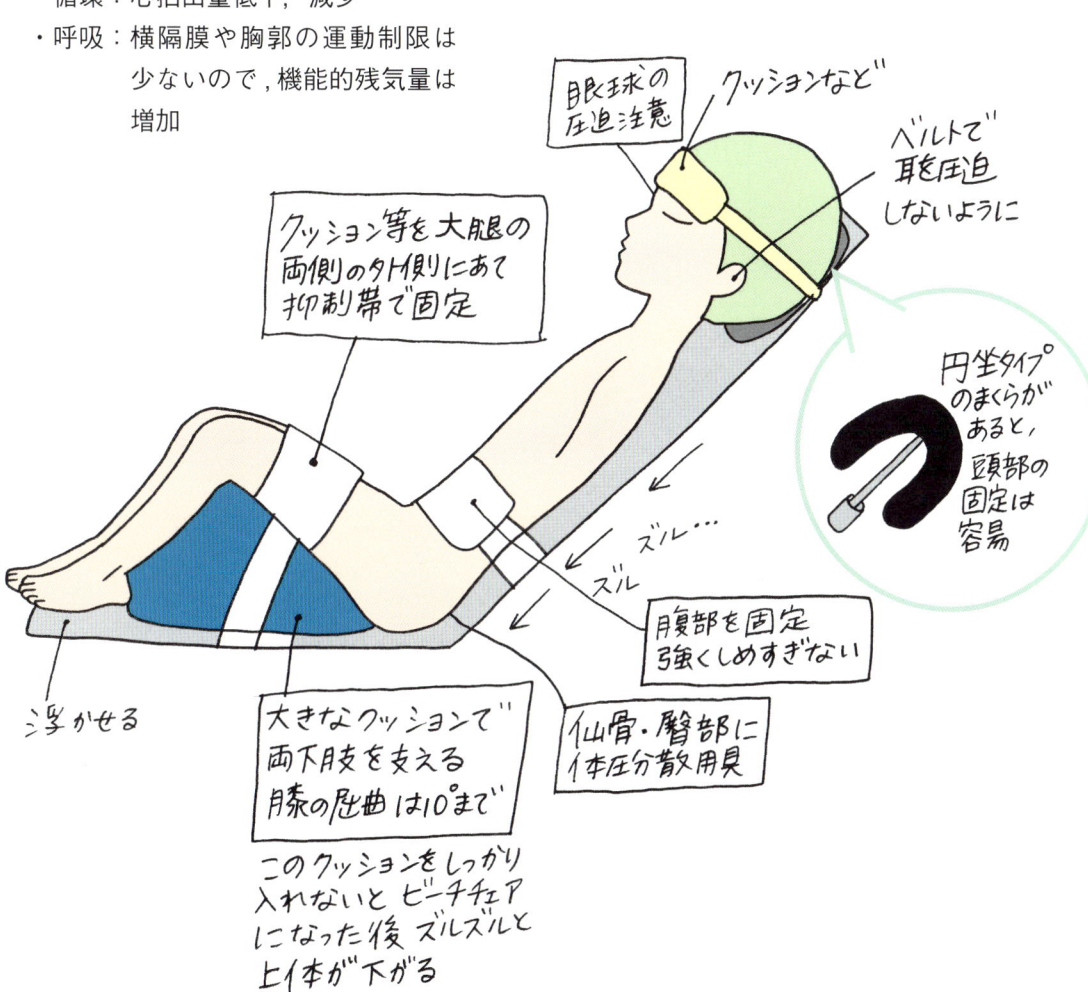

眼球の圧迫注意

クッションなど

ベルトで耳圧迫しないように

クッション等を大腿の両側の外側にあて抑制帯で固定

円坐タイプのまくらがあると，頭部の固定は容易

ズル…

ズル

腹部を固定強くしめすぎない

浮かせる

大きなクッションで両下肢を支える膝の屈曲は10°まで

仙骨・臀部に体圧分散用具

このクッションをしっかり入れないとビーチチェアになった後 ズルズルと上体が下がる

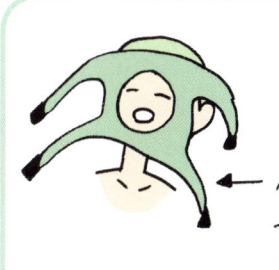

特殊な顔面固定具で前額と顎を固定する方法もある。

頭部・顔面の固定は要注意。手術中の操作で頭部が落下する危険あり。

ジャックナイフ位 痔核・痔ろう手術など

- ・循環：血流悪化，腹圧による大動脈の圧迫
- ・呼吸：横隔膜運動の制限で低下

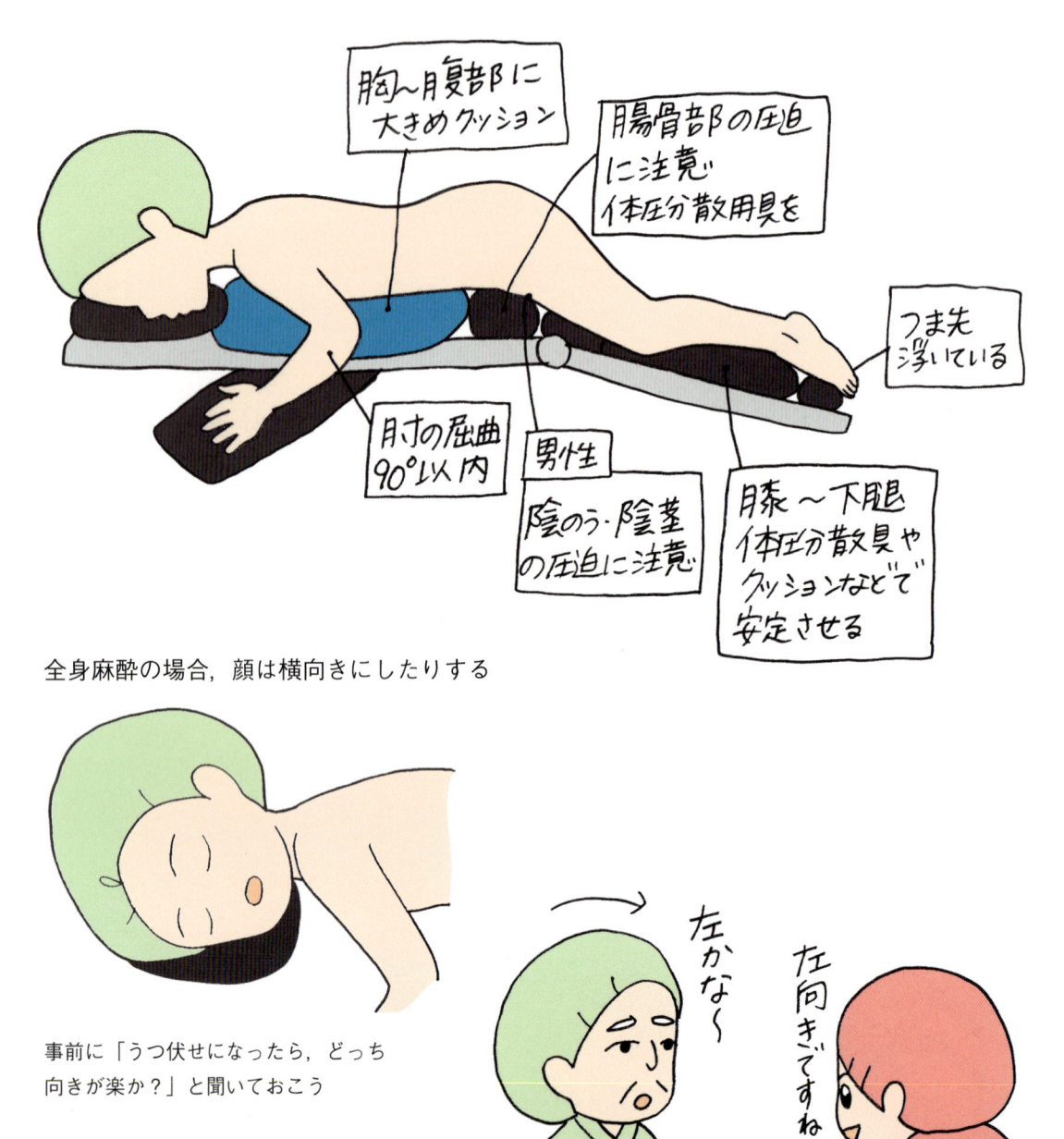

胸～腹部に大きめクッション

腸骨部の圧迫に注意 体圧分散用具を

肘の屈曲 90°以内

男性 陰のう・陰茎の圧迫に注意

膝～下腿 体圧分散具やクッションなどで安定させる

つま先 浮いている

全身麻酔の場合，顔は横向きにしたりする

事前に「うつ伏せになったら，どっち向きが楽か？」と聞いておこう

左かな～

左向きですねっ

実際にうつ伏せになってもらうと分かりやすい！

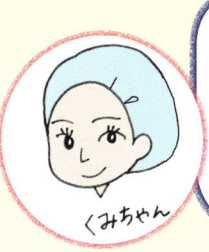
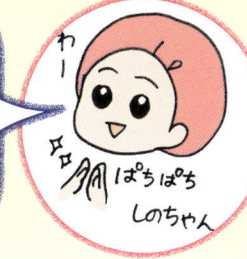

しのちゃんの質問コーナー

こんな患者が来たら……

ペースメーカーの入っている人は電気メスどーする？

ペースメーカー挿入中の患者は，電気メスを使う際に注意する必要がある。

それは，ペーシングが乱れるから！ 電気メスの電気がペースメーカーに影響して，パルスを停止させることがある。必要な信号が出なくなって危険！

まず，患者のペーシングモードを調べ，事前に固定レートにしておくことができれば設定する。

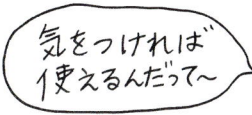
気をつければ使えるんだって～

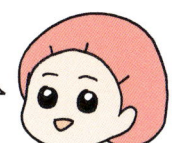

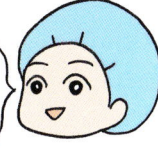
専用の器械をもってきてくれるんですよね

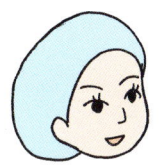
業者さんに連絡しなくちゃ。手術行中も立ち会ってもらわないと

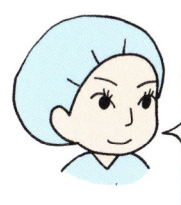
ペースメーカーには，いろんなペーシングモードがあって，VVI・AAI・DDDなど，その人の心臓疾患によってモードが選択されてるの。『固定レートにする』というのは，心拍数を一定にするなど，外部刺激を受けない設定にするってイミね。

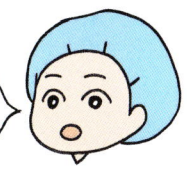
固定レートにした場合，PVCとかの出現に気をつけなきゃいけないんですよね。心室細動を誘発する危険があるって…

「固定レート」にした上で，以下のことに注意しながら電気メスを使用する

❶ 心電図モニター以外のものでもモニタリングし，心拍数異常の早期発見に努める（SpO$_2$など）

❷ 対極板は，ペースメーカーから離れた位置に装着し，電気メスのハンドピースはペースメーカー植え込み部の 10cm 以内で使わない

❸ 出力は必要最低限で

❹ 使用を 10 秒以内にする

3 麻酔覚醒時のケア

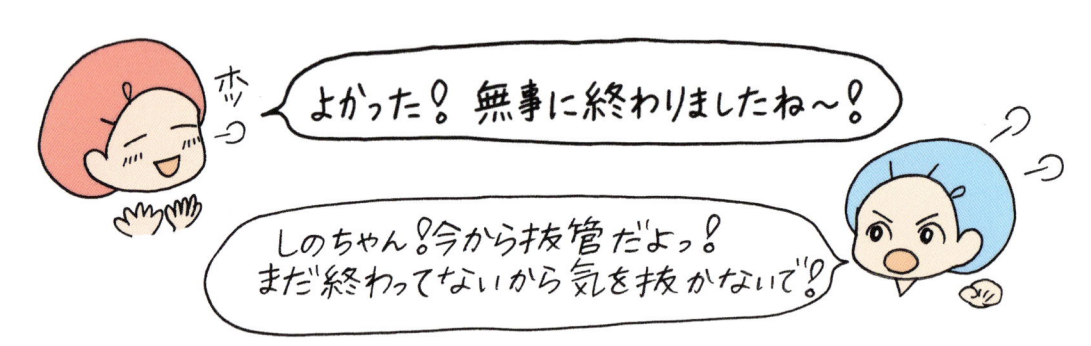

閉創が終わって，創部を保護したら終了……ではないのだ！
抜管とは，気管挿管したチューブを抜くこと。麻酔器の人工呼吸（機械呼吸ともいう）が終了し，全身麻酔薬の投与を終了し，自発呼吸の再開と意識の回復を行うことを意味する。

！注意
麻酔に関連した事故やトラブルが最も起きやすいタイミングは
①麻酔導入〜気管挿管 ②抜管の2箇所

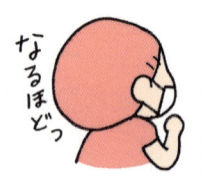

ここがポイント
このタイミングでナースがぴったりとそばにいるのは，トラブルが起きたときに速やかに対処するため

麻酔科医は手術の進行をみながら麻酔をしている。ナースがドレーンの固定をしたり，体を清拭したりしている間にいろいろと準備している。

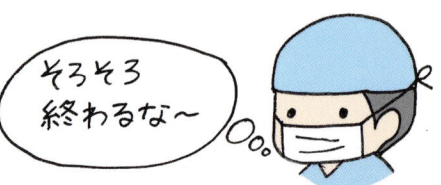

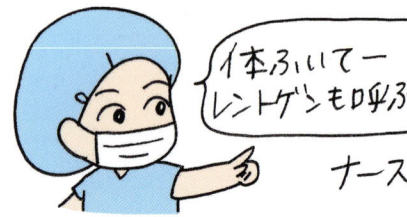
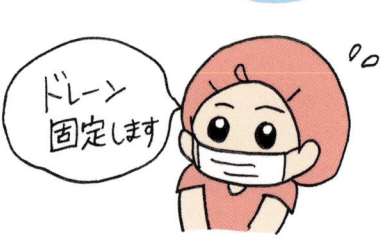

ナースはバタバタする

＊抜管前にチェックすること……患者の抑制

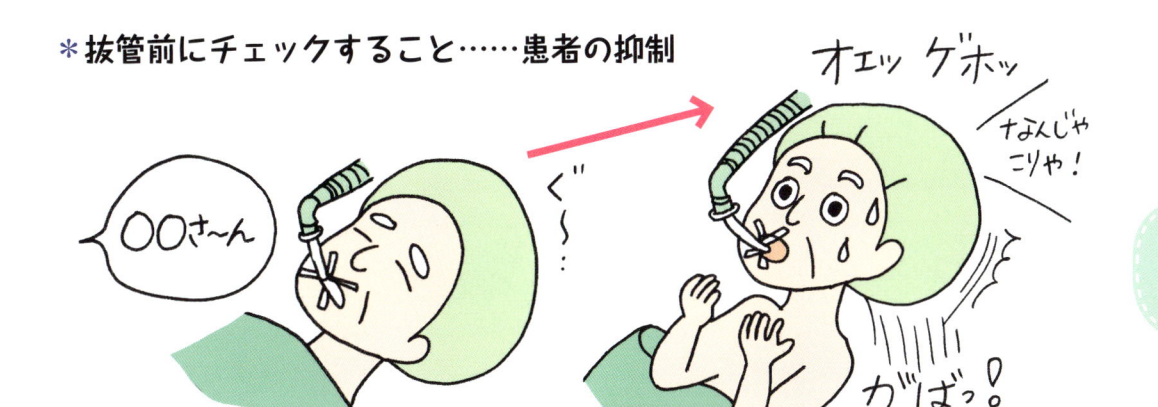

声掛けや吸引の刺激などで……　　　急に起き上がる人もいる

それは突然訪れるかもしれない……

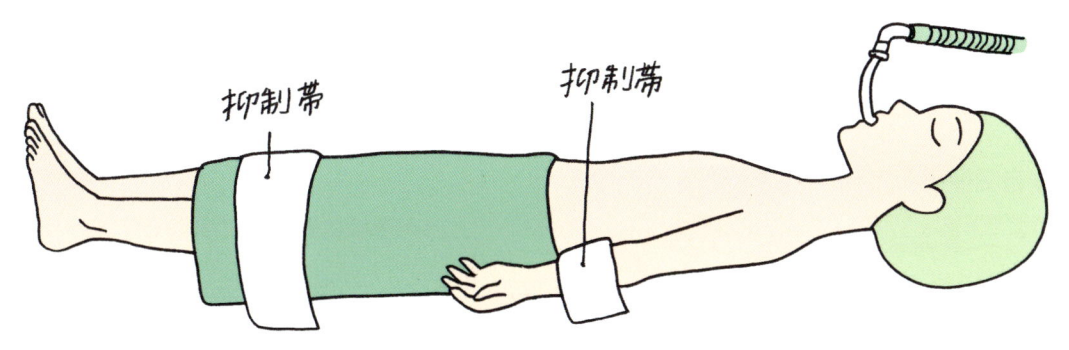

固定をしっかり確認する（患者の落下を防ぐために重要）

＊抜管前になったら準備しておくもの

・カフ用シリンジ（カフの空気を抜かなければいけない）
・吸引（サクション）チューブ（例：口腔：16 ～ 14Fr　気管：14 ～ 12Fr）
・酸素（O_2）マスク（呼吸回路用と帰室用）
・筋弛緩薬の拮抗薬

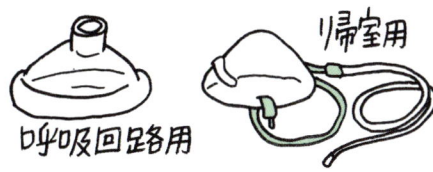

帰室用

呼吸回路用

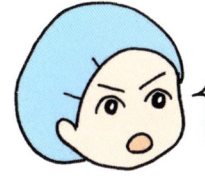

私はこのとき，再挿管になった場合は…っていうのをイメージしてるよ！突然そうなったとき，すぐ動けるようにね！

抜管〜退室までの実際

1 手術終了，術後レントゲン撮影終了したら，体位を仰臥位へ戻す

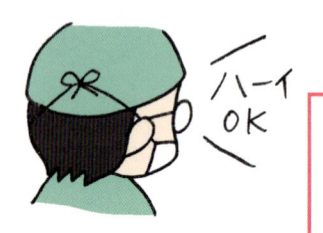

ハーイ
OK

> 外科医は体内遺残がないことやドレーンの位置を確認したい

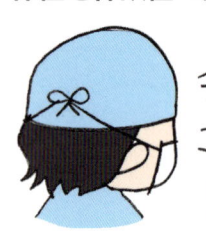

オッケーですね

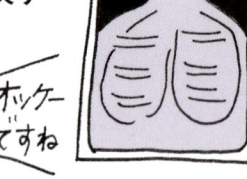

> 麻酔科医は胸部のレントゲンをみたい

2 吸入麻酔薬など麻酔の維持をしていた薬を中止, 筋弛緩薬の拮抗薬を投与

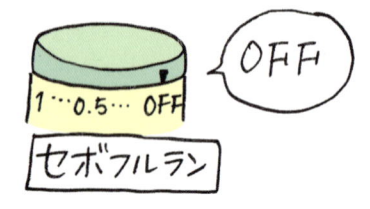

OFF

1…0.5…OFF
セボフルラン

ちゅー

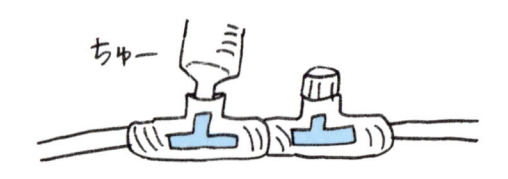

3 自発呼吸の出現と意識の回復

カプノグラム

自発呼吸はどうして分かる？

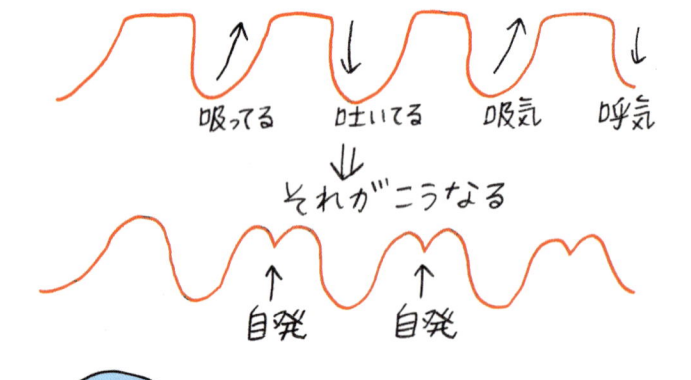

吸ってる　吐いてる　吸気　呼気

それがこうなる

自発　　自発

規則的な波
=
調節呼吸
人工呼吸中ということ

波がラクダのコブのようになる
=
自発呼吸のサイン
術中に起きたら
バッキングにつながる

おっ！そろそろくるな… と思うと good！

自発呼吸出現に伴って
意識も回復し始める。
〇〇たーん
と優しく声を掛けてみる。

トラブルに備えて患者のそばを離れないこと！ 胸郭の動きをみるので，少し胸を露出すると良い。

●抜管前に麻酔科医が瞳孔をチェックするワケ

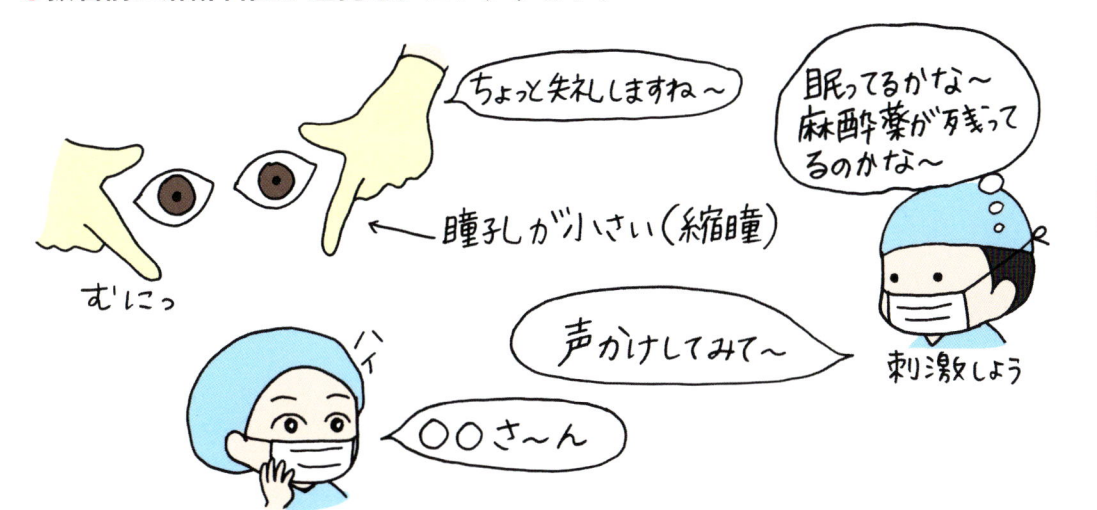

瞳孔は, 眠っている時も縮瞳しているんだ。吸引や声かけによって刺激して, 患者さんが覚醒していれば, 瞳孔は大きくなるんだよ。

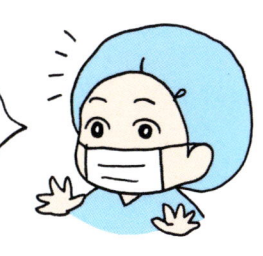

じゃあ, 刺激をしても反応がなくて, 覚醒しない時に, 瞳孔を見るんですね!

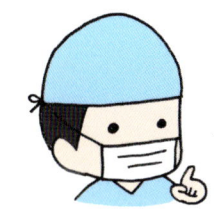

そうそう。『刺激をしても反応がなく縮瞳している』時は, 麻酔薬の効果が残ってるから抜管すべきじゃないね。

ただし……

麻薬を使用している場合, 刺激で一時的に瞳孔が大きくなったりする。その後, また傾眠して縮瞳することがある。

4 麻酔科医が患者の自発呼吸のようすをみて判断し，抜管する。口腔内・気管内の分泌物を吸引。

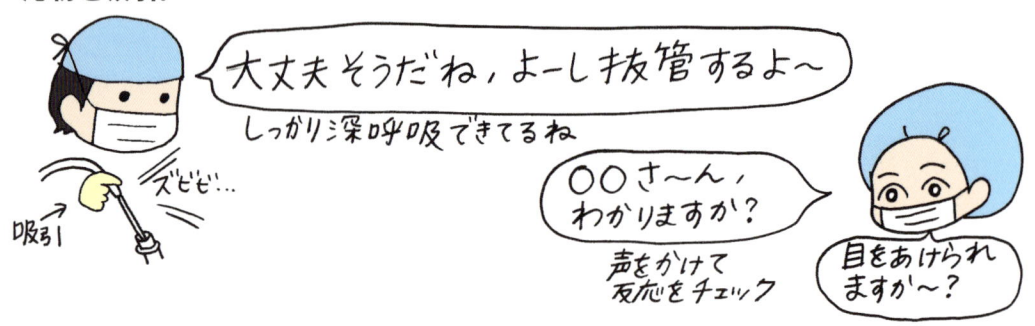

5 抜管（吸引抜管と加圧抜管）

吸引抜管の場合 その名の通り吸引（サクション）チューブで分泌物を吸引しながら気管チューブを抜く方法

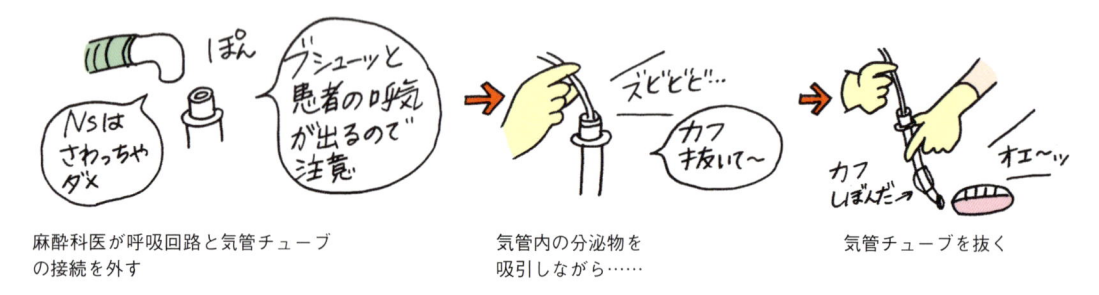

麻酔科医が呼吸回路と気管チューブ
の接続を外す

気管内の分泌物を
吸引しながら……

気管チューブを抜く

メリット ➡ 気管内の分泌物を誤嚥しない（掃除しながら抜くから）

加圧抜管の場合 加圧バッグで加圧し，空気で患者の肺を膨らませて，息を吸い込んだ状態にしてチューブを抜く方法

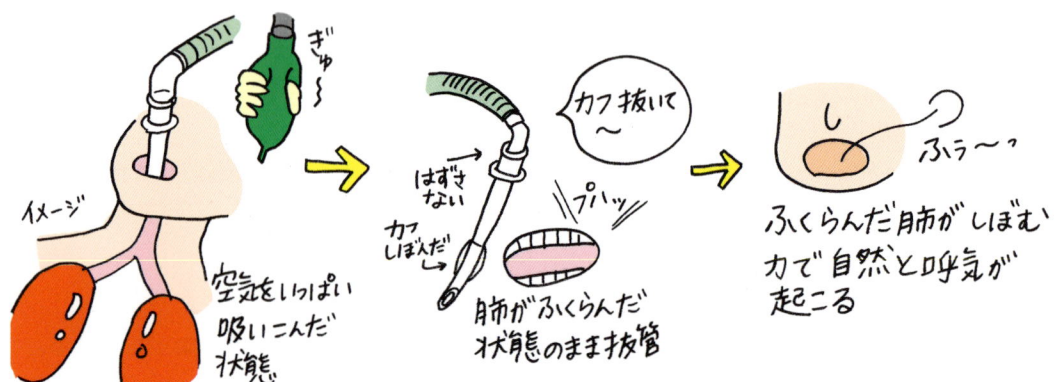

メリット ➡ 吸い込むより吐く方が誤嚥を起こしにくい

6 抜管が終了したら観察すること

・しっかりと自発呼吸があり，継続していること

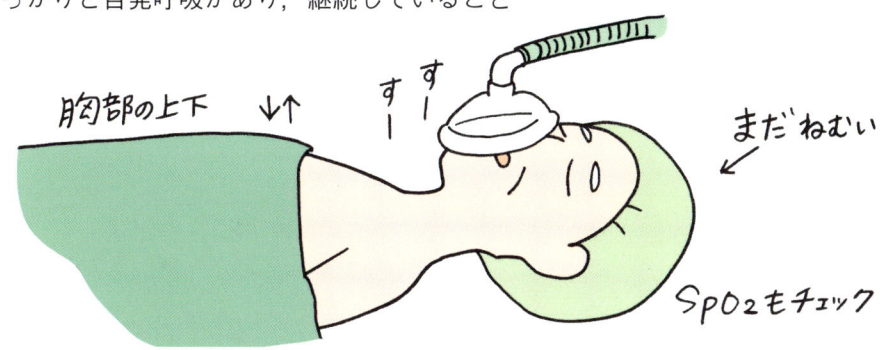

・意識や指示動作への反応をみる

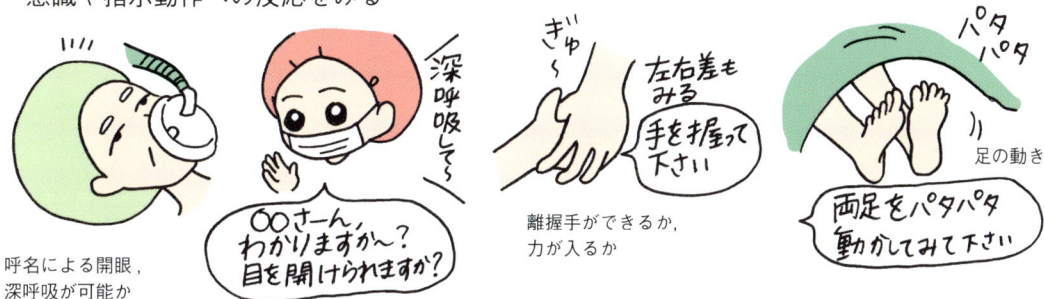

呼名による開眼，
深呼吸が可能か

離握手ができるか，
力が入るか

足の動き

| リカバリースコア | 回復室（リカバリー室）において，呼吸・循環が安定し，退室できるか判断する指標 |

	項目・状態	点数
①運動	四肢すべて	2
	二肢	1
	なし	0
②呼吸	深呼吸・咳ができる	2
	呼吸困難・浅く抑制された呼吸	1
	無呼吸	0
③意識	完全に覚醒	2
	呼びかけに反応	1
	無反応	0

	項目・状態	点数
④循環	麻酔前と比較して収縮期血圧±20mmHgの変化	2
	麻酔前と比較して収縮期血圧±20～50mmHgの変化	1
	麻酔前と比較して収縮期血圧±50mmHgの変化	0
⑤皮膚色調	正常	2
	青白い・どす黒い	1
	チアノーゼ	0

10点満点中9点以上で退室可能！

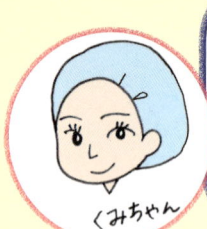

くみちゃん

しのちゃんの質問コ〜ナ〜

硬膜外麻酔時のテストドーズって何？

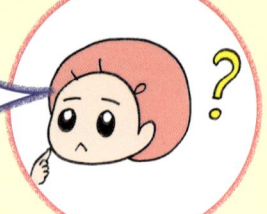

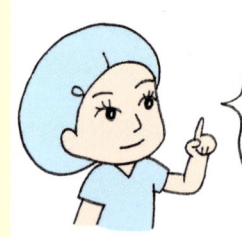

テストドーズ またはテストドース とも 言うのよ。硬膜外カテーテルが留置されたあと,局所麻酔薬を少量,試験的に 注入することを 指すの。

硬膜外カテーテルが，くも膜下腔や血管内に入っていないことを確認するため

＊局所麻酔薬を注入する前にカテーテル内に血液の逆流がないことを確認するのはもちろんだが，逆流がなくても，くも膜下腔や血管内に入っていないとは言い切れない

＊そこで，E入りキシロカイン® （一般名：リドカイン,1％や2％）を硬膜外カテーテルに少量注入し，2分以内に心拍数が20以上増加，もしくは血圧が急激に上昇すれば血管内留置を疑う。くも膜下腔へ注入された場合，速やかに感覚麻痺および運動麻痺が現れることで判断する

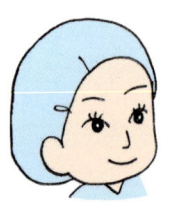

E入りの『E』はエピネフリン。エピネフリンは血管をぎゅっとしめて血圧や心拍数を上昇させる薬だから,この状態が起こるの。

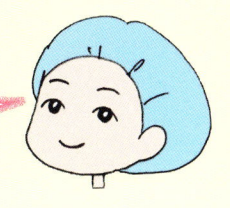

これまでの**まとめ**よ

* **入室前からプレウォーミングは始まっている**

さまざまな原因で冷えやすい患者を積極的に温めよう。病棟ナースと患者さんにも協力してもらうこと。

* **心電図は，3点誘導法，5点誘導法などがある**

それぞれの電極の位置と波形を理解し，確実に波形が出るようにしよう。

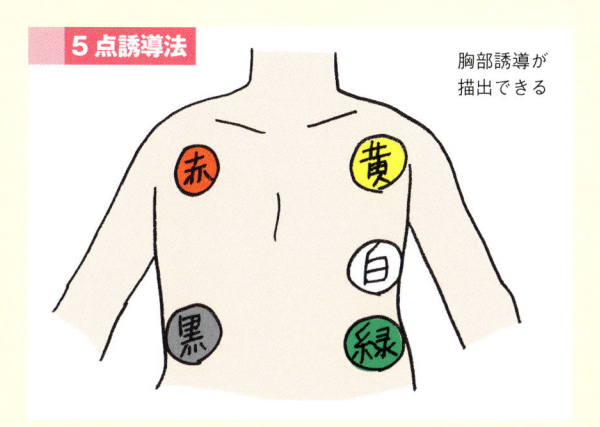

5点誘導法

胸部誘導が描出できる

手術野に応じて電極の場所を考える
（イソジン®が皮膚と電極の間に入り込まないよう，シールなどでカバーする）

* **SpO_2・血圧・体温・$ETCO_2$は，器械を接続したら必ず波形や数値をチェックしよう**

* **麻酔方法を理解し，正しく介助しよう**

* **手術体位をとるときは，良肢位や関節可動域，神経の走行などを意識しよう**

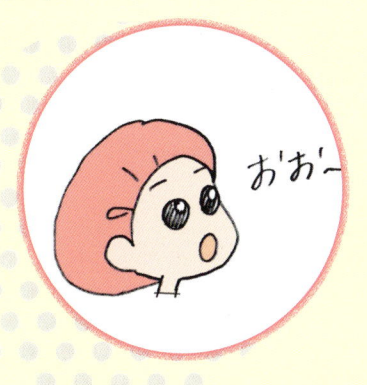

お'お'ー

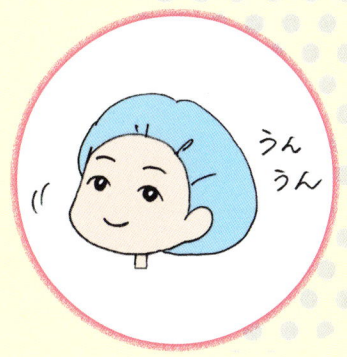

うんうん

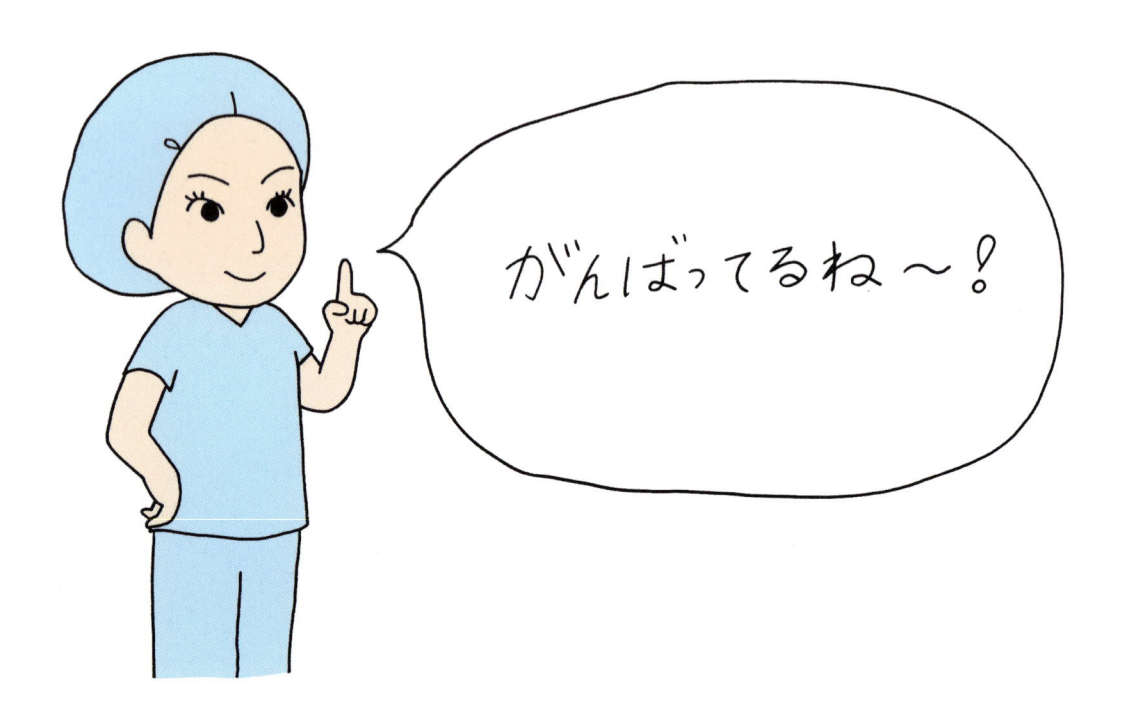

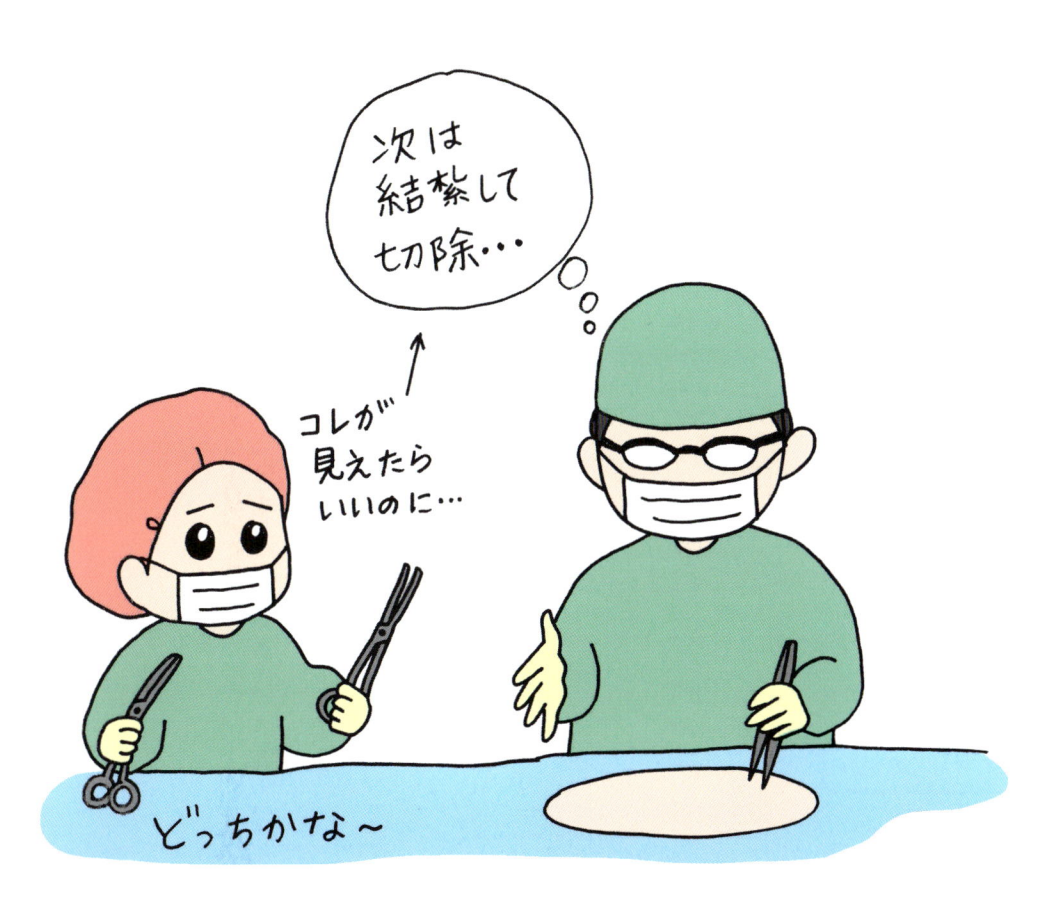

④ 器械出しの上達

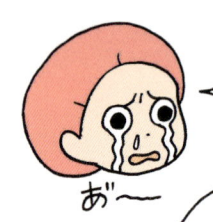

あ〜

ゼンバーイ…今日…
外科の先生に怒らればじだ…

うわっ！ど，どうしたの しのちゃん！
ヒドイ顔！何をしたの！？

ぎょっ

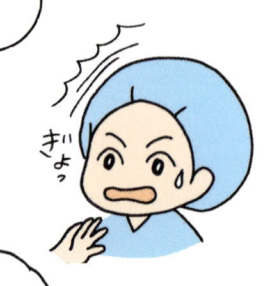

『今，何やってるか分かってるのか！？』
『もうちょっと，ちゃんと段取りしろ！』って…

うっ うっ…
私 モタモタしたんです

あ〜…。外科の先生，いつも優しい
けど，手術中は真剣だからね。当たり前
だけど。器械出し上手は段取り上手
なんだよ！

ナルホド…

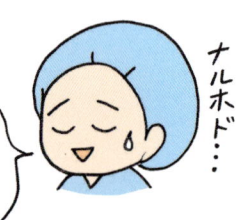

・段取り…手術の進行状況に合わせて，次に使う道具や次に行われる処置の準備をしておく
　　こと

しのちゃんの悩み

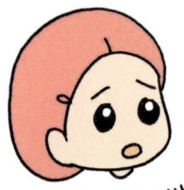

先生の心が
読めたらいいのに

いろんな手技書やマニュアルに沿って覚えて，
手術の流れは分かってるんです…。それでも，
『そうじゃない，まだそこじゃない』って言われるんです

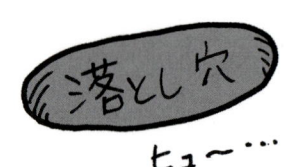

落とし穴

ヒュ〜…

次の手順！次の手順！で頭がいっぱい
で，細かいところや，手順書にあまり
載らない出血などのトラブルに対応で
きない。

血管の処理

血管の処理には，結紮（通常の結紮・糸つき・貫通結紮），テーピングなどがある。

＊結紮（けっさつ）とは
血管を糸（絹糸）（けんし）で縛ること

血管を切る前に，切って
も出血しないように縛る

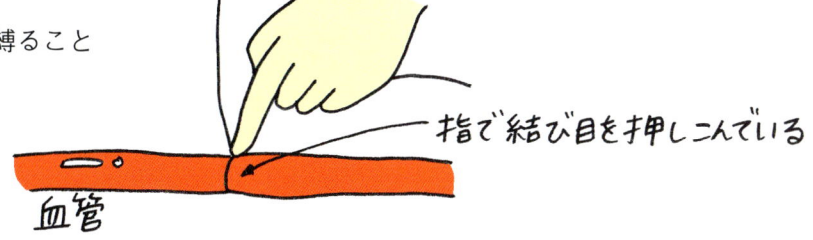

指で結び目を押しこんでいる

血管

★ 血管を切りたいときは，２カ所結紮する

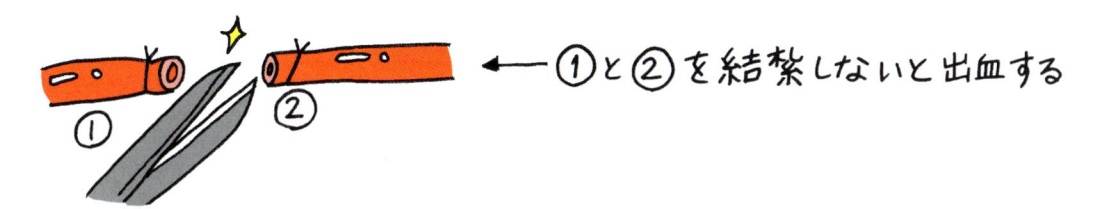

①と②を結紮しないと出血する

★ 動脈を切るときは，二重結紮をする

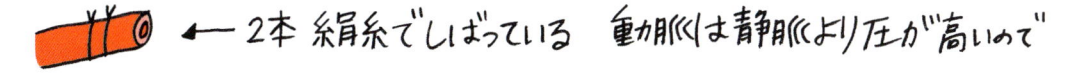

2本 絹糸でしばっている　動脈は静脈より圧が高いので

> **⚠ 注意**
> 結紮が外れてしまったら，出血を起こしてしまう。外れてしまった後，血の海
> の中で出血点を探すのは大変！

じゃあ，二重結紮のときは４本縛るのか？というと……

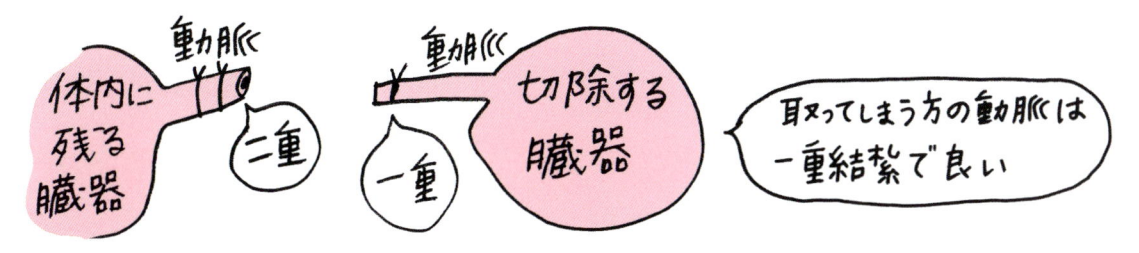

体内に残る臓器 — 動脈 — 二重

切除する臓器 — 動脈 — 一重

取ってしまう方の動脈は一重結紮で良い

すぐそこにみえている血管の結紮は今の手順でできるが，深いところになると指が届かなくなってくる

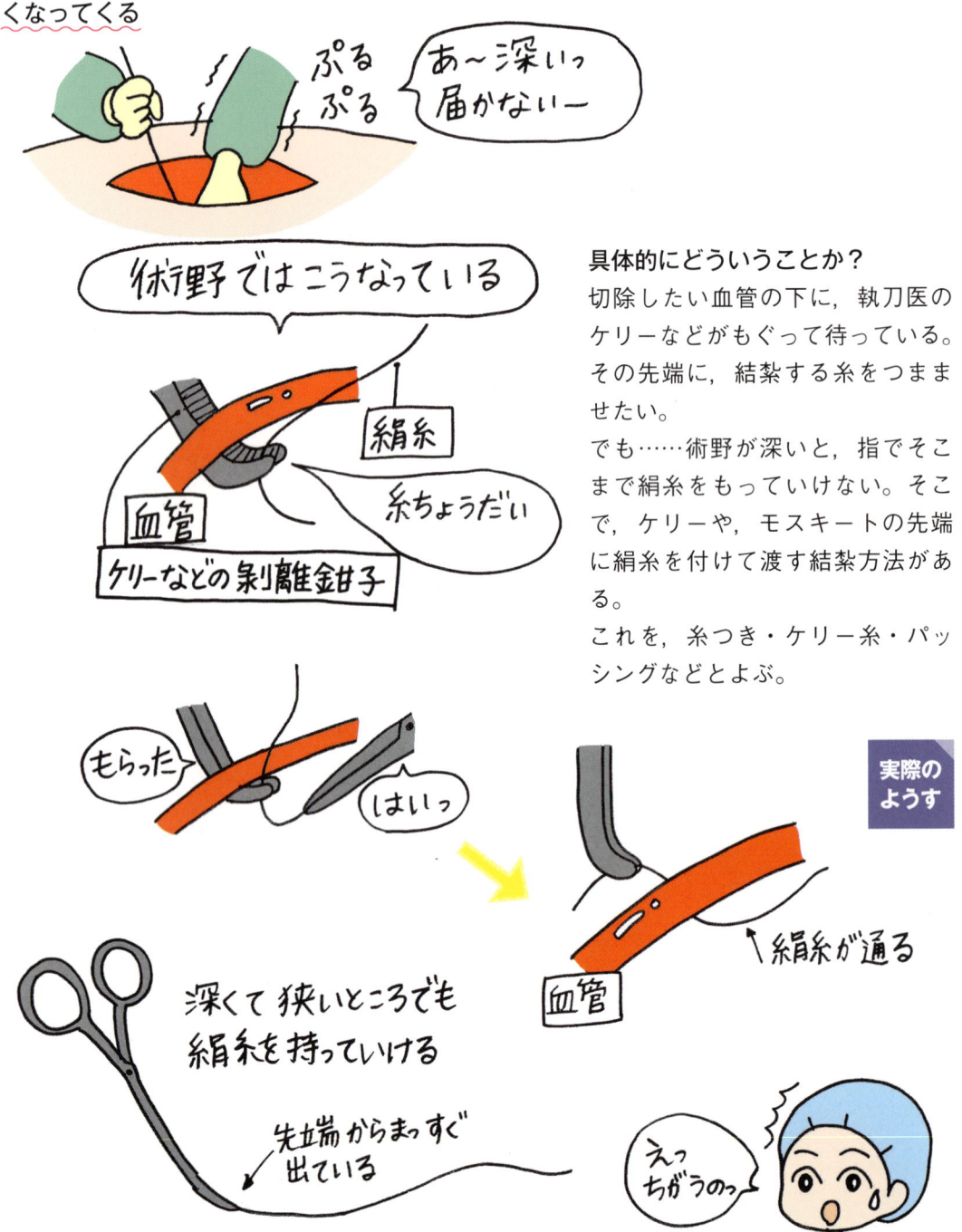

ぷるぷる

あ〜深いっ 届かないー

術野ではこうなっている

絹糸

糸ちょうだい

血管

ケリーなどの剝離鉗子

具体的にどういうことか？

切除したい血管の下に，執刀医のケリーなどがもぐって待っている。その先端に，結紮する糸をつまませたい。

でも……術野が深いと，指でそこまで絹糸をもっていけない。そこで，ケリーや，モスキートの先端に絹糸を付けて渡す結紮方法がある。

これを，糸つき・ケリー糸・パッシングなどとよぶ。

もらった

はいっ

実際のようす

絹糸が通る

血管

深くて狭いところでも絹糸を持っていける

先端からまっすぐ出ている

えっちがうのっ

ゆうちゃんは「パッシング」と教わった。どうやら地域によって違うらしい。

結紮のハンドサイン

比較的浅い術野の結紮

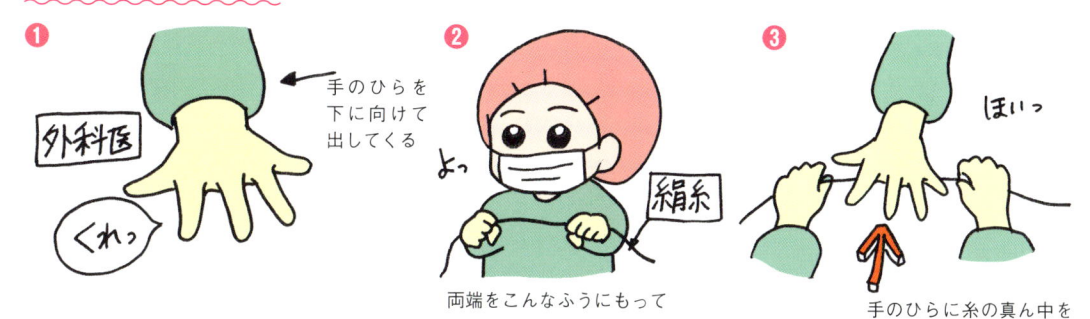

❶ 外科医 くれっ　手のひらを下に向けて出してくる

❷ よっ　両端をこんなふうにもって　絹糸

❸ ほいっ　手のひらに糸の真ん中を当てるように渡す

❹ ぐっ　ぱっ　外科医が握ったら手を離す

ほー

ここが ポイント

基本的に結紮を行うのは助手の先生で，執刀医は鉗子をもって血管の下で待っている側。そのため糸は助手に渡すことが多い。

深い術野の結紮（糸つき）

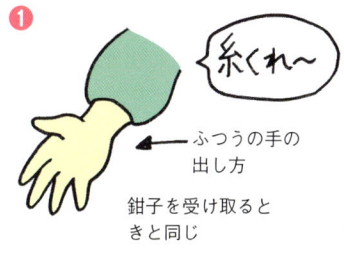

❶ 糸くれ〜　ふつうの手の出し方　鉗子を受け取るときと同じ

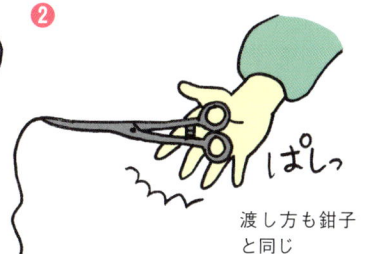

❷ ぱしっ　渡し方も鉗子と同じ

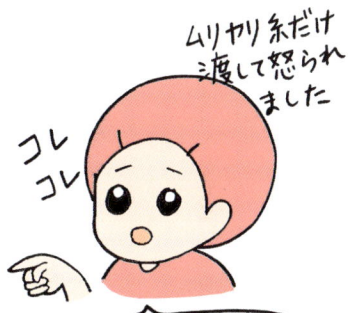

ムリヤリ糸だけ渡して怒られました

コレコレ

コレが『結紮だ』って分からないんですよね・・・

\ここで判断が必要！/

ここが ポイント

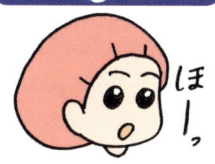

ほーっ

「執刀医が何をしているか」をみれば予測できる。ケリーなどをもっている＝何かを剥離しようとしている＝血管の処理かも！？そこで考えることは……「術野が深そうだ！糸だけ渡しても届かないかもっ」

貫通結紮とは，針付きの糸（主にプロリーン®）で，血管に一度針を通して，その上で結紮する方法。

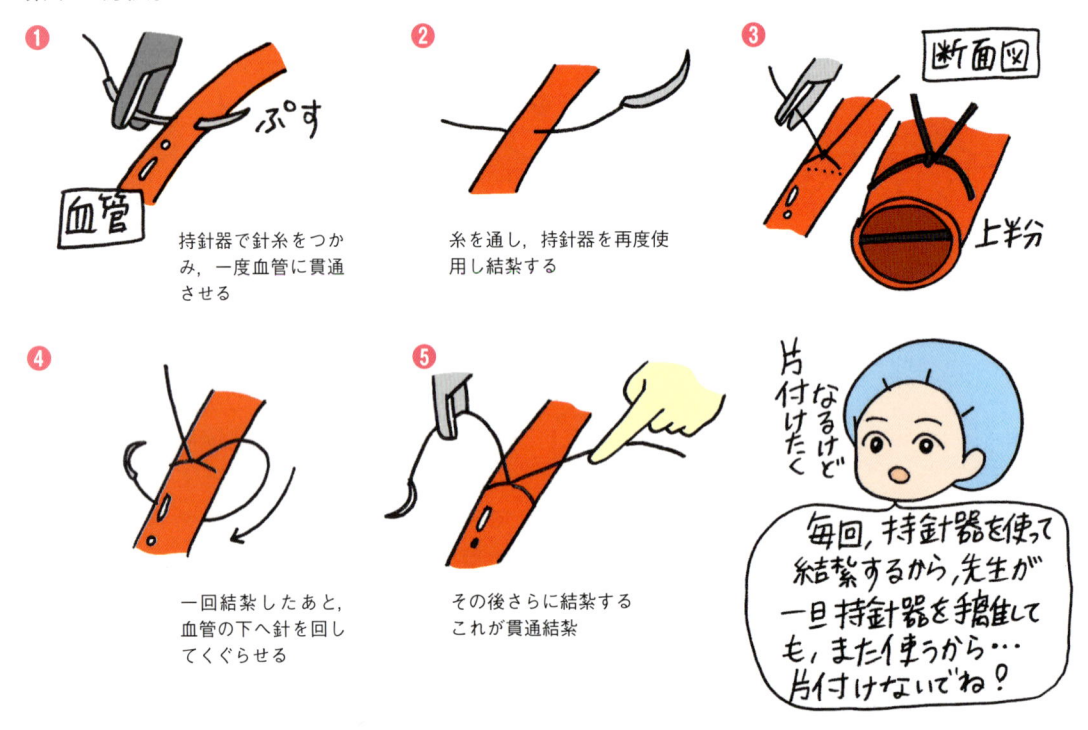

1 持針器で針糸をつかみ，一度血管に貫通させる

2 糸を通し，持針器を再度使用し結紮する

3 断面図　上半分

4 一回結紮したあと，血管の下へ針を回してくぐらせる

5 その後さらに結紮するこれが貫通結紮

片付けたくなるけど

毎回，持針器を使って結紮するから，先生が一旦持針器を手離しても，また使うから…片付けないでね！

普通の結紮じゃダメなの？

貫通結紮をする理由は，「結紮外れ」を防ぐため。太い血管，動脈など「絶対に」結紮が外れてほしくない場合（心臓の手術など）に行う。

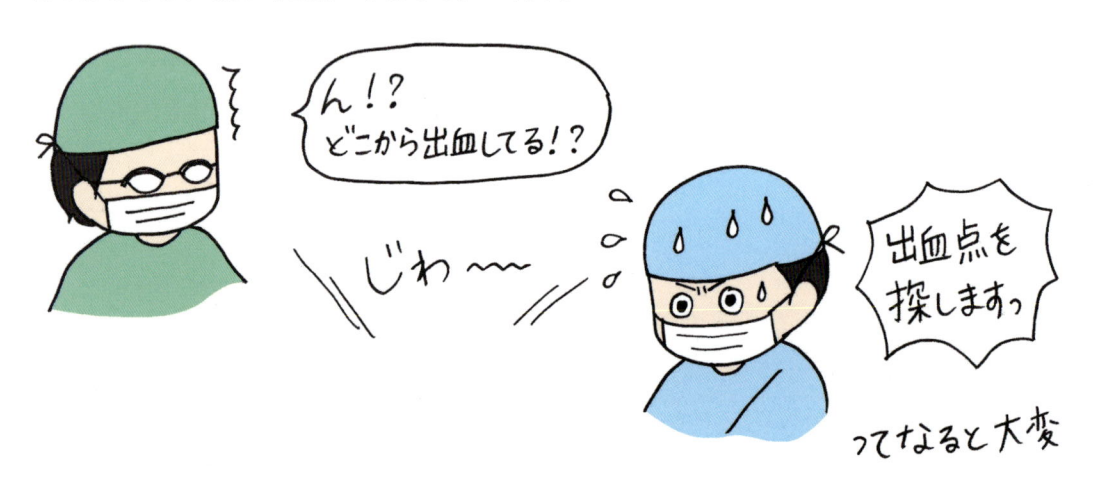

ん！？どこから出血してる！？

じわ〜〜

出血点を探しますっ

ってなると大変

＊テーピングとは

血管や神経，尿管などを術中の操作で誤って切ってしまうのを防ぐため，「ここにあるぞ」と目印を付けるようにテープをかけること

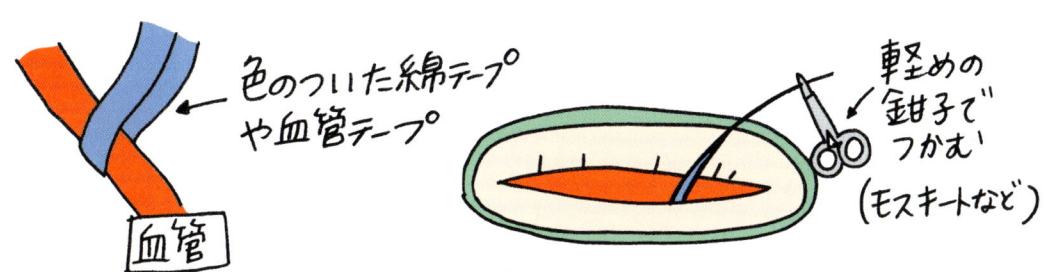

赤テープは動脈，青テープは静脈と分別したりしている

●たまにある失敗例

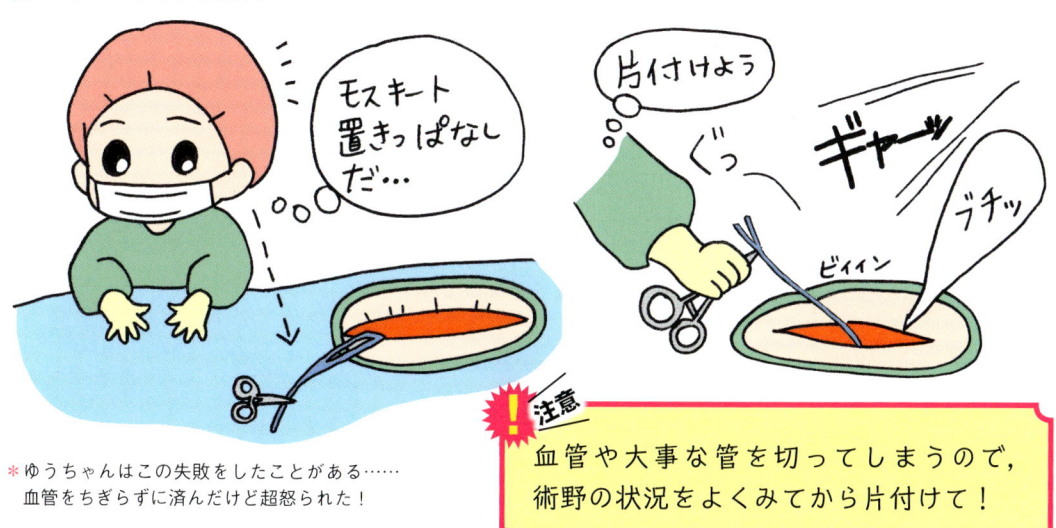

＊ゆうちゃんはこの失敗をしたことがある……
血管をちぎらずに済んだけど超怒られた！

！注意
血管や大事な管を切ってしまうので，
術野の状況をよくみてから片付けて！

えっ!?センパイがこんな失敗して怒られたこと
あるんですかっ！！

あるに決まってるでしょ！今までさんざん失敗して
怒られて，それで学んだから今があるんだよ！
失敗は繰り返さないことが大事なんだよ！

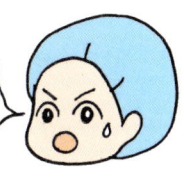

ゆうちゃんだって失敗しながら成長してきたのだ

術中の器械の変化 ❶ 〜 Case.1 空腸（回腸）切除術〜

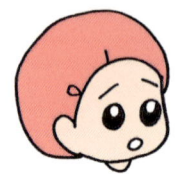

術中の器械の変化って，進行状況によって使う器械が変わるって意味ですよね？

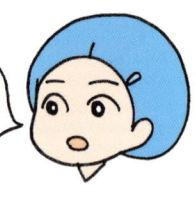

そうだよ。ところでしのちゃん，何の手術について怒られたの？ 具体的に何を怒られたのか分かる？

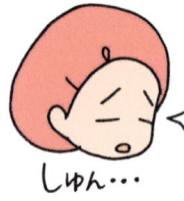

しゅん…

あ，ハイ…。イレウス（腸閉塞）に対する空腸切除術です…。怒られたのは，『今ここで何でこのセッシを出すんだ』とか，『ハサミ』って言われたのでクーパーを渡したら，『何を切ろうとしてるか分かってるか？』ってクーパーを投げられて…

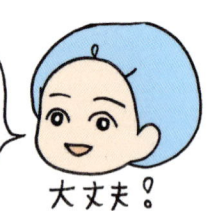

なるほど。じゃあ，空腸切除術を例にあげて，手術の流れに沿ってどうやってうまく器械を出すのか，上達のコツを勉強しよう。

大丈夫！

●しのちゃんはなぜ怒られたのか？

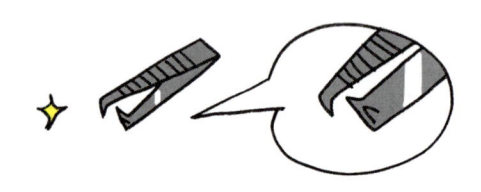

その❶ 「何で今ここで，このセッシを出すんだ！」と怒られた

原因 開腹した後に鉤ピン（有鉤セッシ）を出してしまった

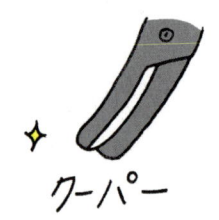

クーパー

その❷ 「ハサミ」と言われてクーパーを渡したら「何を切ろうとしているか分かってるか!?」と怒られた

原因 クーパーは雑剪（ざっせん）といわれるように，糸や切除してしまう組織などのいらないものを切るハサミ。先生は血管を切りたかったのでクーパーを渡されて怒った

★ Case.1 に登場する器械

コッヘル

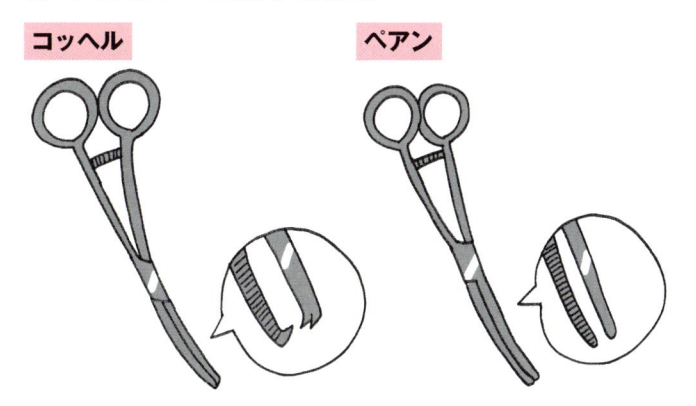

ペアン

有鉤セッシ （鉤ピン）

表面の浅い
創で使う

無鉤セッシ

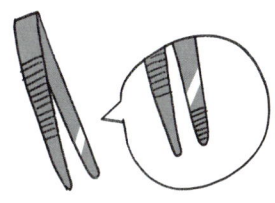

表面の浅い創のとき
の，細かい作業など

ケリー

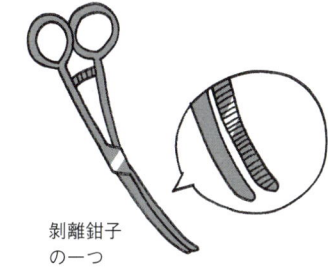

剥離鉗子
の一つ

ケリーライトアングル

（ライトアングル，直角など）

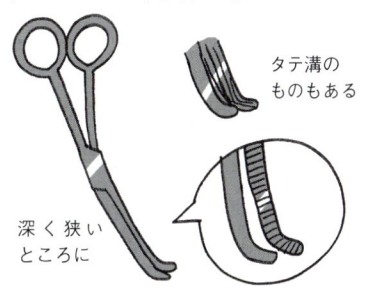

タテ溝の
ものもある

深く狭い
ところに

鞍状鉤
（あんじょうこう）

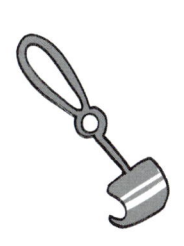

腸ベラ （スパーテル）

セッシ （スチーレセッシ，
ドベイキーセッシ，
マッカンドーセッシなど）

無鉤でしっかり
把持できるもの

モスキート

（モスキートペアンなど）

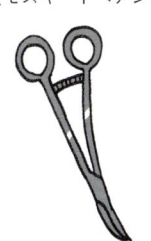

腸鉗子

（ドワイヤンなど）

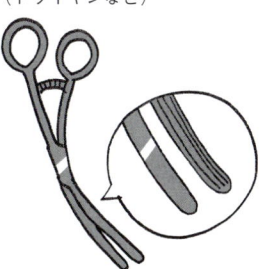

アリス鉗子

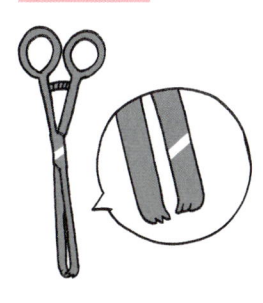

地域で
色んな
呼び方が
あるようだ

1 まず，皮膚切開。まだ創をつくる段階なので術野は浅い

鉤ピン
（有鉤セッシ）

No.20 メス
（円刃刀）

電気メス
（電メス・Eメス）

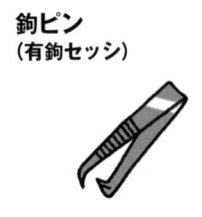 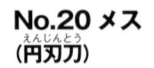 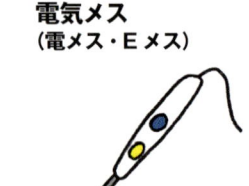

心の声：
皮ふ切開だから
鉤付きの短い
道具を使うなぁ。。

執刀医と助手に 1 本ずつ鉤ピンを渡す

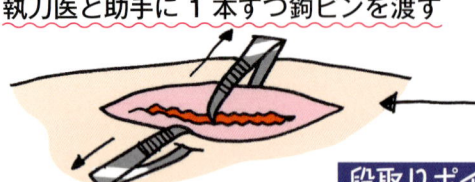

創りの両端を引っぱって，なげながら切開していくので鉤ピンが 2 本必要なのだ

鉤ピンは，皮膚や皮下の脂肪など固いものをしっかりつかむために鉤が付いている。皮切直後〜開腹まで使う。

段取りポイント

メーヨー台（副台）の上には開腹までの器械をスタンバイ。
短い（浅い）筋鉤・コッヘル・腹膜鉗子

2 腹膜がみえたら，腹膜をつまんでメスで切開（ここで開腹という）

❶

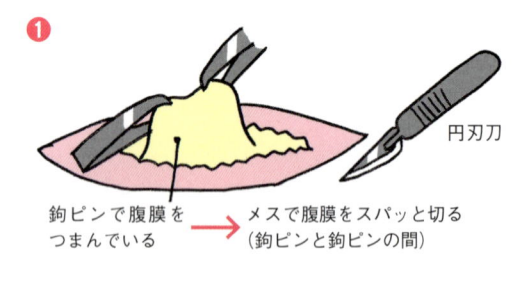

鉤ピンで腹膜を
つまんでいる
→ メスで腹膜をスパッと切る
（鉤ピンと鉤ピンの間）

円刃刀

❷

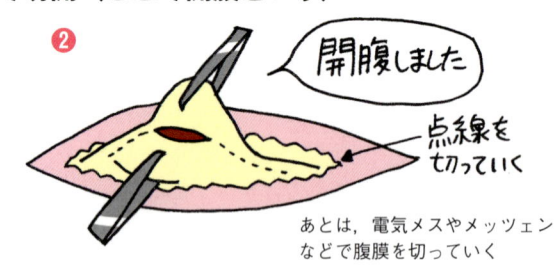

開腹しました

点線を
切っていく

あとは，電気メスやメッツェン
などで腹膜を切っていく

❸ 鉤の付いたもので
腹膜を展開（ペアンだと滑る）

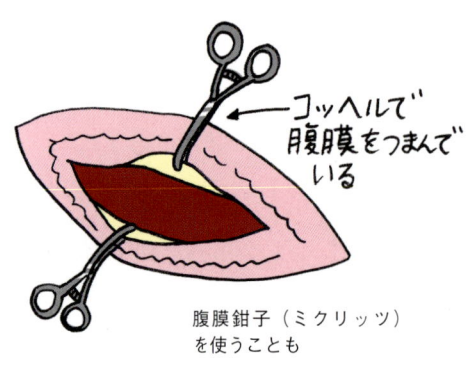

コッヘルで
腹膜をつまんで
いる

腹膜鉗子（ミクリッツ）
を使うことも

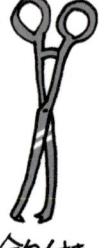

鉤付き
たとえば
コッヘル

段取りポイント

鉤の付いた器械を使うのは開腹まで，つまり，腹膜を開けるまで。メーヨー台には少し長めの鉤なしの器械や，開腹後すぐに使う鞍状鉤などを置いておく。鉤のある器械は下げる！

3 開腹後，病変部を確認し，開創器をかける

開腹したら，臓器（ここでは腸）や脂肪組織，腸間膜などがみえ始めるが，すぐ開創器をかけるわけではない。まずは病変部を確認する作業から始まる ➡ 一時的な術野確保が必要

1 鞍状鉤で切開した創を引いて広げたりする

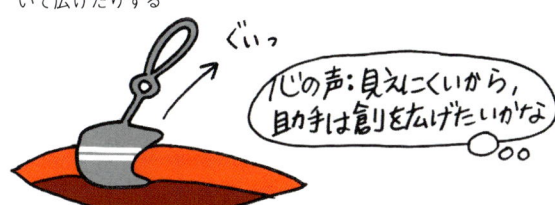

ぐいっ

心の声：見えにくいから，助手は創をなげたいかな

2 ひも付きタオルで腸が流れ出てこないように押さえたりする

ヒモつき
L線（X線でうつる）
あっためてホカホカのタオル

3 だいたいのオリエンテーション※がついたら，開創器をかける
※オリエンテーション＝方向・進路の決定

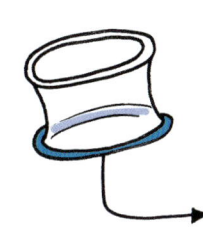

最近は感染予防のため Alexis® ウーンド リトラクターやラッププロテクターなどを使ったりする
生理食塩水で濡らして渡すと good！

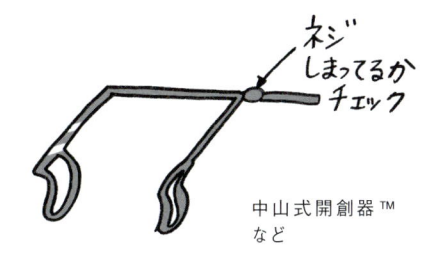

ネジしまってるかチェック

中山式開創器™
など

4 開創器がかかったらようやく内臓を触る操作へ Alexis® ウーンド リトラクターの場合

15〜18cmくらいのスチーレセッシ（無鉤）
（先生の好みで変える）

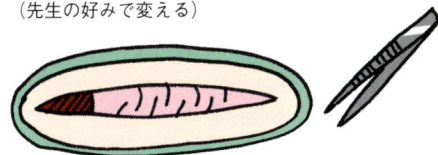

どこを切除するか目印を付けるために，針付き吸収性縫合糸で糸をかけることがあるので準備

心の声：どこを切除するか決まったみたい！そろそろ腸間膜の処理にいくかな？

5 腸間膜を処理する

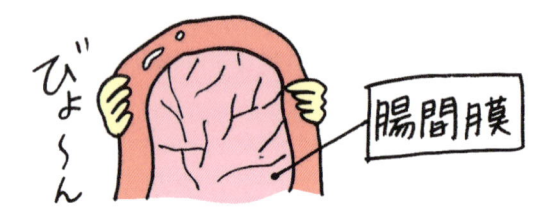

びよ〜ん

腸間膜

小腸は腸間膜でつながっている。腸間膜は，小腸の血流を担っている。さらに，長〜い腸を支持する役割もある。

この腸間膜を部分的に取ってしまう。
（そうしないと腸切除できない）

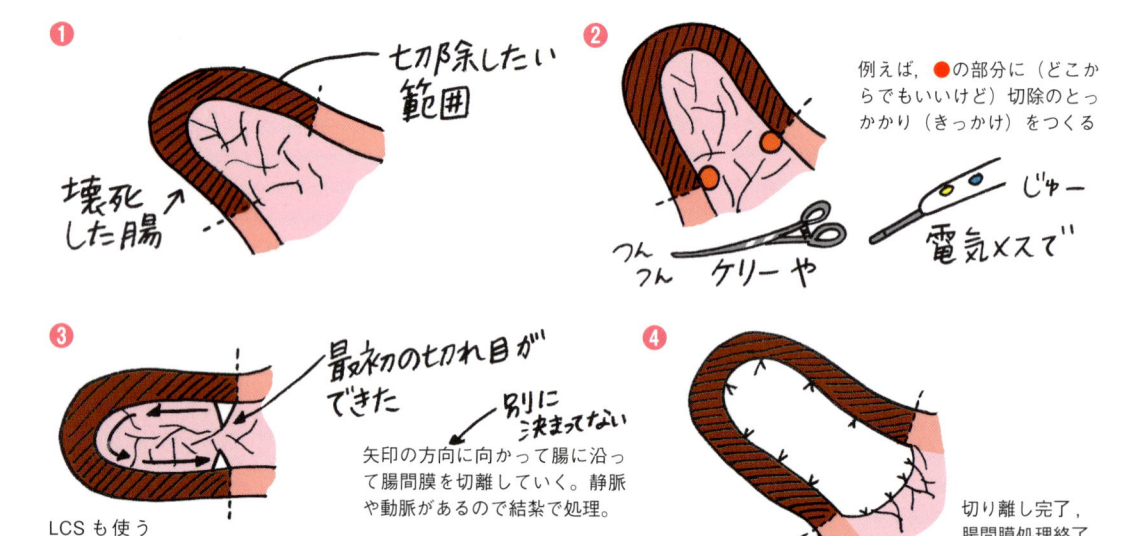

①

切除したい範囲

壊死した腸

②

例えば，●の部分に（どこからでもいいけど）切除のとっかかり（きっかけ）をつくる

つんつん　ケリーや

じゃー　電気メスで

③

最初の切れ目ができた

別に決まってない

矢印の方向に向かって腸に沿って腸間膜を切離していく。静脈や動脈があるので結紮で処理。

LCS も使う
（p.113）

④

切り離し完了，腸間膜処理終了

●ハサミの用途と見分け方

血管の処理の項目で説明したように，結紮で出血をコントロールしていくのだが，その間幾度となく登場するハサミについて

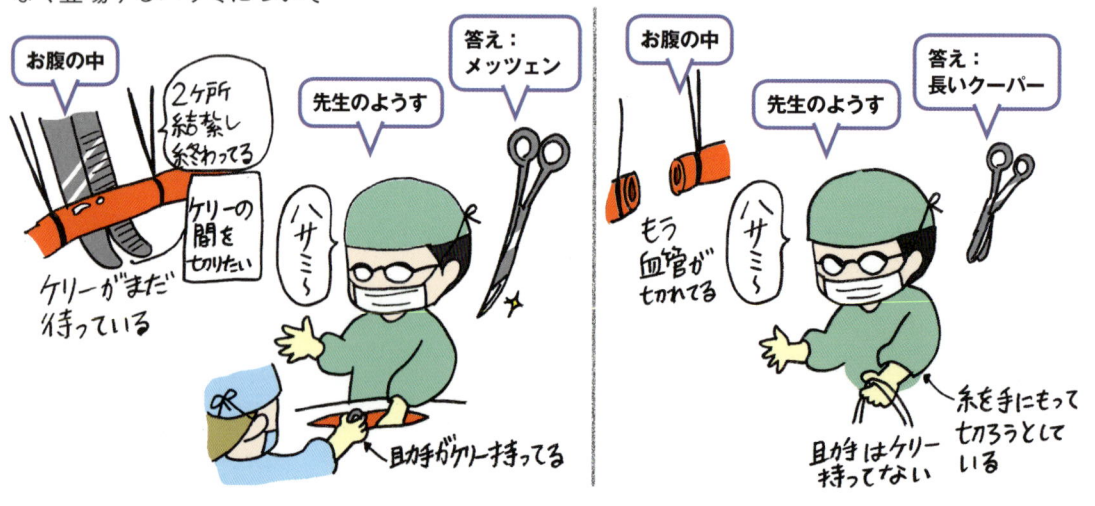

お腹の中

2ヶ所結紮し糸終わってる

ケリーの間を切りたい

ケリーがまだ待っている

ハサミ〜

先生のようす

答え：メッツェン

助手がケリー持ってる

お腹の中

もう血管が切れてる

ハサミ〜

先生のようす

答え：長いクーパー

助手はケリー持ってない

糸を手にもって切ろうとしている

6 腸を切除する（機能的端々吻合の場合）

現在は，腸の切除と縫合，吻合は，ほとんどが器械で行われる

自動縫合器 臓器（主に腸）を切除し，その切離断面をホッチキスのように縫合してくれるスグレモノ

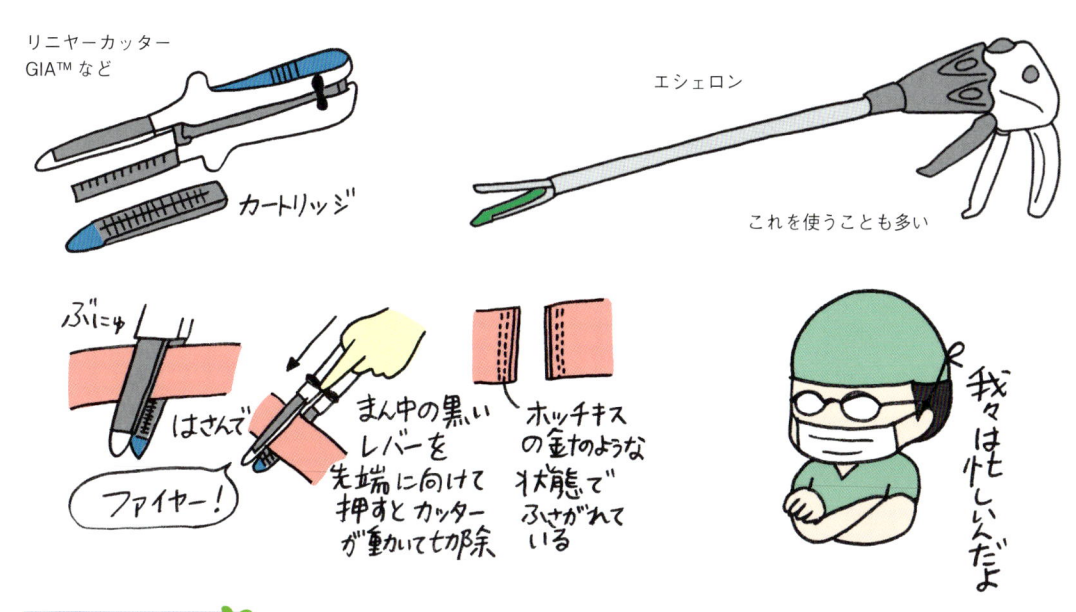

リニヤーカッター
GIA™ など

カートリッジ

エシェロン

これを使うことも多い

ぶにゃ

はさんで

ファイヤー！

まん中の黒いレバーを先端に向けて押すとカッターが動いて切除

ホッチキスの金物のような状態でふさがれている

我々は忙しいんだよ

腸が切断されるので，自動縫合器の種類やサイズを執刀医に確認！潤滑ゼリーをスタンバイし，カートリッジに塗布する。腸の内側は「便」の通り道で汚い。アクリノール液やイソジン®などをスタンバイ。術野に清潔箇所と不潔箇所ができる。

心の声：今から機能的端々吻合だ

次に使うものをスタンバイ

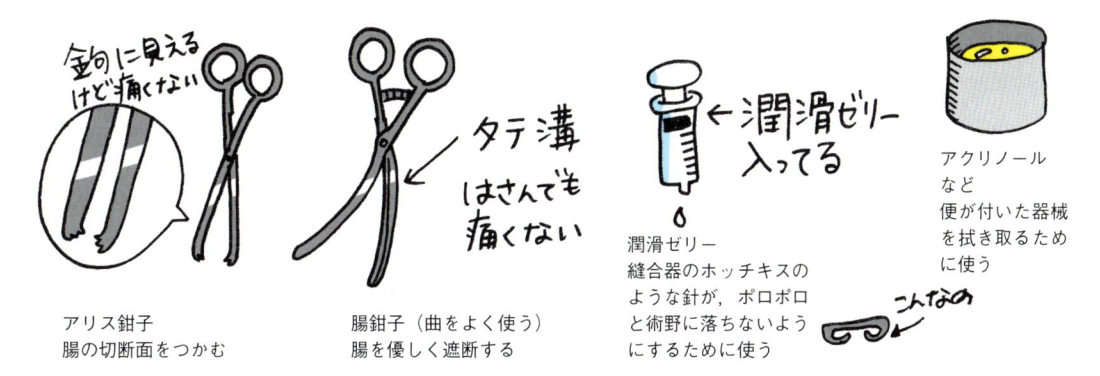

金具に見えるけど痛くない

タテ溝
はさんでも痛くない

←潤滑ゼリー入ってる

潤滑ゼリー
縫合器のホッチキスのような針が，ポロポロと術野に落ちないようにするために使う

アクリノールなど
便が付いた器械を拭き取るために使う

こんなの

アリス鉗子
腸の切断面をつかむ

腸鉗子（曲をよく使う）
腸を優しく遮断する

7 機能的端々吻合を行う

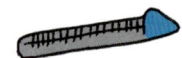
自動縫合器のカートリッジは 4 本使用する

①
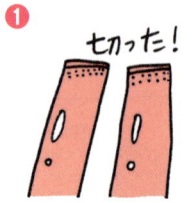
切った！

とれた腸

膿盆に入れて病理へ提出。術野で割（かつ）を入れる（切開してみる）こともあるので確認！

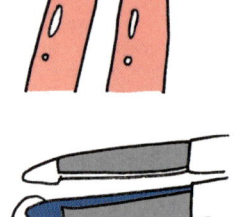
ココ 潤滑ゼリーはカートリッジの表面に塗る

②
セッシやアリス鉗子で端をつかむ

クーパー

腸鉗子×2 ではさむ

腸をくっつけて持ち，クーパーで縫合された部分を切る

！注意
ここで使ったクーパーは汚いものになる！

③
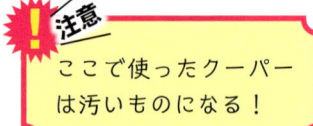
再びアリス鉗子3〜4本（最大4本）

アリス鉗子で断端をつかむ

！注意
アリス鉗子もここで汚いものになる！

④
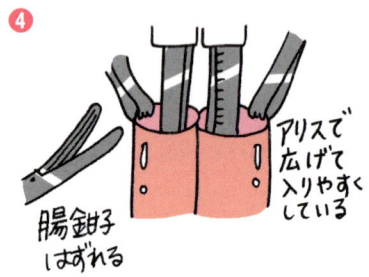
腸鉗子はずれる

アリスで広げて入りやすくしている

ファイヤー

自動縫合器を並んだ腸の中に入れ，そこで切除

⑤ 上からみた図
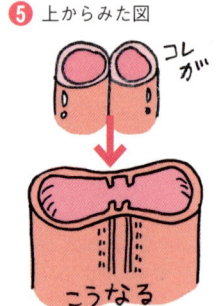
コレが

こうなる

中で縫合切離された

⑥
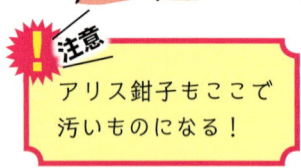
自動縫合器で開いた口の部分を縫合切離

！注意
自動縫合器は①の時点で汚いものとして扱う

⑦
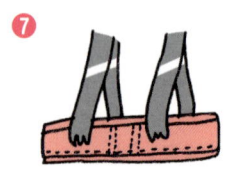
アリス鉗子に腸の一部がくっついて戻ってくる（汚い！）

⑧
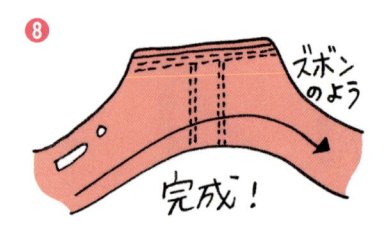
ズボンのよう

完成！

機能的端々吻合完了，便や食物残渣の流れは矢印のようになる

8 腸間膜再建

吻合が終了したときの全体像

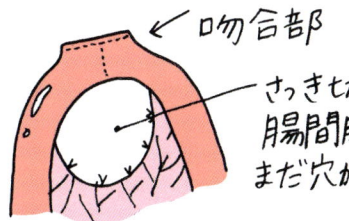

← 吻合部

さっき切った
腸間膜
まだ穴が開いてる

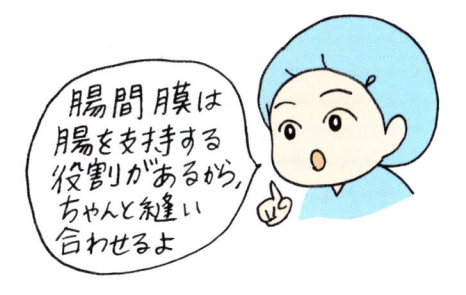

腸間膜は
腸を支持する
役割があるから,
ちゃんと縫い
合わせるよ

ぴったり

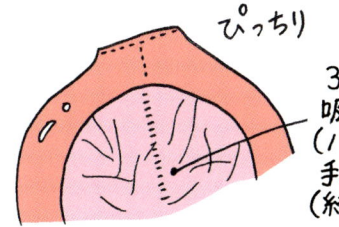

3-0 針付きの
吸収性縫合糸
(バイクリル®) などで
手糸縫い
(結節縫合することが多い)

コレ, するかも!

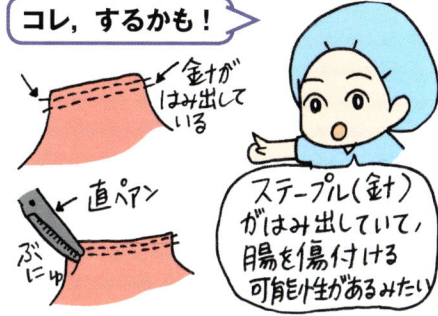

針が
はみ出して
いる

直ペアン

ステープル(針)
がはみ出していて,
腸を傷付ける
可能性があるみたい

直ペアンなどで角を押し込み
針付吸収性縫合糸などで縫合

> **段取りポイント** 🌱
>
> ドレーンのサイズを確認し外回りに伝える。
> 洗浄の準備をする (吸引嘴管などスタンバイ)

9 あったか〜い生食 (少なくとも 2, 3L) で洗う

術中の吸引

先は細め.
出血点を探しやすく
するため細くなっている
あと 視野を狭くしにくい.

洗浄のときの吸引

タコ孔式
とか

ゴミが
詰まり
にくい
たくさん
吸える

日影
ひかげ
とか呼ばれる

心の声:
洗浄しながら,
小さな出血点が
ないか探すんだな,
ガーゼもいるかな○○○

> **段取りポイント** 🌱
>
> 洗浄している間に, ドレーン挿入, 固定の準備 (針糸やセッシ), No.11 メス (先刃), ケリー (ド
> レーンを引っ張るため) をスタンバイ

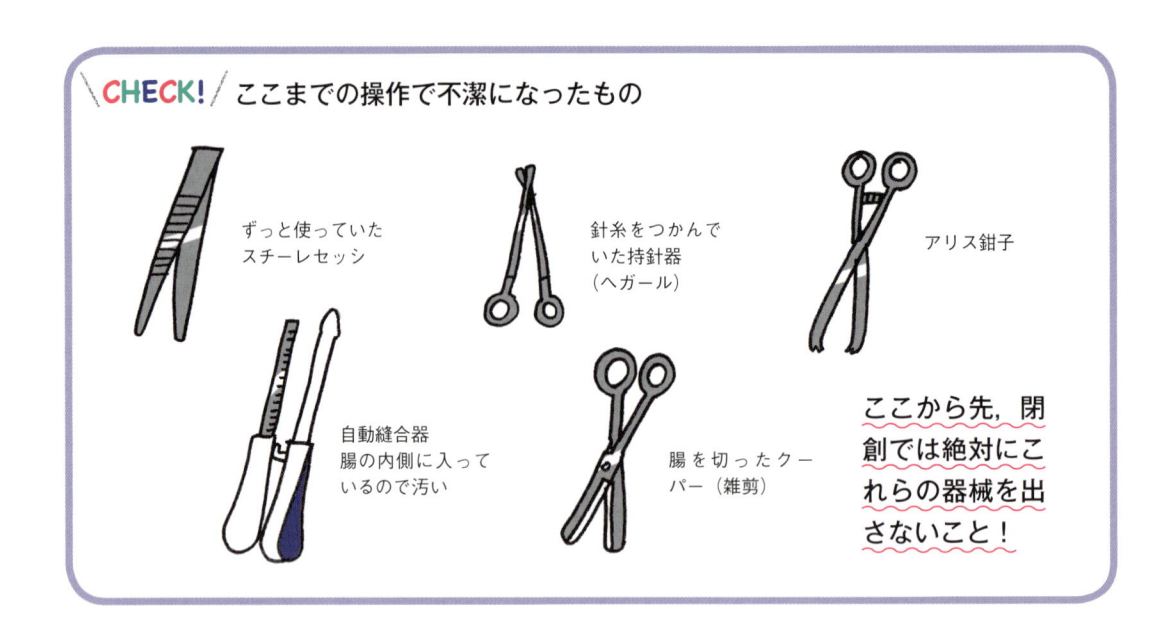

\CHECK!/ ここまでの操作で不潔になったもの

ずっと使っていた
スチーレセッシ

針糸をつかんで
いた持針器
(ヘガール)

アリス鉗子

自動縫合器
腸の内側に入って
いるので汚い

腸を切ったクー
パー（雑剪）

ここから先，閉
創では絶対にこ
れらの器械を出
さないこと！

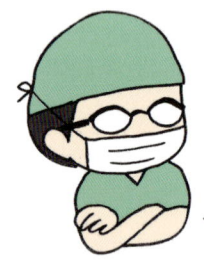

腸内細菌が皮ふの切開創につくと，
99.9%創感染が起こるんだ。ここで使った
持針器は閉創のときには絶対に使ってはいけない

カンベンしてくれ

創感染を防ぐために，例えば……

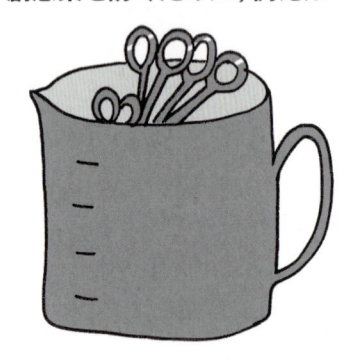

深めのピッチャーなどに
汚れた器械をまとめて入
れるとか……

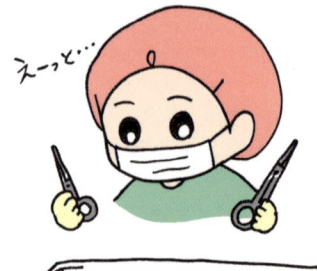

えーっと…

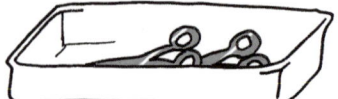

トレイに入れて分別
するとか……

清潔なものと不潔なもの
をきちんと分けよう

今使用中の汚い器械は，
アクリノールなどを含ま
せたガーゼで拭き取りな
がら使う

キュ

🔟 ドレーン留置

❶

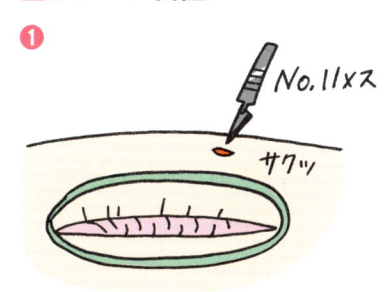

先刃（No.11 メス）でドレーン用の創を切開

❷

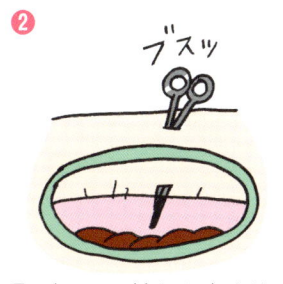

長い直ペアン（直ケリー）などで腹腔内へ貫通

❸

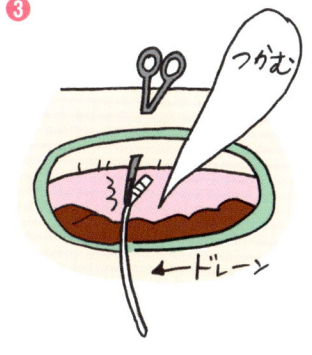

←ドレーン

❹

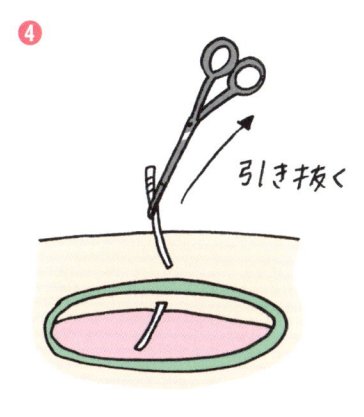

引き抜く

❺

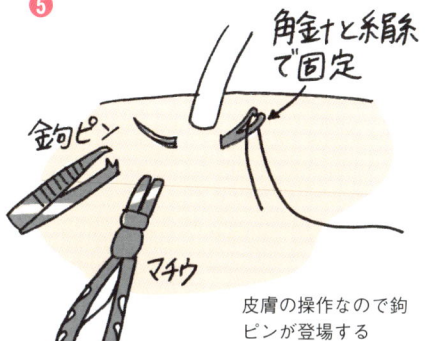

角針と絹糸で固定

鉤ピン

マチウ

皮膚の操作なので鉤ピンが登場する

❻

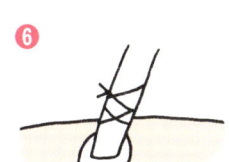

絹糸をドレーンに巻き付けて固定

段取りポイント🌱

ドレーンが入ったら閉創の準備（閉腹＝腹膜を閉じること）。閉創で最初に閉じるのは腹膜。ヘガール，閉創の針糸，スチーレセッシ，（きれいな）クーパー，浅めの筋鉤などスタンバイ

⚠注意

ドレーンが入って，腹膜を縫合し始めたらガーゼカウントを行う

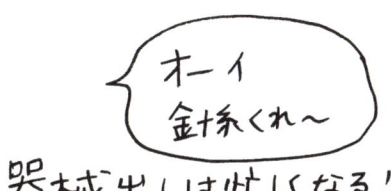

オーイ
針糸くれ〜

器械出しは忙しくなる！

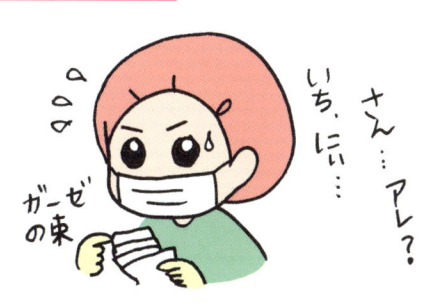

さん…アレ？
いち、にぃ…

ガーゼの束

101

🟥 閉腹（閉創）　ここで開創器が外れる

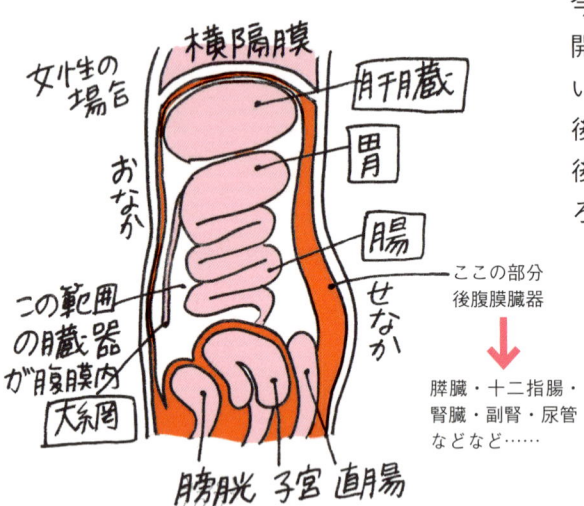

女性の場合

横隔膜

肝臓

胃

腸

おなか

せなか

この範囲の臓器が腹膜内

大網

ここの部分
後腹膜臓器

→ 膵臓・十二指腸・腎臓・副腎・尿管などなど……

膀胱　子宮　直腸

今回の腸切除の閉創は，前面の腹膜しか開けていないので，前腹膜だけ縫えばよい（腹膜を縫合しないことも）。
後腹膜というのは，背中側の腹膜のこと。
後腹膜臓器というと，背中側の腹膜の後ろにある臓器のこと。

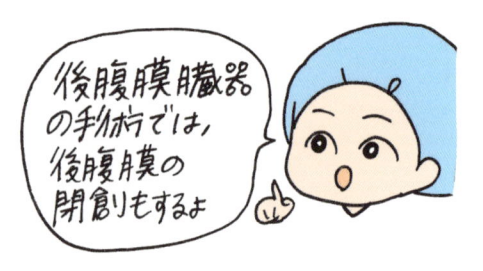

後腹膜臓器の手術では，後腹膜の閉創もするよ

① 今回は2層でいいわ〜（筋層と腹膜を一緒に縫合＋皮ふ縫合）
② 3層で縫うわ〜（腹膜→筋層→皮ふ縫合 それぞれ単独で）

針糸やドレッシング剤をスタンバイ！

 **ここがポイント**

> 閉腹（腹膜の縫合）が終わる前までにガーゼ・器械，針などのカウントを終了させる！もしカウントが合わなければ，また腹膜を開けることになってしまう！

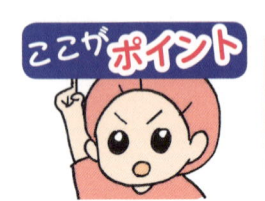

キャ〜 ガーゼ一枚足りな〜い😵

なんだとお〜！もっと早く言わんか〜！

先生は協力してくれる

🔢 皮膚の閉創とドレッシング

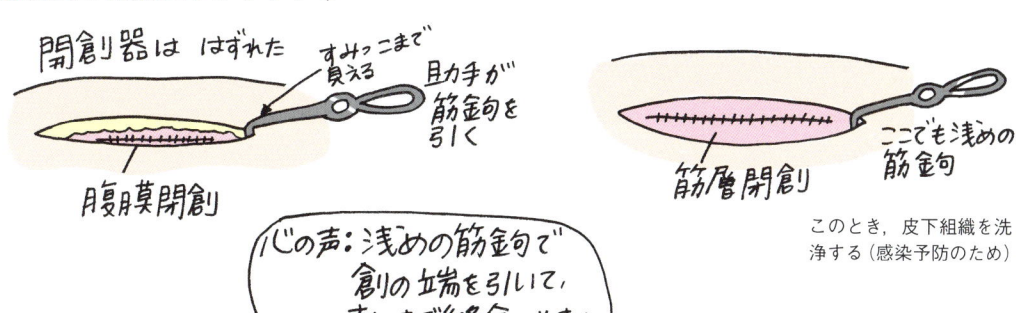

閉創器は はずれた / すみっこまで見える / 且力手が筋鉤を引く / 腹膜閉創 / 筋層閉創 / ここでも浅めの筋鉤

このとき，皮下組織を洗浄する（感染予防のため）

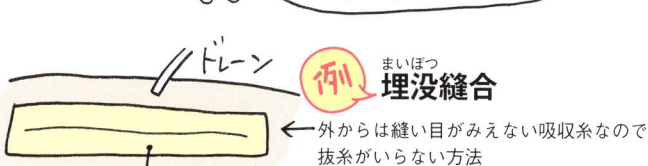

心の声：浅めの筋鉤で創の両端を引いて，すみまで糸縫合しやすいようにしたいかな〜

ドレーン / ドレッシング剤

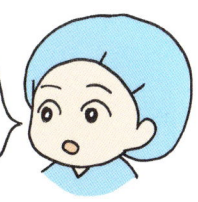

例 **埋没縫合**（まいぼつ）

← 外からは縫い目がみえない吸収糸なので抜糸がいらない方法

まだ終わりじゃない！

段取りポイント
ドレーン部の切り込みガーゼ，ドレッシング剤をスタンバイ

…とまあ，これが腸切除の場合の流れだね．いろんな施設での細かい取り決めや違いはあるだろうけど…．今，術野で先生が何をしようとしてるのか，考えるイミ，少し分かった？

なんとなく，雲が晴れた気がします．手術の手順・手術の手順！ってばっかり考えてましたけど，それに追加してさらに，視野が悪そうだな，先生見にくそうって気付いて，そこへ鞍状鉤や筋鉤を出せるといいってコトですよね．

思った以上に伝わって女喜しいよ！そう！『ここで腸を引っ張り出して病変を探す』とか，『ここでは，深いところが見えないから且力手が術野を展開するため鞍状鉤や腸ベラを使う』とか，なかなか本では目にしないもんね．

おお…

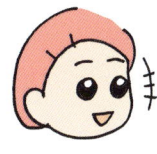

なるほど！手術に一緒に参加する感覚ですね！言われたものを渡すだけじゃなくて，先生の立場で考えるんですね．

術中の器械の変化 ❷ 〜 Case.2 腹腔鏡下胆嚢摘出術（ラパコレ）〜

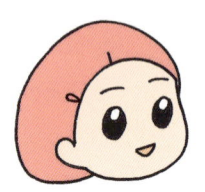

ラパコレって，けっこうタイい手術ですよね！ラパって，創が小さくて患者さんにはいいですけど，準備が大変です…。

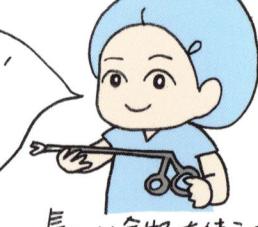

『ラパ』っていうのは，『腹腔鏡』というイミで，『コレ』は『胆のう摘出術』だよ。
laparoscopic cholecystectomy

長〜い鉗子を使うの

「ラパロ」とか「ラパ胆」ともいう

● 胆嚢ってどこにあるの？

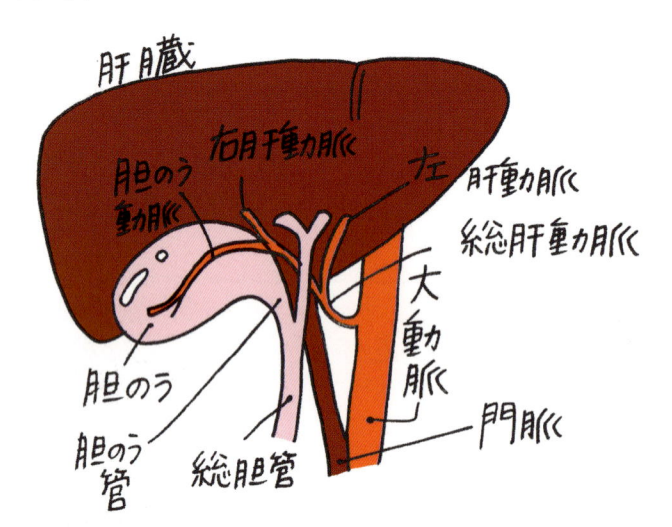

肝臓

右肝動脈

左

胆のう動脈

肝動脈

総肝動脈

大動脈

胆のう

胆のう管

総胆管

門脈

胆嚢の働き

肝臓から分泌される「胆汁」を一度胆嚢の中にため，濃縮している。食物が胃から十二指腸に流れたとき，胆汁が胆嚢から排出される。

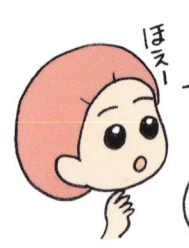

ほえー

私，胆のうを切除しちゃうと，ウンチが白くなるのかと思ってました

なりません。胆汁はあくまで，肝臓から出ていて，胆のうは一旦ためておく場所だからね。

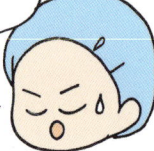

肝臓から出た薄い黄色の胆汁が凝縮されて濃い色になる

★ Case.2 に登場する器械

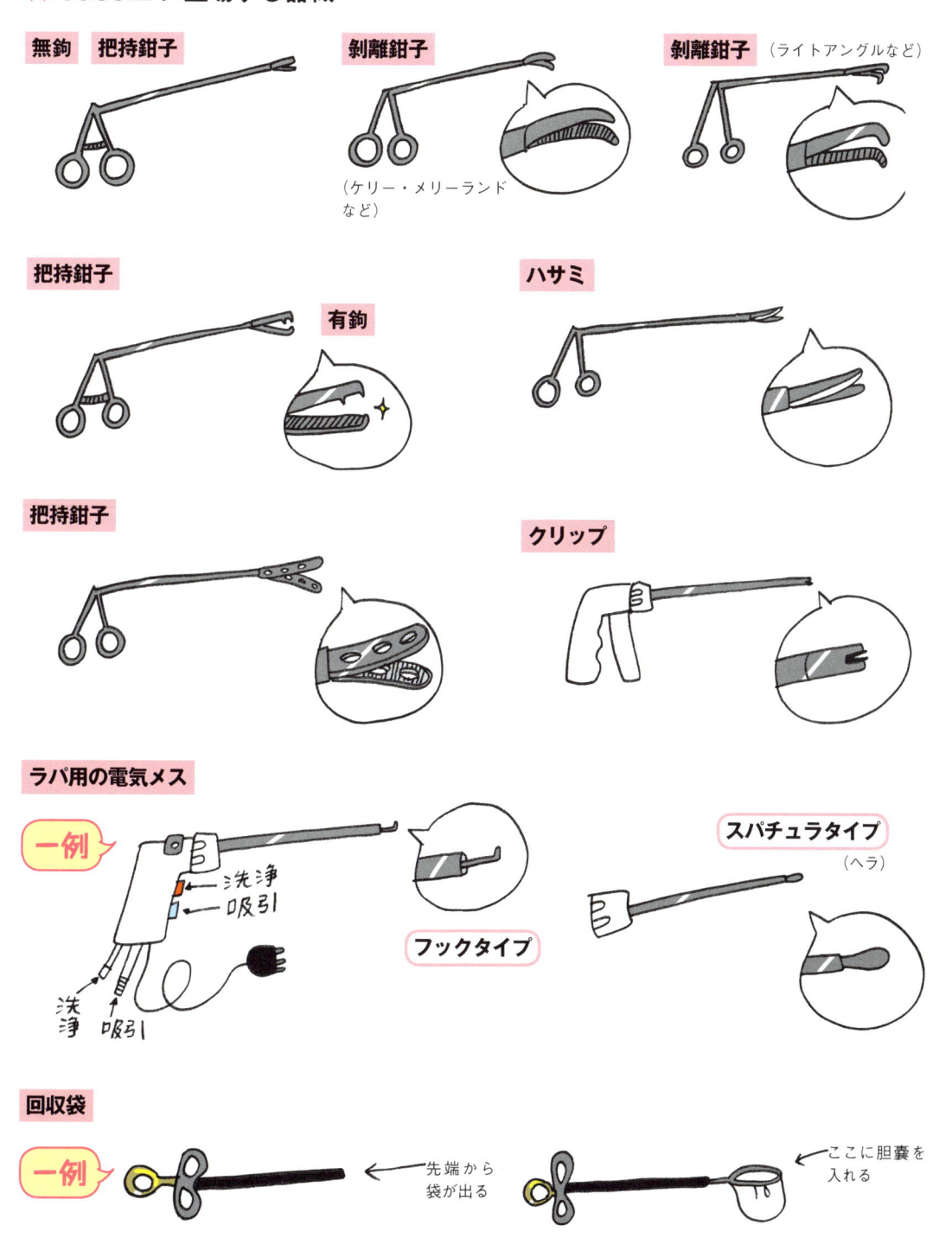

無鉤　把持鉗子

剝離鉗子
（ケリー・メリーランド
など）

剝離鉗子 （ライトアングルなど）

把持鉗子

有鉤

ハサミ

把持鉗子

クリップ

ラパ用の電気メス

一例

←洗浄
←吸引

洗浄　吸引

スパチュラタイプ
（ヘラ）

フックタイプ

回収袋

一例

←先端から袋が出る

←ここに胆嚢を入れる

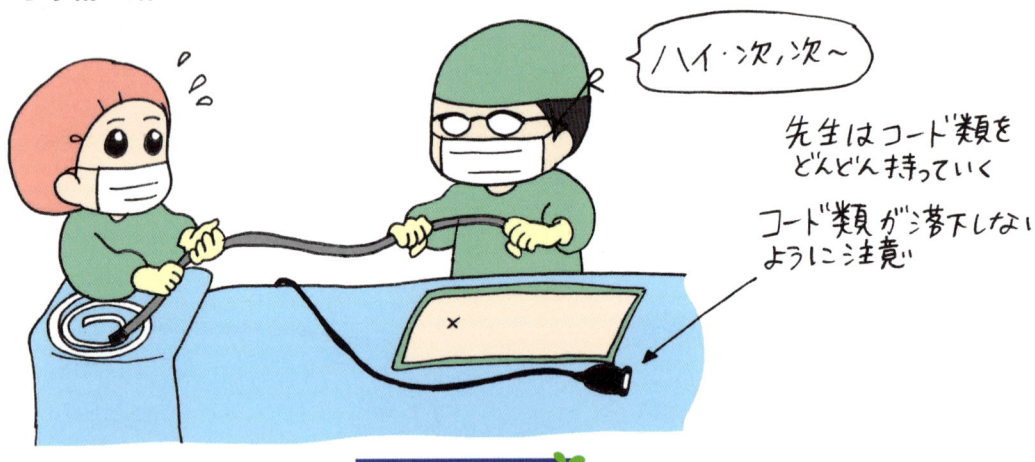

ハイ・次・次〜

先生はコード類をどんどん持っていく

コード類が落下しないように注意

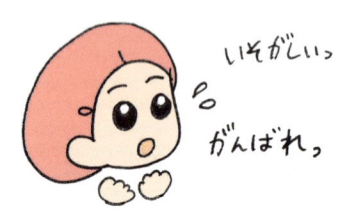

いそがしいっ

がんばれっ

段取りポイント

準備の段階で，コード類はすぐに取れるようにしておく。メーヨー台の上には，次の皮切に備えて浅い筋鉤（田島の三爪など），メッツェン（小），指示されたトロッカー（胸腔ドレーンのこと，トラカールともいう），トロッカーの支持糸などをスタンバイ。光学嘴管（しかん）（硬性鏡など。10mm）は温めておくか，曇り止めをつけておく。

2 皮膚切開（まだ創は浅い），最初のカメラ用トロッカー挿入

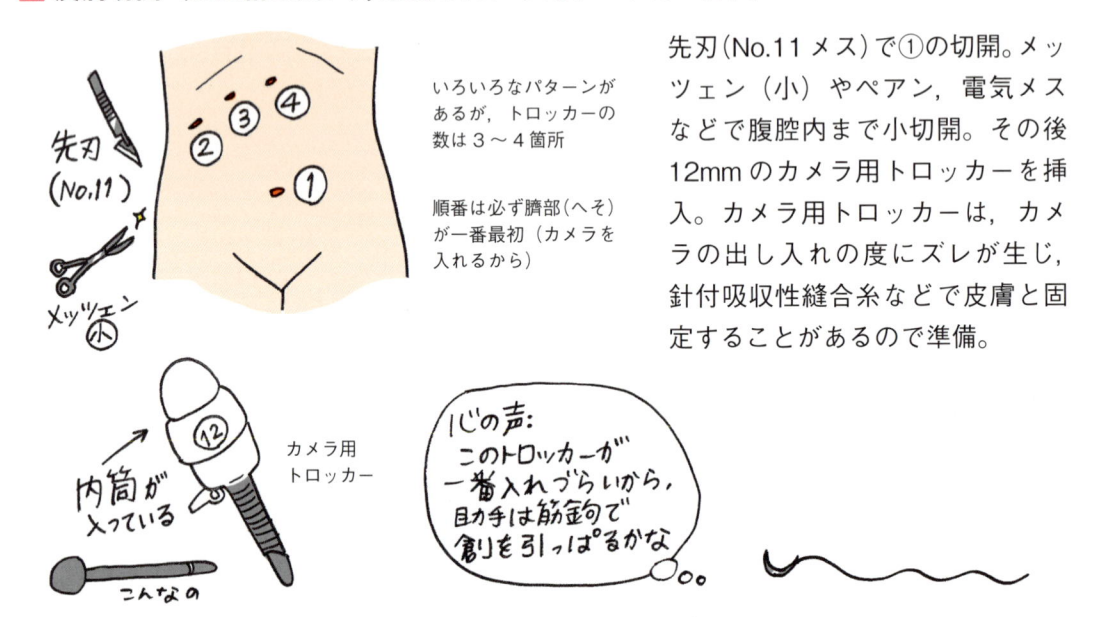

いろいろなパターンがあるが，トロッカーの数は3〜4箇所

順番は必ず臍部（へそ）が一番最初（カメラを入れるから）

先刃（No.11）

メッツェン（小）

内筒が入っている

カメラ用トロッカー

こんなの

心の声：このトロッカーが一番入れづらいから、目か手は筋鉤で創を引っぱるかな

先刃（No.11メス）で①の切開。メッツェン（小）やペアン，電気メスなどで腹腔内まで小切開。その後12mmのカメラ用トロッカーを挿入。カメラ用トロッカーは，カメラの出し入れの度にズレが生じ，針付吸収性縫合糸などで皮膚と固定することがあるので準備。

3 カメラを挿入し，まずは腹腔内を観察，気腹を開始

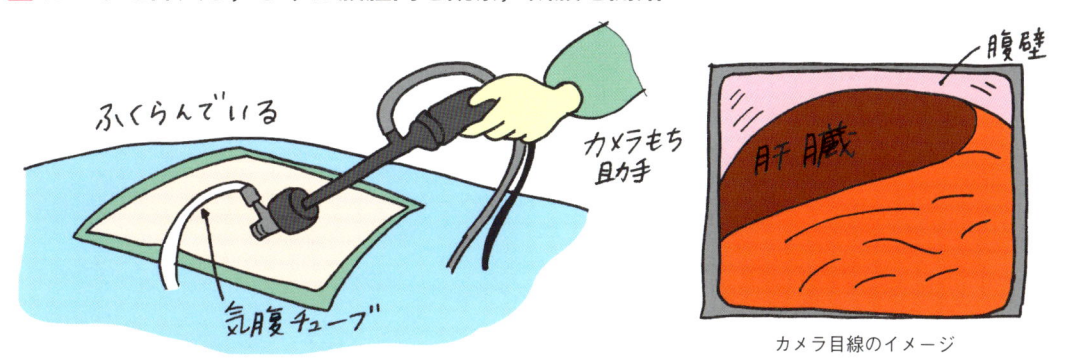

ふくらんでいる

カメラもち助手

気腹チューブ

腹壁

肝臓

カメラ目線のイメージ

段取りポイント

次のトロッカーを入れるため，先刃，メッツェン（小），浅い筋鉤，鉗子用トロッカー（5mm × 3）をスタンバイ。

4 鉗子用トロッカーを挿入していく

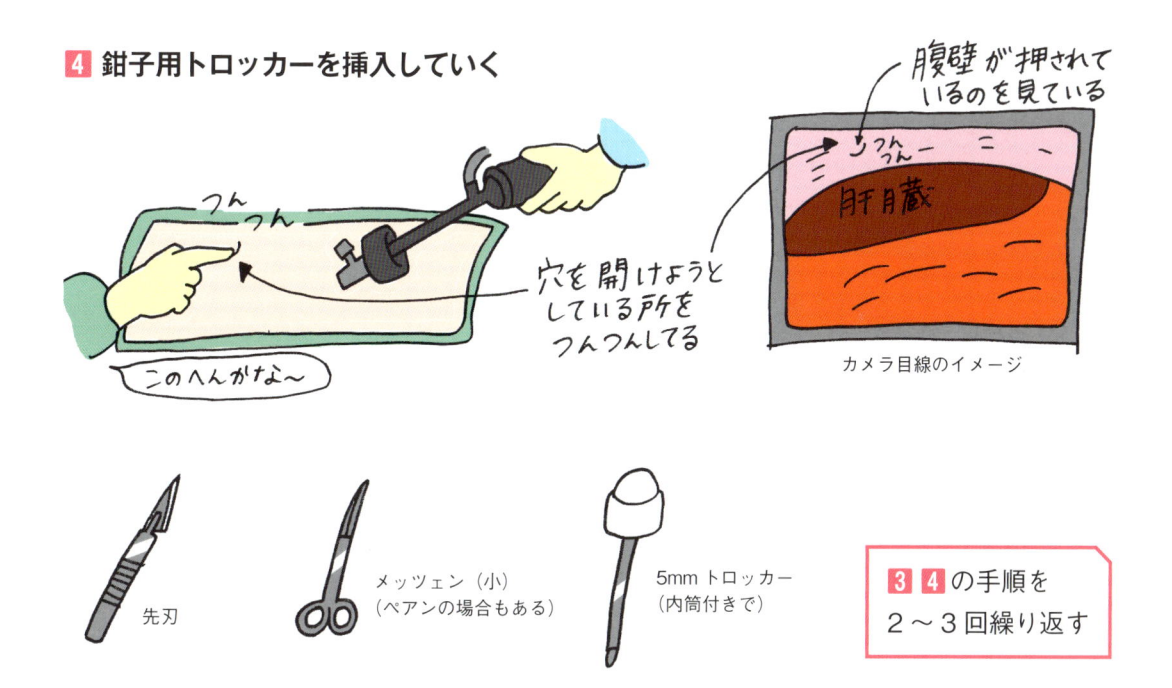

つんつん

穴を開けようとしている所をつんつんしてる

このへんがな〜

腹壁が押されているのを見ている

つんつん

肝臓

カメラ目線のイメージ

先刃

メッツェン（小）（ペアンの場合もある）

5mm トロッカー（内筒付きで）

3 4 の手順を2〜3回繰り返す

段取りポイント

トロッカーを必要数入れる操作が終われば，その先は全て鏡視下での操作になるので，皮膚で使った器械は全て下げる。次はラパ鉗子に入れ替える！ 把持鉗子，ラパ用の電気メスのフックをスタンバイ。

5 肝臓をよけて胆嚢を肝床部から剝離する

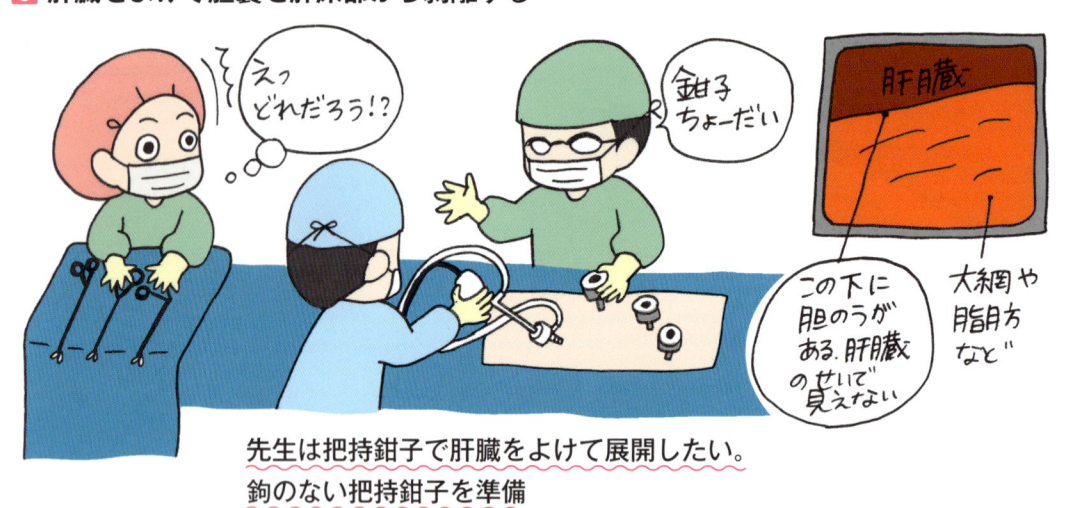

先生は把持鉗子で肝臓をよけて展開したい。
鉤のない把持鉗子を準備

把持鉗子をもう一つ使って胆嚢を引っ張りながら

胆嚢と肝床部の接着面を電気メス（フック）で切除

段取りポイント
胆嚢管・胆嚢動脈の剝離に備え，剝離鉗子をスタンバイ

6 胆嚢動脈・胆嚢管を剝離する

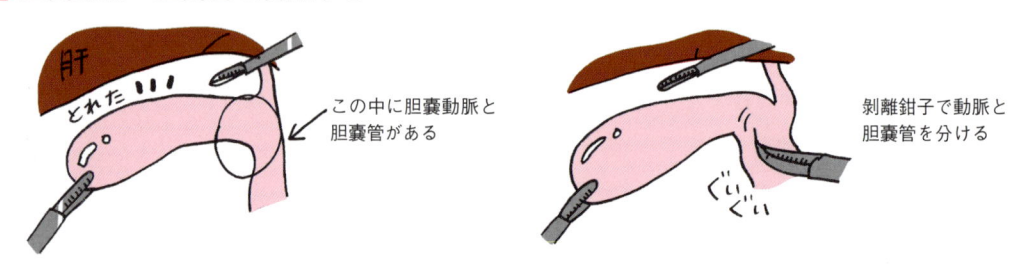

この中に胆嚢動脈と胆嚢管がある

剝離鉗子で動脈と胆嚢管を分ける

段取りポイント
胆嚢管と胆嚢動脈が露出できたら，次はクリップをかける。5mm，10mmなどサイズがあるので確認してから準備する。「クリップ！」と言われてから聞くと遅い！

7 胆嚢管・胆嚢動脈をクリッピングする

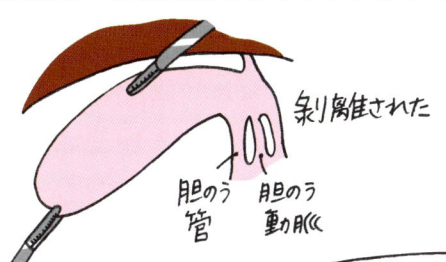
剥離された

胆のう管　胆のう動脈

心の声：クリップ3つかけたらハサミだ！

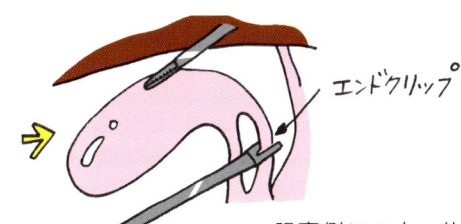
エンドクリップ

胆嚢側に1本，体内に残る胆嚢動脈側には2本クリッピング（計3本，動脈だから二重）

段取りポイント

胆嚢動脈をクリッピングしたら切除するので，ハサミをスタンバイ。先に胆嚢動脈，後に胆嚢管を切るのがよいとされている。

プラーン　←胆のう管だけにすると，総胆管とまちがえにくく，総胆管を切るリスクを減らせるため.

8 胆嚢動脈を切離する①

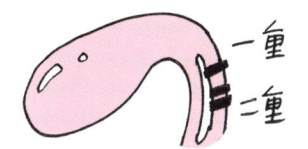
一重
二重

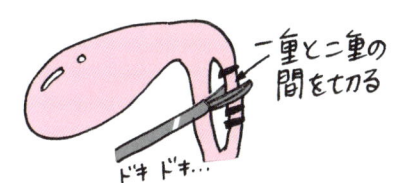
一重と二重の間を切る

ドキドキ…

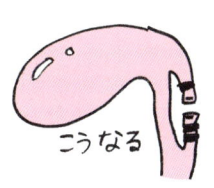
こうなる

段取りポイント

次は胆嚢管をクリップ。クリップをまたスタンバイ。

ゆうちゃん心の声：もしクリップが不十分で切ったとたん大出血したら急いで開腹しなきゃ…

9 胆嚢動脈を切離する②

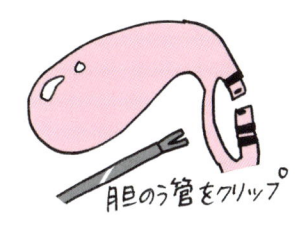
胆のう管をクリップ

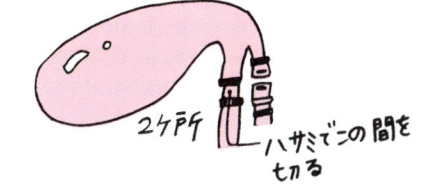
2ケ所
ハサミでこの間を切る

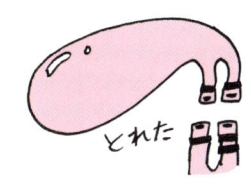
とれた

段取りポイント

胆嚢が取れたので，回収袋などが必要かどうかを確認。12mmのトロッカーから回収袋を入れるので，カメラを5mmのものに変更して，5mmトロッカーから腹腔内に挿入して腹腔内をみる。5mmカメラをスタンバイ。胆嚢を取り出す際に，創を展開するため。

⑩ 胆嚢を回収する

例 回収袋を使う場合

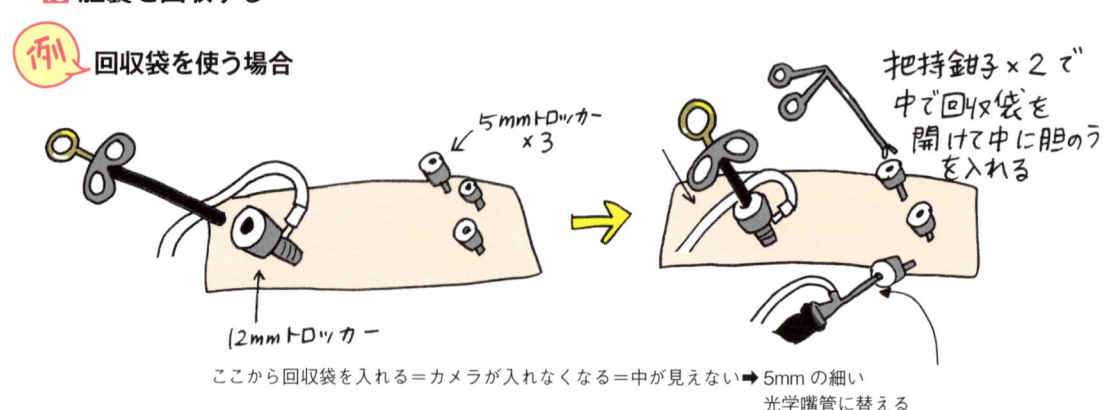

5mmトロッカー ×3

12mmトロッカー

把持鉗子×2で
中で回収袋を
開けて中に胆のう
を入れる

ここから回収袋を入れる＝カメラが入れなくなる＝中が見えない➡5mmの細い
光学嘴管に替える

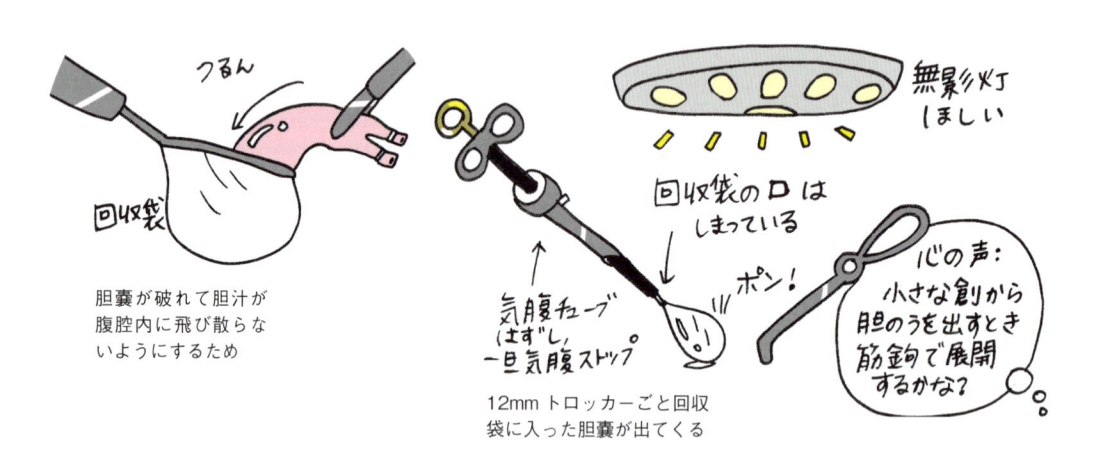

つるん

回収袋

胆嚢が破れて胆汁が
腹腔内に飛び散らな
いようにするため

気腹チューブ
はずし、
一旦気腹ストップ

回収袋の口は
しまっている

ポン！

無影灯
ほしい

心の声：
小さな創から
胆のうを出すとき
筋鈎で展開
するかな？

12mmトロッカーごと回収
袋に入った胆嚢が出てくる

段取りポイント

12mmのトロッカーが一緒に抜けるので，一番始めに使用した12mmトロッカー用の内筒をセットしてスタンバイしておく。すぐにトロッカーを入れ直すため必要になる。10mm光学嘴管も再び登場するので，交換する準備を！　内筒入れておく

この腹腔鏡下の操作と皮ふ表面での操作が
混同すると，バタバタになりやすいね。腹腔鏡
手術のように，トロッカーの数に限りがあると
いろいろ制限されて，開腹しているよりもやりにくいから
上手に段取りできていると，進行がスムーズだよ。

スムーズ
だと
先生も
やりやすい

光学しかん入れ替え
たりトロッカー入れ
なおしたり・・・

🔟 12mm カメラ用トロッカーを再度入れ，腹腔内観察

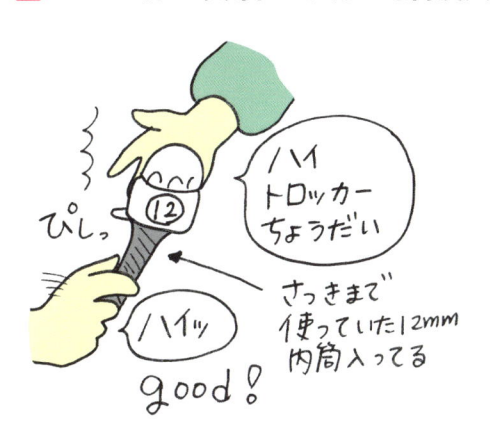

よくある失敗

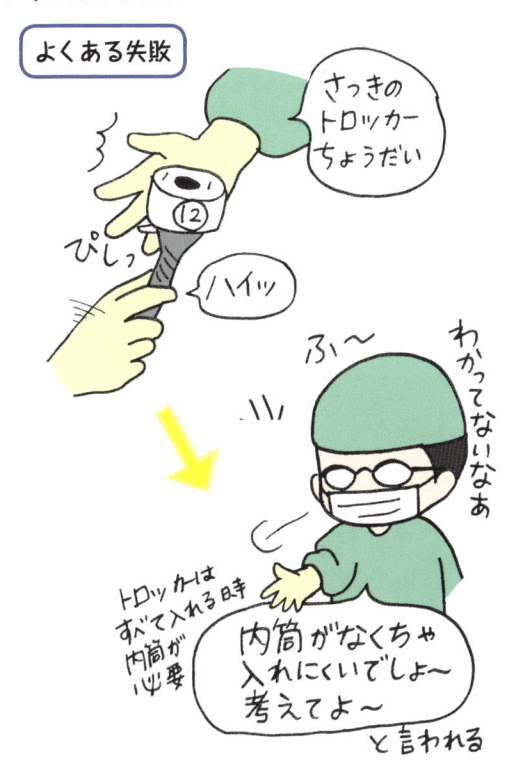

腹腔内での出血を確認する（特に肝床部）。止血するため，ラパ用の電気メスの先端をスパチュラ（ヘラ）に交替する準備をする。ドレーンが必要かどうかも確認する（胆汁が腹腔内に出てしまったら，ドレーンを入れるかも）

⓬ 肝床部を止血する

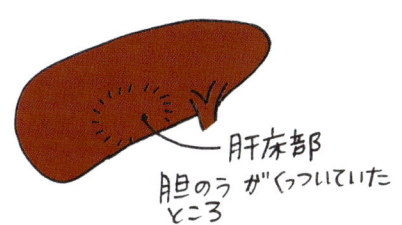
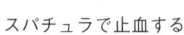

スパチュラで止血する

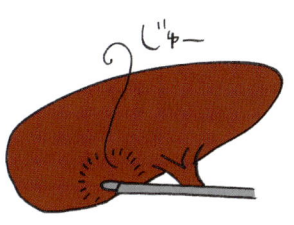

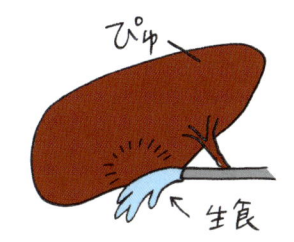

洗浄して終了

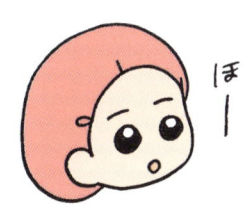

段取りポイント🌱
閉創に向けて，皮膚表面で使う鉤ピンや浅い筋鉤，閉創の針糸をスタンバイ。閉創はすぐに終わってしまうので，針や器械のカウントを行う場合はこのあたりで開始。ドレッシング剤や局所麻酔薬注射をスタンバイ。

⑬ 皮膚閉創・ドレッシング

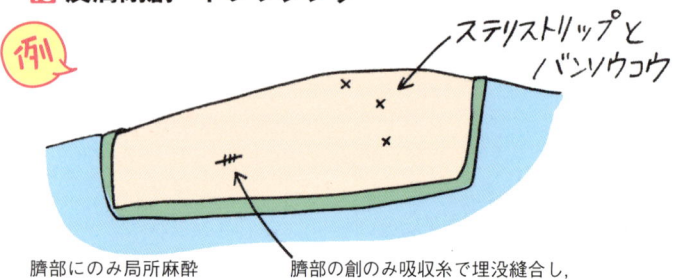

例

ステリストリップと
バンソウコウ

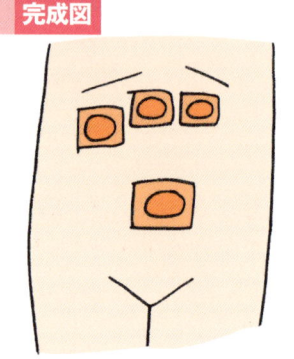

完成図

臍部にのみ局所麻酔
薬の注射をすること
がある（おへその創
が最も痛いらしい）

臍部の創のみ吸収糸で埋没縫合し，
ステリストリップ™ で保護＋ばんそうこう

そういえば，どうしてラパコレは硬膜外麻酔を
しないことが多いんでしょうか？

創が小さいというのが１つの大事な理由
だね。硬膜外麻酔自体，手技が難しい
し，少なからずリスクもあるから，『適だ』と
いう面で考えると，創の大きさだけが理由
じゃないんだよ。

同じ鏡視下の手術で，胸腔鏡下肺部分切除の
ときは，硬麻してますよね…？

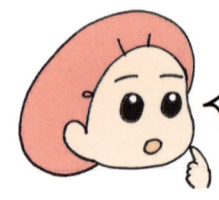

筋肉の
切り方によって
痛みが
変わったり
する

胸腔鏡下肺部分切除の創。小さいけど，肋間神経の近くに
創ができるので痛い！ だから硬麻をする。

肋間神経は，こんな感じで走行してる

開腹胆嚢摘出術の創。
これも肋間神経に近くて痛いので，硬麻をする。

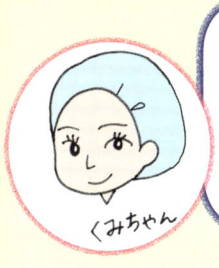
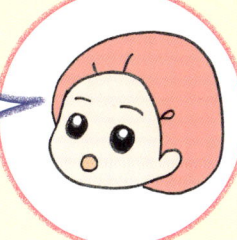

しのちゃんの質問コーナー

LCSって何?

Laparoscopic Coagulating Shears

ラパロスコピック
（腹腔鏡下）

コアギュレイティング
（凝固）

シアーズ
（ハサミ）

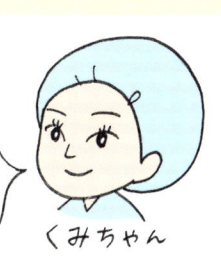

超音波凝固切開装置のことよ。
超音波振動で凝固しながら切開できるのが
メリット。弱点は、太い血管をうまく凝固させる
のが難しいところね。

くみちゃん

ハーモニックスカルペル®
などさまざまな種類がある

最近はバッテリー
型・コードレス
のがある！

じゅー

狭んで
焼いて
切る
スグレモノ

ゴミがこびりつくのでこまめに拭きとる

しかし、太い血管はやっぱり結紮しなきゃいけない
腸間膜などの広範囲の処理では大活躍する

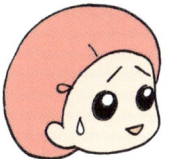

コレ…接続のしかた、なかなか覚えられなくて…。

キカイ苦手

LCSと言っても色々種類があるからね。
手術室は、どうしても器械がタタいから、
大変だけど覚えていくしかないね〜。

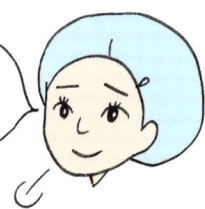

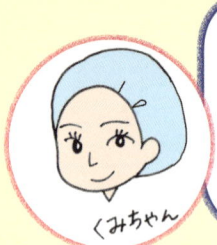
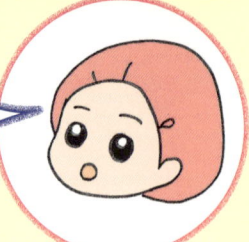

しのちゃんの質問コ〜ナ〜

電気メスとバイポーラ

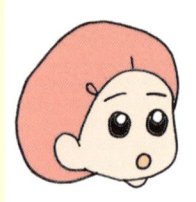

電気メスってよく使うけど，バイポーラって名前しか知りません…。

電気メスもバイポーラも，止血や凝固を目的としたME機器っていうんだよ。除細動器やペースメーカーなんかもそうだし…。病院にはたくさんのME機器があるよ。

ME 機器とは

ME；Medical Engineering の略称で，「医用工学」のこと。手術室の業務の多くが ME 機器とともに行われる。便利な反面，注意することもある。

電気メス（モノポーラ）

電流と電圧の組み合わせで組織を切開し，止血する

電気メスは **切開** CUT と **凝固** COAG がある

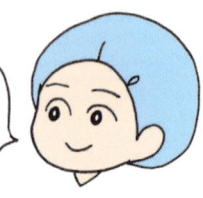

切開（黄色ボタン）
熱により組織を蒸散する。

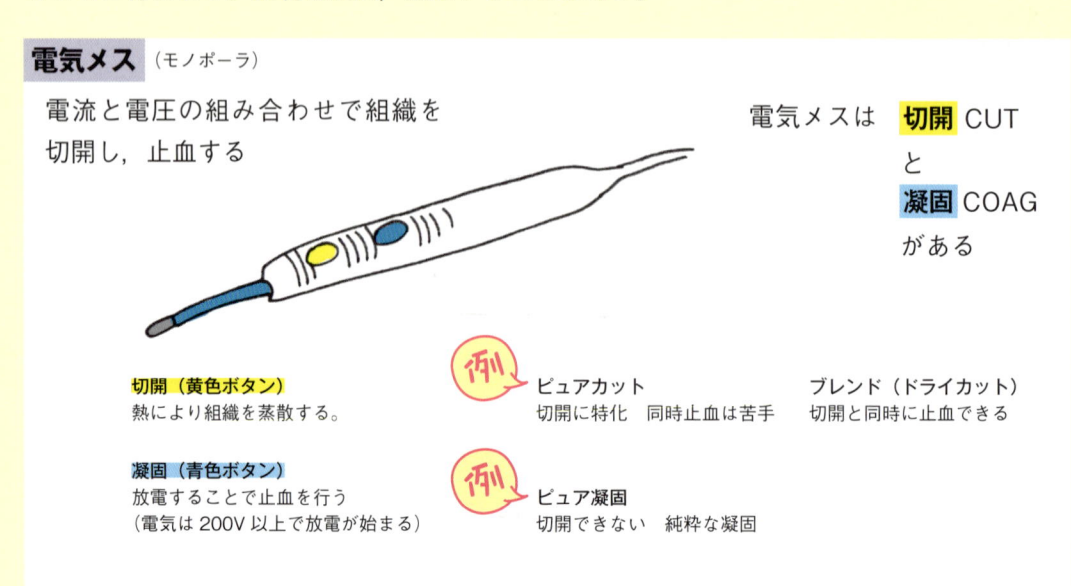

例 ピュアカット
切開に特化　同時止血は苦手

ブレンド（ドライカット）
切開と同時に止血できる

凝固（青色ボタン）
放電することで止血を行う
（電気は 200V 以上で放電が始まる）

例 ピュア凝固
切開できない　純粋な凝固

＊電気メス使用時の注意

対極板を貼る

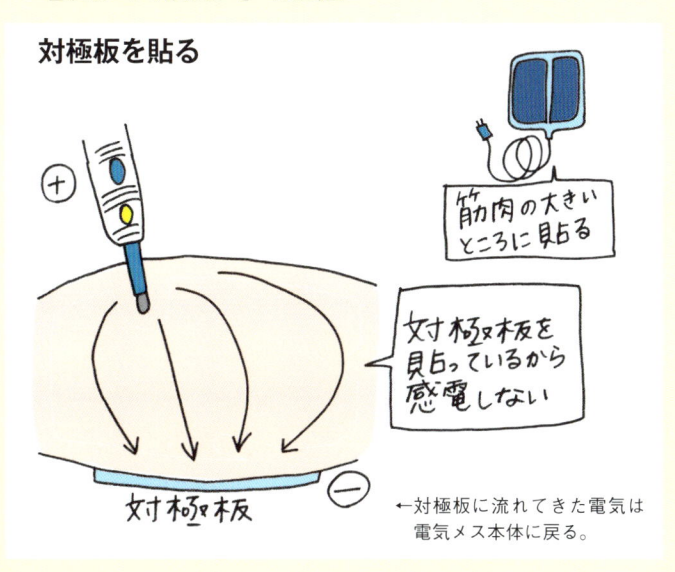

筋肉の大きい
ところに貼る

対極板を
貼っているから
感電しない

対極板

←対極板に流れてきた電気は
電気メス本体に戻る。

電流は必ずプラスからマイナスに流れる。プラスの電極が電気メスのハンドピースで，マイナスの電極が対極板となる。
対極板を貼っていないと，電気メスが使えないようになっている。

バイポーラ

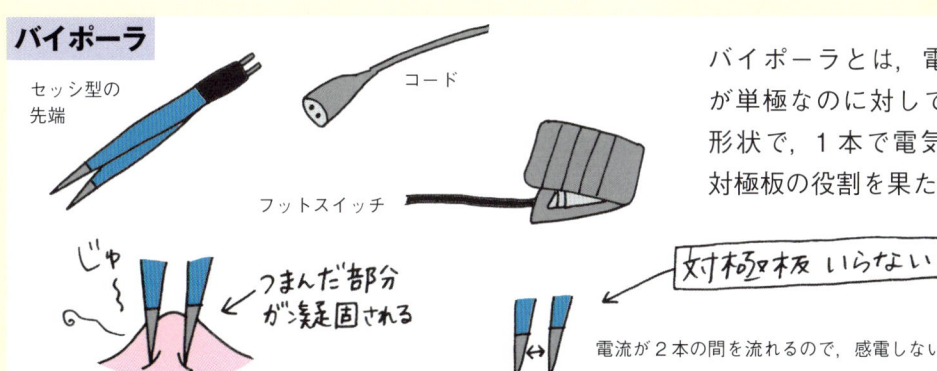

セッシ型の
先端

コード

フットスイッチ

じゅ〜

つまんだ部分
が凝固される

対極板 いらない

電流が 2 本の間を流れるので，感電しない。

バイポーラとは，電気メスが単極なのに対して双極の形状で，1 本で電気メスと対極板の役割を果たす。

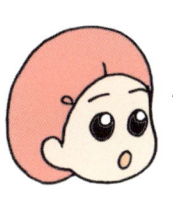
止血と凝固って役割は似てますけど，けっこう違いますね！

先生の好みによって使いたい道具も強さも違うから、私たちはその道具の特徴と使うときの注意点をしっかり覚えていないとね！
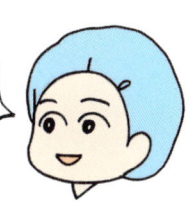

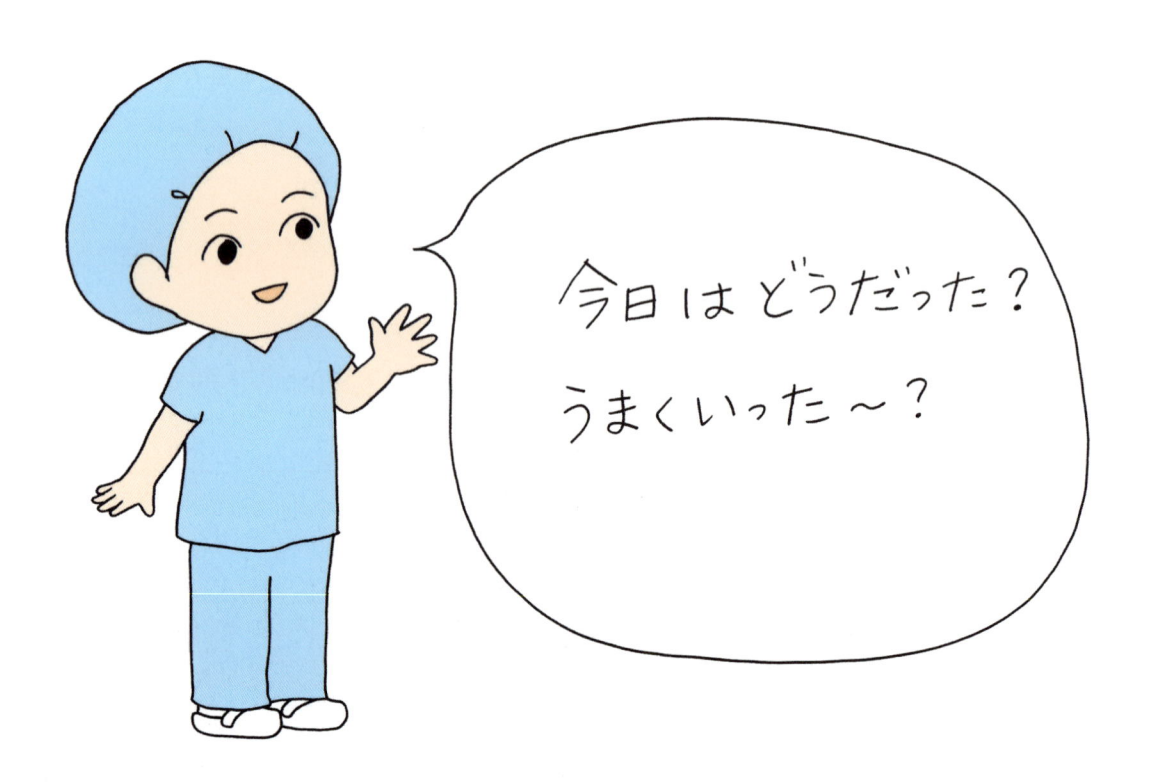

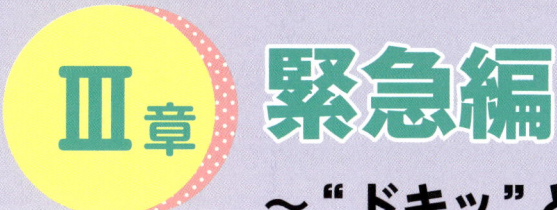

III章 緊急編

〜"ドキッ"としても慌てない！〜

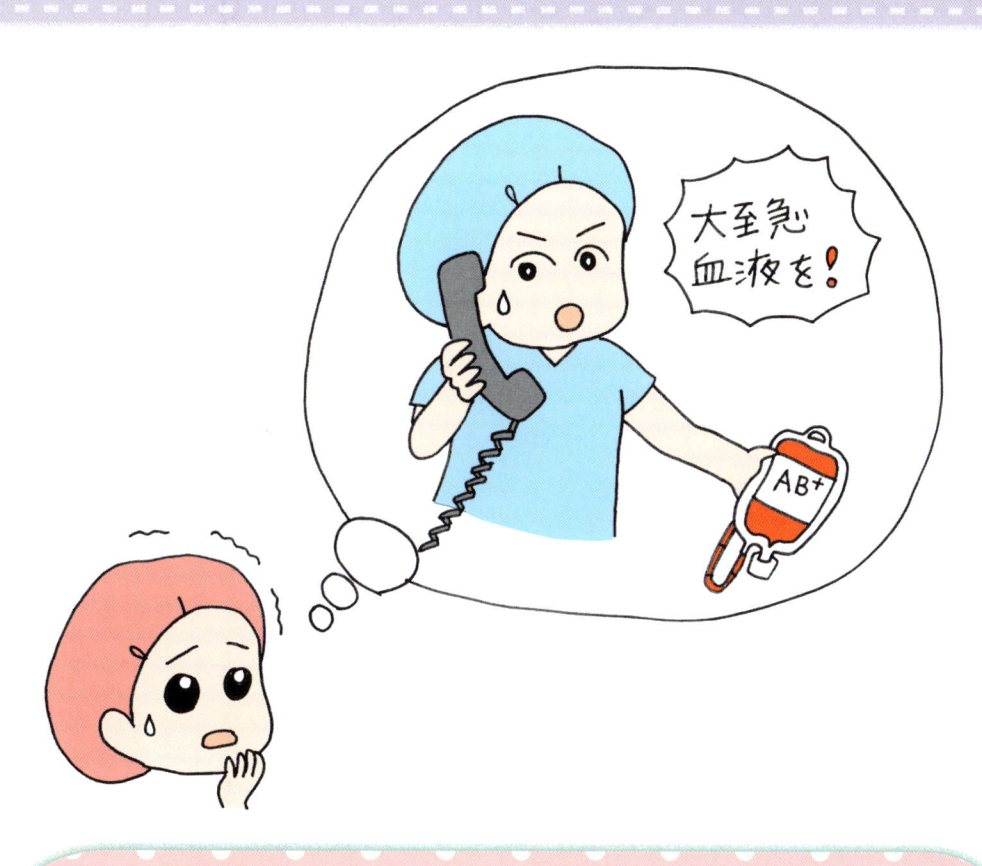

① 予期せぬ大出血

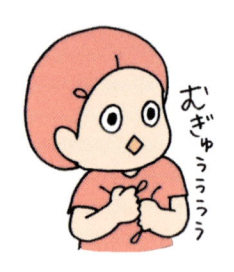

キャパシティ オーバーです。

手術をする以上，予期せぬ大出血はいつでも起こる可能性があるよ！

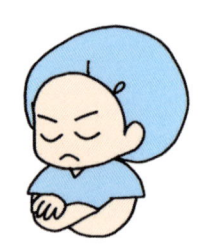

●だから，いつでもきちんと対処できるように訓練しておこう

・循環血液量の 20％以上の出血で輸血が必要になる（目安：1,000mL 以上）

・循環血液量の 25％以上の出血でショック状態となる（目安：1,500mL 以上）

※循環血液量は体重の約 1/13 といわれる。例えば体重 60kg の人なら，60 ÷ 13=4.6 で約 4.6L が循環血液量となる。

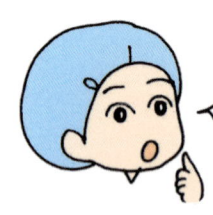

50Kgの私は約 3,8 リットルってことね〜

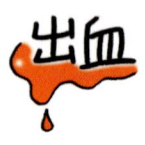

は，手術室における心停止の原因の約 1/3 を占め，予期できない危機的出血は常に発生する可能性がある。

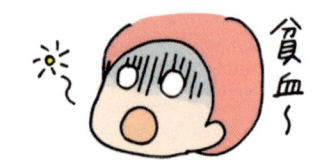

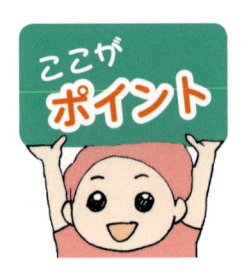

ここが **ポイント**

手術前に輸血の準備があるか，不規則抗体スクリーニング（p.131）が済んでいるか，血液のストックが院内にあるかを確認しておこう。もちろん患者の血液型（ABO, Rh）も！

ナースの行動（主に外回りと麻酔科医が協力して行う）

●まず人を呼ぶ！

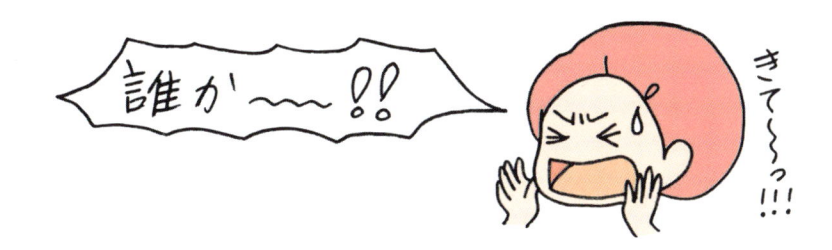

人が何人か集まったら麻酔科医もしくは外回りナースが指揮をとる。
それまでは，以下のⅠ〜Ⅳの順に行動する

Ⅰ 以下の①〜⑤を至急手配する

① 輸液（細胞外液）
② 人工膠質液（ヘスパンダー®・ボルベン®など）
③ アルブミン製剤（アルブミナー®・アルブミネート®など）
④ ドパミン製剤＋シリンジポンプ複数（イノバン®など）
⑤ RBC-LR（赤血球）と FFP（新鮮凍結血漿）の注文
（必要時は PC〈血小板濃厚液〉も）➡他の人に注文してもらう。交差血が必要なら採血を！

Ⅱ 静脈路確保の準備

・輸血用ルートを作成し，血液，薬液用加温コイルなどを準備する（HOTLINE®など）
・18G または 20G の留置針で末梢静脈路を確保（18G が望ましい）

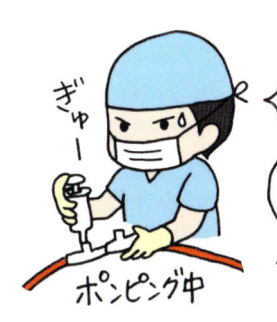

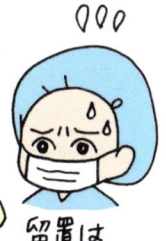

Ⅲ Aライン作成と確保

・出血による血圧の変化を継続してみるため, 観血的動脈圧測定（Aライン）を行う（p.126）

Ⅳ 出血量測定

・術野吸引ボトルの出血量とガーゼの出血量を測定する

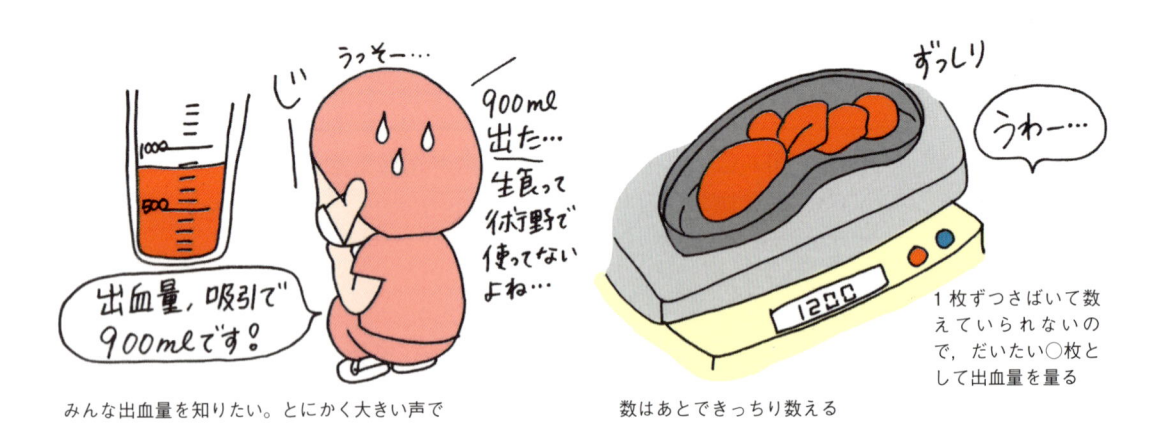

みんな出血量を知りたい。とにかく大きい声で

数はあとできっちり数える

1枚ずつさばいて数えていられないので, だいたい○枚として出血量を量る

●スタッフが集まった！

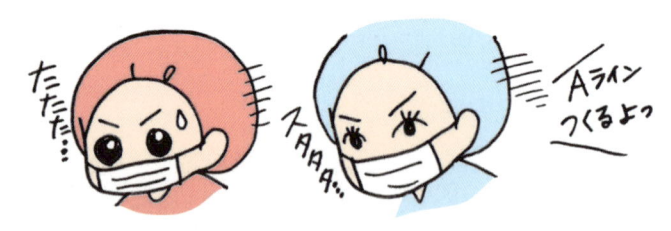

① 出血量測定係➡増え続ける可能性のある出血量を見続ける。

② 薬品準備係➡麻酔科医の指示の薬品を調達し, 使えるように準備する。

③ 手術進行手伝い係➡出血に伴って術式が変更になる可能性がある。また, 止血のために道具が追加で必要になるので手伝う。

④ 記録係➡時間やイベントを記録する。

血液が到着したら（大量に輸血が届く）

・交差適合試験（クロスマッチテスト）が済んでいるのか確認（血液バッグにメモを付けると分かりやすい）

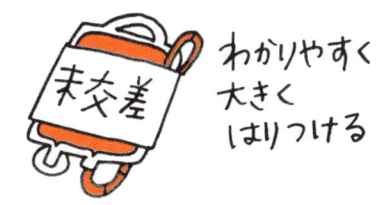

わかりやすく
大きく
はりつける

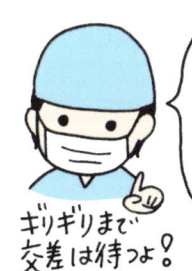

ピッ

バーコード
リーダーが
ある施設は それを使って

緊急事態なので，人の出入りが多くなる。そのため情報が錯綜したり伝わりにくくなったりする。こういうときこそ確認して，ミスを発生させないように！

●未交差の血液をオペ室に持ち込むの？

大量に出血したとき，アルブミンや人工膠質液だけじゃ，長くはもたない。やっぱり早く RBC-LR などの『血液』を入れたい！ 状況によっては，交差試験の結果を待っていられないので，念のため スグ使えるように オペ室に持ってきておいて欲しいんだ〜。

ギリギリまで
交差は待つよ！

麻酔科医は，その施設によって考えてオーダーしている！
「この病院には血液のストックがいっぱいある」とかいろいろ……

・交差適合試験の結果が出たら，2人以上で血液の番号，血液型，放射線照射済みであるか，単位数，使用期限を確認し，試験の結果が（−）であることが確認されれば輸血を開始できる。

・血液バッグの黄色いシールを保管しておくと，何をどれだけ使ったか分かるので役立つことも。

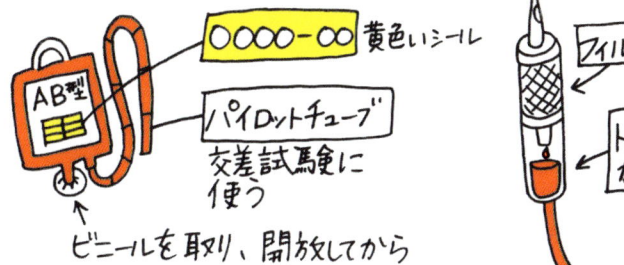

黄色いシール

AB型

パイロットチューブ
交差試験に使う

ビニールを取り，開放してから
輸血ルートを接続

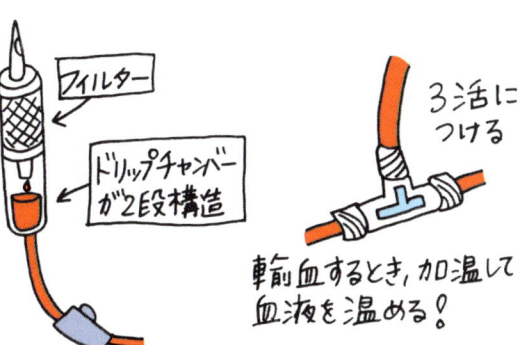

フィルター

ドリップチャンバーが2段構造

3活につける

輸血するとき，加温して
血液を温める！

急速大量輸血のときは，患者の体温を下げてしまうので
加温器を使って血液を温めよう

輸血が開始されたら，ひとまず……

●急性循環不全の症状に注目
血圧低下・頻脈・乏尿・体温低下の症状に対処！

＊まず，容量補正

1 細胞外液（晶質液）
血管内から速やかに消失するので，不足容量の３〜４倍必要。出血によって足りなくなった分の補充。

2 膠質液
細胞外液よりも長く血管内にとどまる。血液にボリュームをもたせるというイメージ。

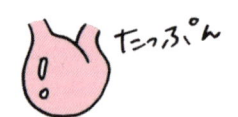

> **！注意**
>
> 人工膠質液（ヘスパンダー® やボルベン® など）は，凝固因子の減少や血小板機能の低下をきたすので，大量投与はできない。ボルベン® だと１日２本までと決まっている。

3 アルブミン製剤
血漿膠質浸透圧を維持し，循環血液量を確保する目的で使用する。つまり，血管内の水分を保つ役割。出血性ショックのときは，5％のものを使用する（5，20，25％がある。使いすぎると肺に水がたまったりする）。

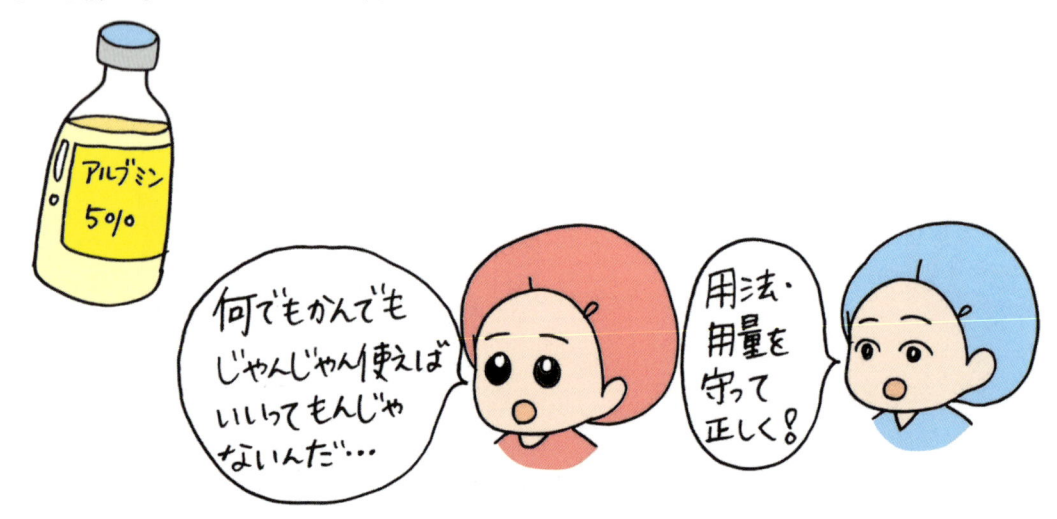

4 RBC-LR（Red Blood Cell-Leukocytes Reduced）：赤血球製剤

2〜6℃で保存，21日間以内の使用。正式名称は白血球除去済み赤血球濃厚液。

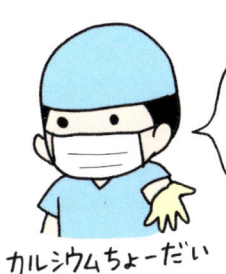

RBC-LRの中のクエン酸によって血中カルシウムが低下するから、大量輸血をしたらカルシウムを適宜補正するよ。カルシウムは凝固因子のひとつだからね！

カルシウムちょーだい

塩化カルシウムやカルチコール® など……

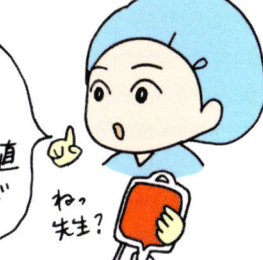

それと、RBC-LRは、輸血後GVHD（移植片対宿主病）予防のために，放射線を照射してるんだよ〜。それで，バッグ内のカリウム値が上昇してるんだって。大量輸血で血中カリウム値が高くなるから注意しないといけないんですよね。

ね、先生？

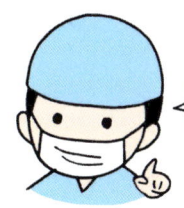

そうそう。血中カリウム上昇に対処するためにGI療法（173p）や、薬物治療をすることがあるよ。

大量輸血に伴う電解質補正も同時進行する！

5 FFP（Fresh Frozen Plasma）：新鮮凍結血漿

マイナス20℃以下で保存。37℃のお湯で解凍後，3時間以内に使用する。複数の凝固因子の欠乏による出血傾向の補正。

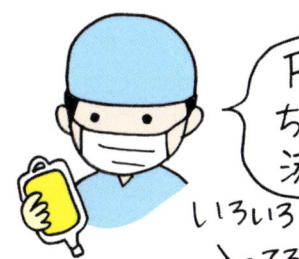

FFPにもクエン酸が加えられてるからね〜。ちなみに，クエン酸って，凝固防止のために添加されてるんだよ〜。あとナトリウムも入ってるよ。

いろいろ入ってるよね〜

FFPは落とすとすぐに割れてしまうので注意！

6 PC（Platelet Concentrate）：血小板濃厚液

凝固因子の血小板を補給。室温（20 ～ 24℃）で**水平震盪しながら保存**。血小板の寿命は 8 日間。1 回輸血量は成人で 10 ～ 20 単位。PC は 10 単位が約 200mL。72 時間以内に使う必要があり，病院内にストックしておけない！

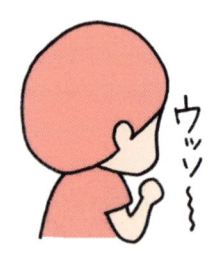

ここが ポイント

血液中の血小板数は 14 ～ 34 × 10^4/mL……つまり 14 ～ 30 万 /mL というけど，PC のことは 10 単位という。この違いがややこしい！「PC は 10 万です」とは言わない。

血小板数（PLT）は 10 万 /mL 以下で「低い！」といわれる。
1 万 /mL を下回ると危険！

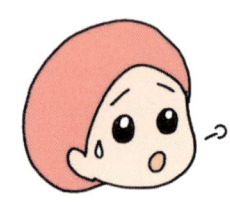

血液製剤だけでも こ〜んなにあるんですね〜
いつ，何を使うか 覚えられるかなぁ…

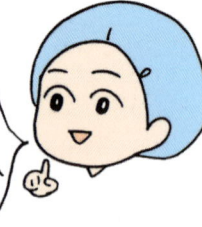

何を使うかは 先生の判断だけど，どんなものがあって，特徴は何かってことをちゃんと理解しておいてね。あと，血液製剤なんだから，番号とか交差試験とか，いろいろ確認も必要だよ

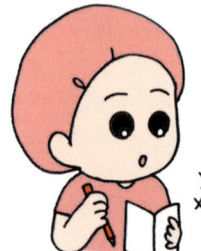

特徴…種類ですね。

メモ
メモ…

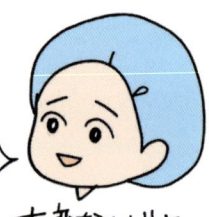

大量出血して バタバタ しているときに一気に血液製剤が登場するからね…

大変なんだよ

できると役立つ手技シリーズ

ポンピング

輸液や輸血のスピードを上げる手技。輸液セットの滴下速度（クランプ全開）では間に合わないと思われるときに行う

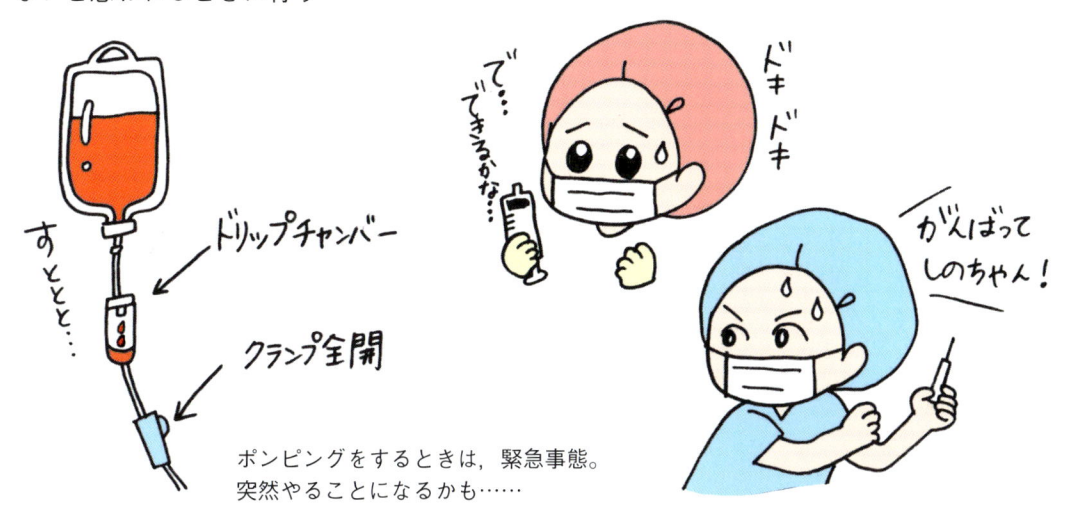

ドリップチャンバー

すとと…

クランプ全開

ポンピングをするときは，緊急事態。
突然やることになるかも……

❶ 20mL のロック付きシリンジを 3 方活栓に付ける

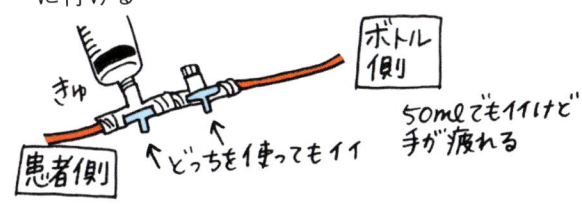

ボトル側

きゅ

患者側

↑どっちを使ってもイイ

50mℓでもイイけど手が疲れる

❷ 3 方活栓を，シリンジ側とボトル側に開放して，シリンジ内に輸液を引く

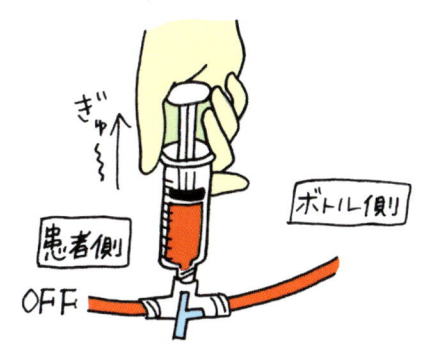

ぎゅ

患者側

OFF

ボトル側

❸ 3 方活栓をシリンジ側と患者側に開放して押し込む

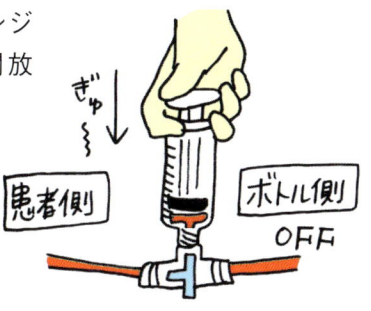

ぎゅ

患者側

ボトル側

OFF

3 方活栓のツマミとシリンジをうまく使って輸液のスピードをアップ！圧がかかるので，手袋とゴーグルをして行うこと。末梢ライン刺入部も漏れていないかチェック！

A ライン（観血的動脈圧測定）

動脈内にカテーテルを留置して，動脈圧を測定する装置。マンシェット（非観血的血圧測定）よりも，他の影響を受けにくい。継続的，連続的に動脈圧をモニタリングできる。

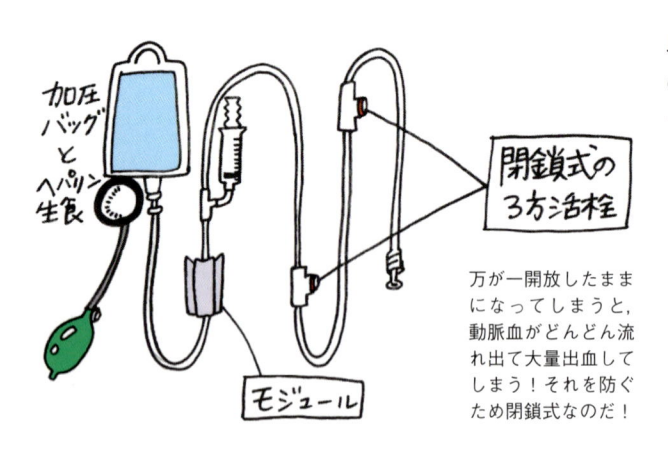

加圧バッグとヘパリン生食

閉鎖式の3方活栓

モジュール

万が一開放したままになってしまうと，動脈血がどんどん流れ出て大量出血してしまう！それを防ぐため閉鎖式なのだ！

血圧を正確に測定できて便利なのだが，侵襲的（体を傷付ける）であるため，簡単にはできない

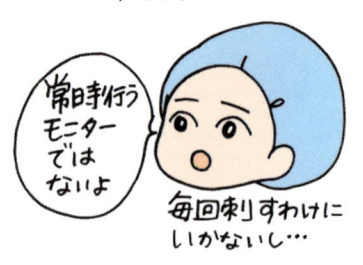

常時行うモニターではないよ

毎回刺すわけにいかないし…

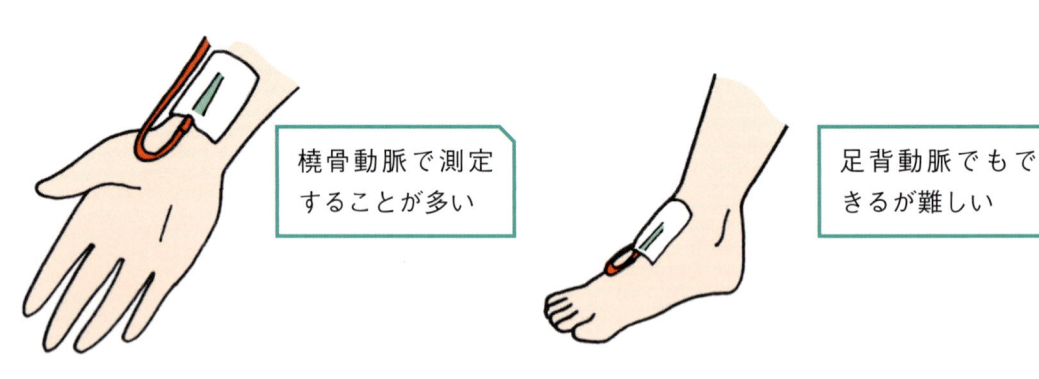

橈骨動脈で測定することが多い

足背動脈でもできるが難しい

A ラインを入れるときに必要なもの

・22G 留置針
・皮膚消毒
・固定用テープ
・10mL シリンジ
・手の固定具 ━━━━▶ コレ

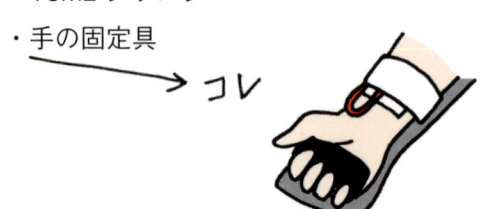

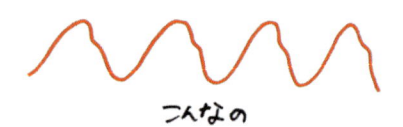

こんなの

波形が出るのを確認して固定！

● A ラインを留置するときの介助（橈骨動脈の場合）

❶ 手首を背屈させる

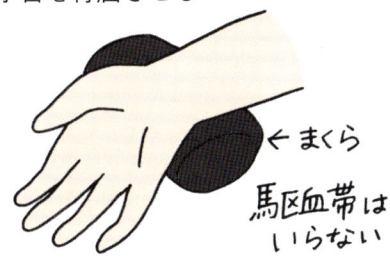

← まくら

駆血帯は
いらない

❷ 消毒

ぬ〜り　ぬ〜り

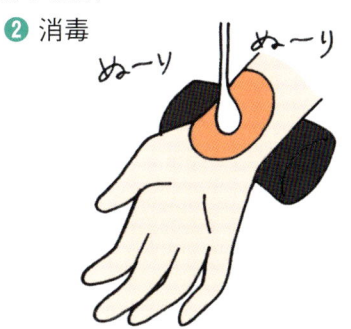

❸ 穿刺

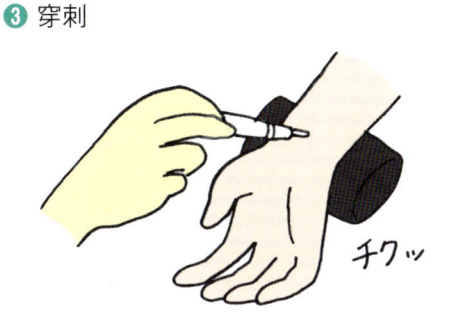

チクッ

❹ 留置し，A ラインのルートを接続

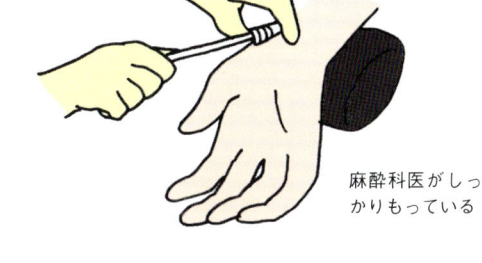

麻酔科医がしっ
かりもっている

❺ 穿刺部から一番近い3方活栓に，シリンジを接続

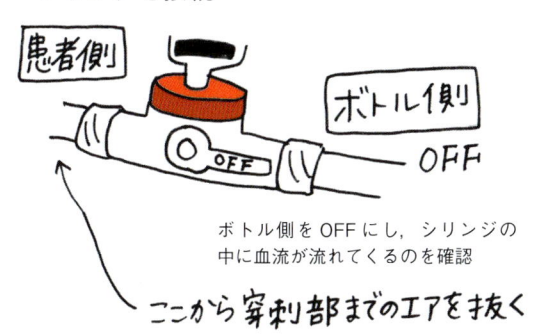

ボトル側を OFF にし，シリンジの
中に血流が流れてくるのを確認

ここから穿刺部までのエアを抜く

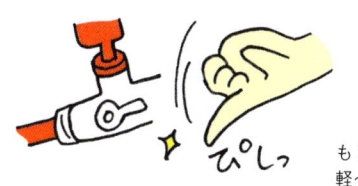

もしエアがあれば
軽〜くデコピン

❻ シリンジが外れないように把持しつつ，エアを抜くためにある程度シリンジ内に血液を入れる （1/3くらい）

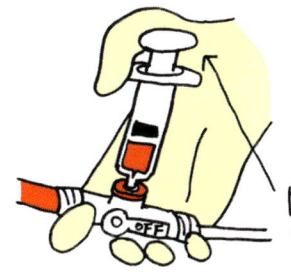

内筒を引っぱっては
いけない！

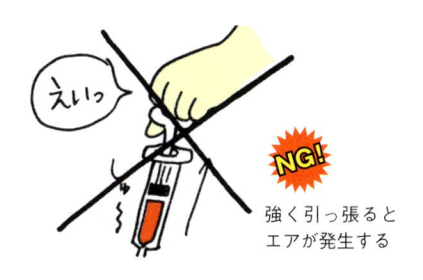

えいっ

NG!

強く引っ張ると
エアが発生する

❼ シリンジをそのまま把持しつつ3方活栓を患者側へ OFF に

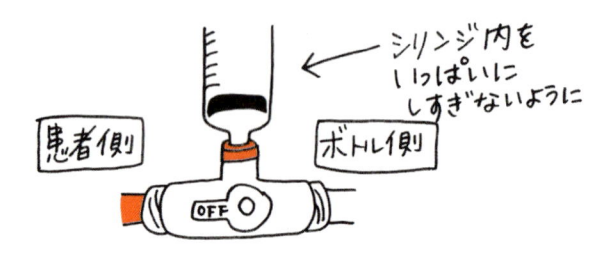

患者側へ OFF にし，モジュールのツマミを「フラッシュ」すると，シリンジの中に生理食塩水が入る。ボトル〜3方活栓までのエアをチェックしている。

❽ 最後に3方活栓を下へ OFF にし，シリンジをそっと抜き，再び「フラッシュ」をし，エアがないことを目視して完了

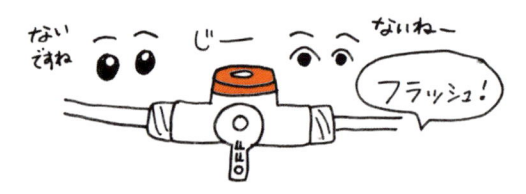

この時点でエアがあればシリンジ内に引いて抜く。エアがなければ，ドレッシング剤で刺入部を固定する。

A ライン作成中にエアが入ってしまったら……

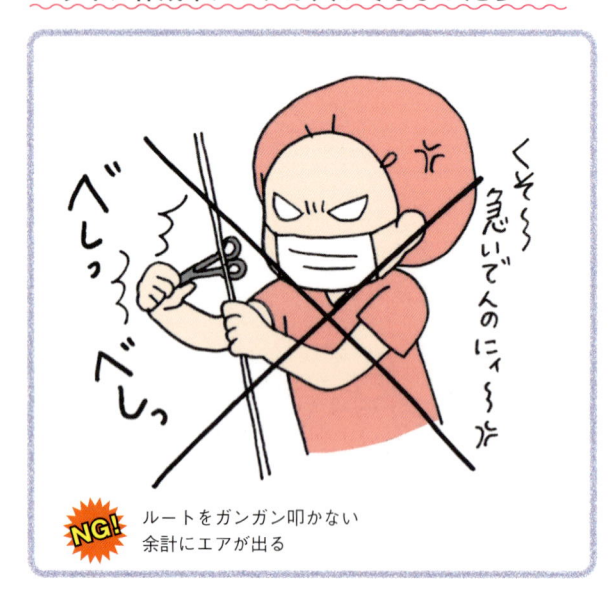

ルートをガンガン叩かない
余計にエアが出る

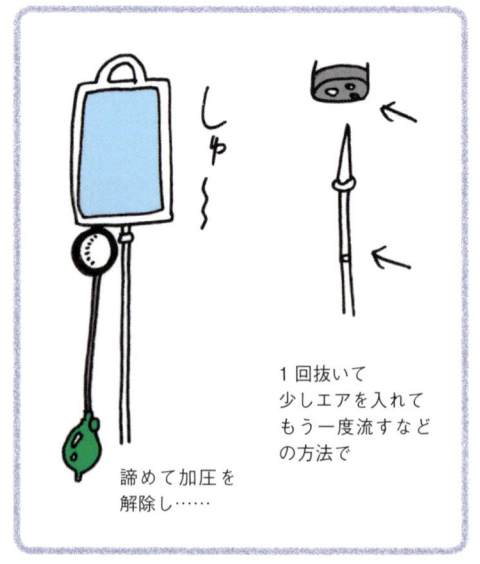

諦めて加圧を解除し……

1 回抜いて
少しエアを入れて
もう一度流すなど
の方法で

生理食塩水を流すこと（ツマミをつまむこと）を「フラッシュする」という

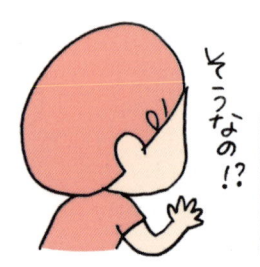

ここが ポイント

生理食塩水と A ラインのルートを温めておくと，エアが発生しにくい！

● A ラインの大気圧校正（ゼロ設定）

動脈圧は，大気圧との差で観測している。大気圧をゼロとし，その差がモニター上に数値として表れる。そのため，モニターに「大気圧＝ゼロ」と設定しなければならない。

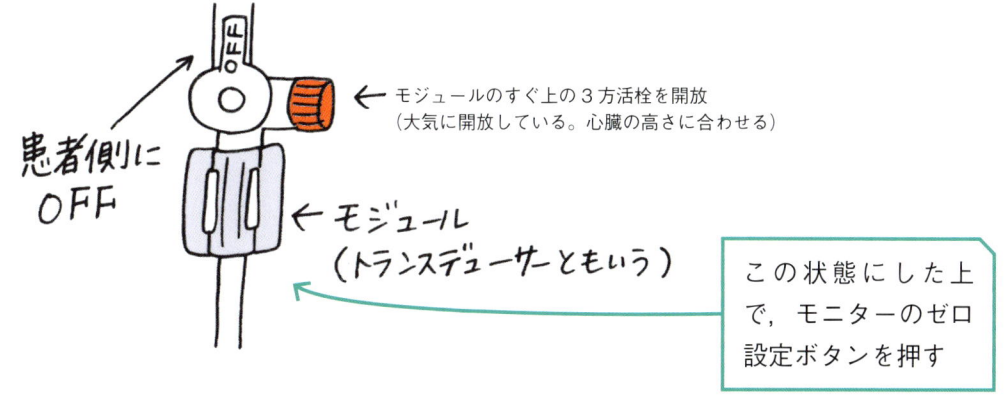

← モジュールのすぐ上の３方活栓を開放
（大気に開放している。心臓の高さに合わせる）

患者側に
OFF

← モジュール
（トランスデューサーともいう）

この状態にした上で，モニターのゼロ設定ボタンを押す

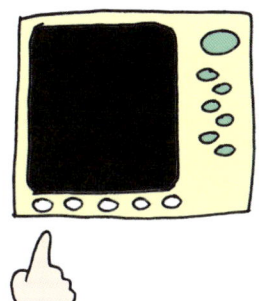

いろんなモニターがあるけど…

麻酔器のモニターの **血圧** の欄に， **ゼロ設定** の項目がある。長押しして設定 （自分の施設にあるモニターを確認）

コードが付いていないと，モニターに波形が出ないよ！

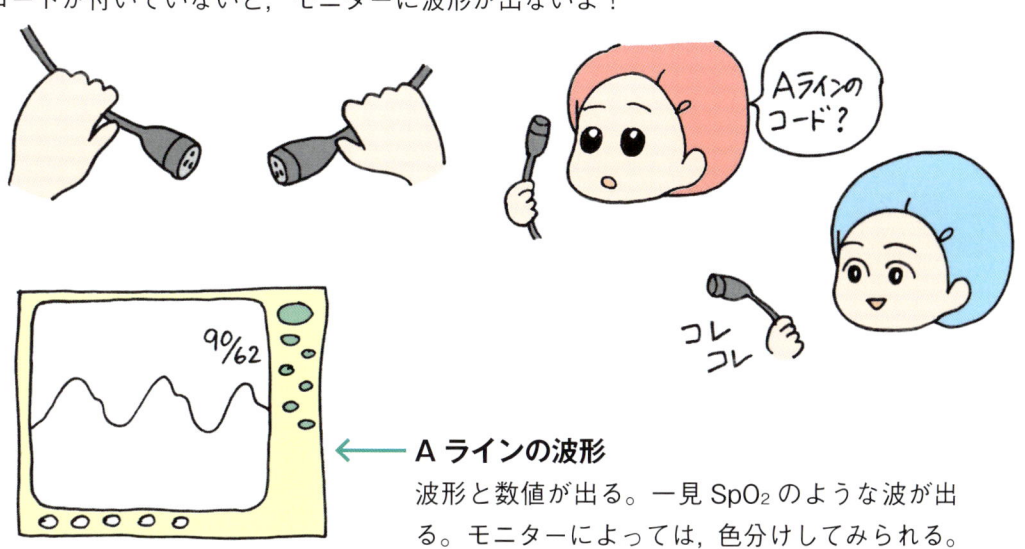

Aラインのコード？

コレコレ

← **A ラインの波形**

波形と数値が出る。一見 SpO_2 のような波が出る。モニターによっては，色分けしてみられる。

❶ ヘパリン生理食塩水（500mL）をつくり，
加圧バッグを装着（ヘパリンは 3mL くらい）

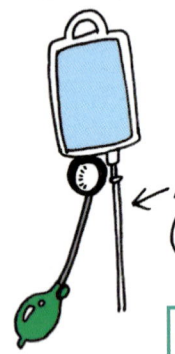

← A ライン専用のルートがある
（動脈の圧に耐えられる. 対圧
チューブ ）

へパリンを入れたらついでに生
理食塩水バッグ内の空気を抜く

❷ 少しだけバッグを加圧して……

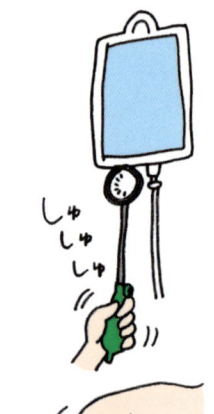

しゅしゅしゅ

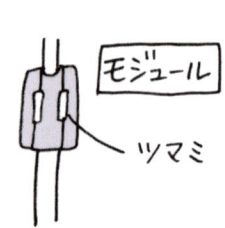

モジュール

ツマミ

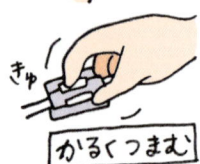

きゅ

かるくつまむ

モジュールのツマミをつ
まんで内腔を開放すると
ルート内に生理食塩水が
流れ出す（3 方活栓の向
きも考えて）

❸ 生理食塩水が向かう方向を上に向け，
エアが残らないように生理食塩水で
満たしていく

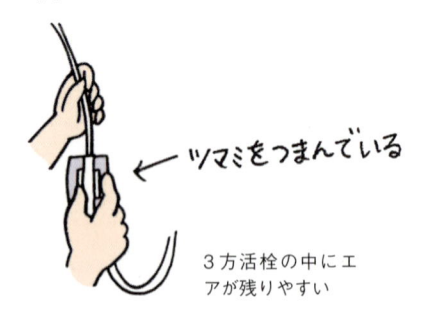

← ツマミをつまんでいる

3 方活栓の中にエ
アが残りやすい

❹ エアを全て押し出す

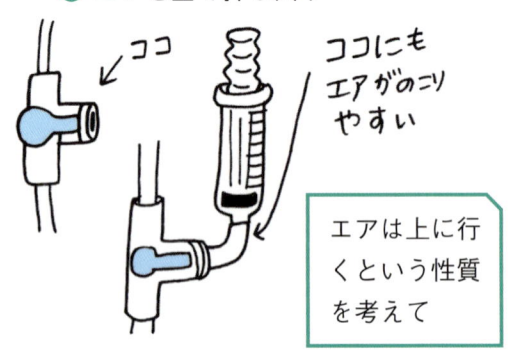

← ココ

ココにも
エア がのり
やすい

エアは上に行
くという性質
を考えて

❺ 全て満たしたら
300 〜 400mmHg まで加圧

しゅしゅ
しゅ

❻ 再度流して，ルート内のエアの有
無をチェック！

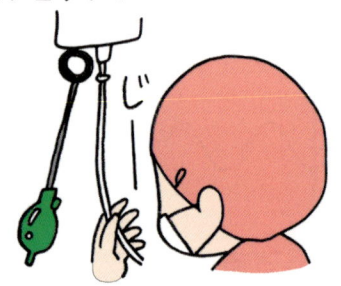

じ〜

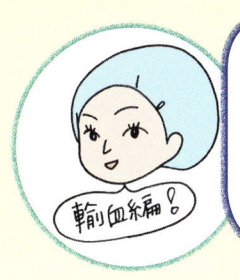
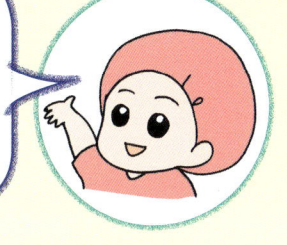

しのちゃんの質問コーナー

不規則抗体スクリーニングって？
別名：タイプアンドスクリーニング（Type and Screening）

輸血編！

＊血液型には規則性抗体とよばれる ABO 型以外に，抗 D 抗体や抗 E 抗体などの血液型に対する抗体がある。それらを総称して不規則抗体という。

＊この不規則抗体があるかないかを，事前に患者の血液検査で調べておく。緊急輸血の際に，この検査が終わっていると交差適合試験にかかる時間が短縮されるので有益なのだ。血液型（ABO）の交差だけで OK となる。

Ⅲ章

緊急編

輸血はなぜ温めながら投与するの？
普通に輸血するときは，ルート内を通るときに常温になるので不要だが，急速大量輸血をすると患者の体温を下げてしまう（RBC-LR は冷たいから）！ そのため，加温しているのだ。

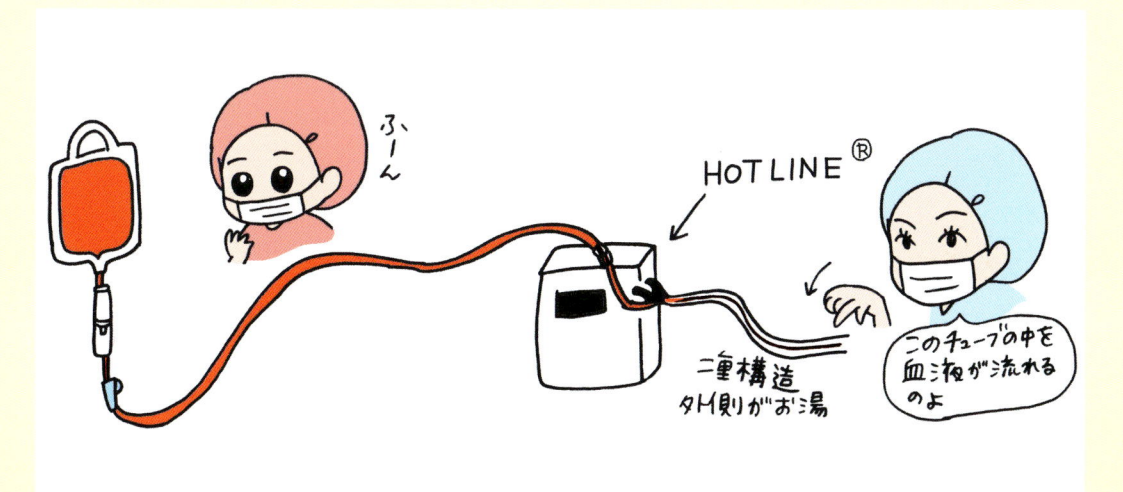

② 挿管困難

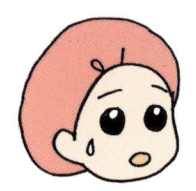

挿管困難…その名の通り、挿管が難しいことですよね。呼吸を確保できないって恐ろしいことです…

『挿管困難』とひとことで言っても，種類があってね…。
① 挿管困難 + マスク換気は可能
② 挿管困難 + マスク換気も不十分
③ 挿管困難 + マスク換気も不可能 ↓

緊急度が高い

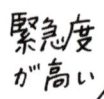

出会いませんように

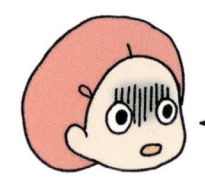

さっ③の場合はどうするんですか…

ベテラン麻酔科医も焦る

●マスク換気困難と予測される人

ひげ・歯の欠損・肥満（BMI 指数 26 以上）・高齢（55 歳以上）・いびきの 5 点
さらに Mallampati（マランパチ）分類クラスⅢおよびⅣ，下顎の可動制限，57 歳以上で困難度がアップ！

- ・ひげ ……… 無精ひげくらいなら大丈夫といわれることもあるが，麻酔科医と相談。マスクの密着を妨げることがある
- ・歯の欠損 … マスク保持が困難になることがある
- ・肥満 ……… 首周りの脂肪が多く，頸部の後屈が困難そもそも気道確保が困難
- ・高齢 ……… 頬がこけている場合，マスクの密着が困難
- ・いびき …… 気道の通過性がそもそも悪い

メモ，メモ

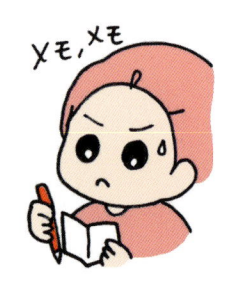

●挿管困難と予測される人

- ・気道確保困難の既往 …………… 手術歴があれば前回の麻酔記録を みてみよう
- ・気管切開や長期挿管の経験 …… 気道の狭窄を起こしているかも！
- ・気道閉塞症状 ………………… 睡眠時無呼吸症候群や鼻閉など
- ・肥満 ……………………… 首周りや咽頭にも脂肪がある
- ・妊娠中 ……………………… 仰臥位で腹圧が高く，嘔吐の危険性あり
- ・舌の肥大 …………………… 咽頭展開の困難
- ・頸部の可動制限 ……………… スニッフィングポジションをとるのが困難
- ・開口制限 …………………… 咽頭展開のとき，視野が狭い

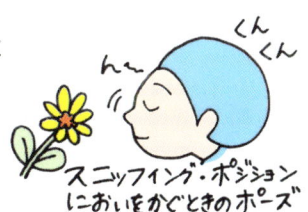

スニッフィング・ポジション
においをかぐときのポーズ

Mallampati（マランパチ）分類：挿管困難を予測するための気道評価

座った状態で正面を向き，口を開けた状態で舌を「ベーッ」と出す

クラスⅠ	クラスⅡ	クラスⅢ	クラスⅣ

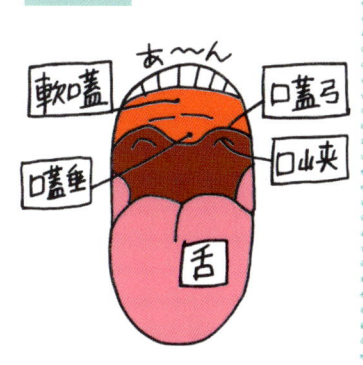

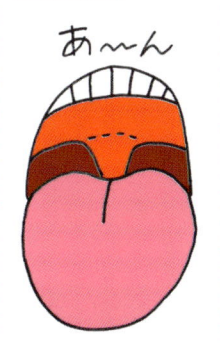

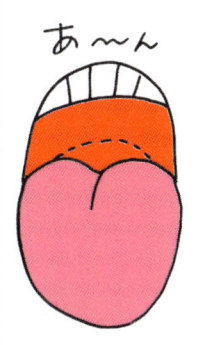

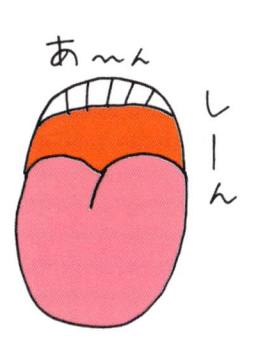

軟口蓋，口蓋垂，口峡，口蓋弓がよくみえる

軟口蓋，口峡，口蓋垂の一部がよくみえる

軟口蓋のみ，みえる

軟口蓋がみえない

挿管困難ゾーン！

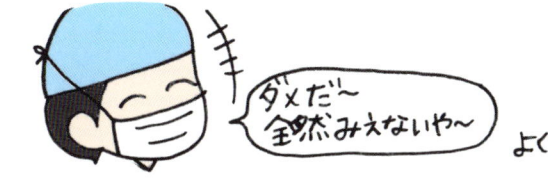

ダメだ～全然みえないや～　よくある

133

＊マスク換気困難のときの対処

マスク換気ができない！ ➡ 実質，呼吸できない

本番だよっ

麻酔深度の調整，筋弛緩薬の追加投与

⬇

急いで挿管

急がない処置はすべて後回しだ！

ひいいい

＊挿管困難のときの対処

挿管ができない ➡ 呼吸できない ➡ 急げ！

スニッフィングポジションの確認，BURP（p.59），スタイレットの角度の調整をし，麻酔深度の調節，筋弛緩薬を追加し，再度トライ！

先生がんばれっ

⬇

やっぱり挿管できない

⬇

マスク換気を続ける

最悪ゾーン

マスク換気不可

気管切開 ／ 自発呼吸を出す

麻酔の中止を意味する

❶ 気管切開セット，穿刺キット

とにかく呼吸しないとマズイ

他の方法で気道を確保

⬇

❷ 喉頭マスク型エアウェイ（ラリンジアルマスクなど）

挿管お助けグッズの登場

⬇

❸ McGRATH™（ビデオ付き喉頭鏡），気管支ファイバーなど

ひいいいい

呼吸できないって本当におそろしい…

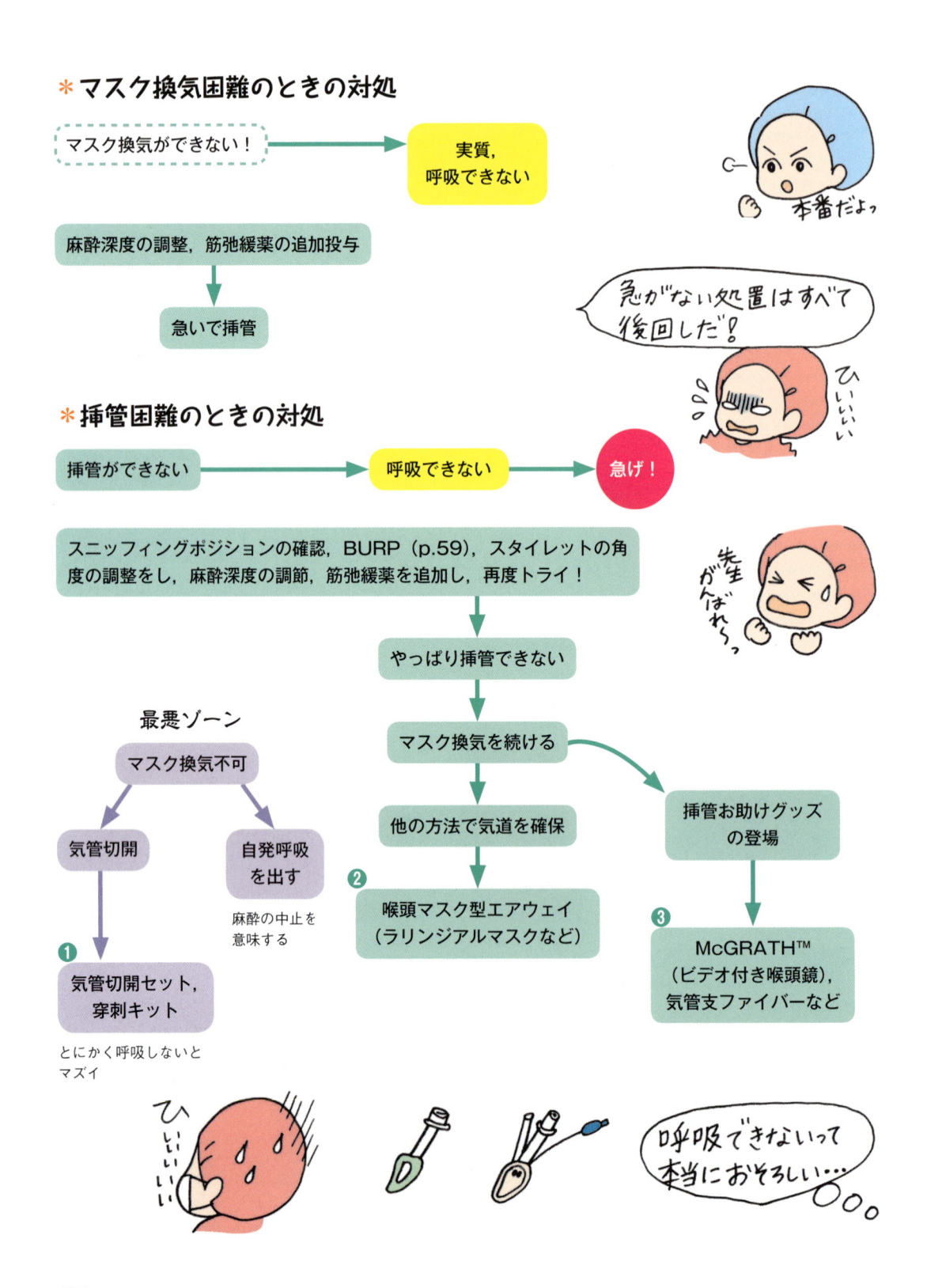

● 気管切開・穿刺

❶ まず消毒

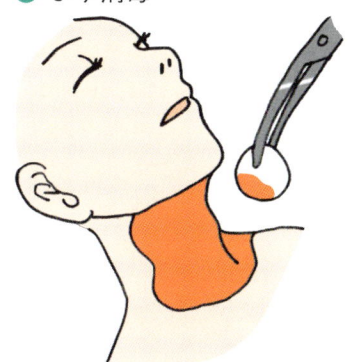

❷ 切開

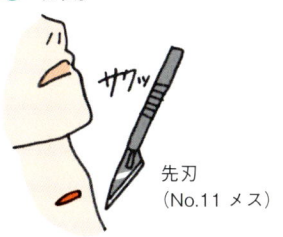

サクッ

先刃
（No.11 メス）

第2〜4気管軟骨
の間を切開

緊急時は，甲状軟骨と輪状軟骨の間
を穿刺！ これで気道が開いて呼吸が
できる

ブスッ

❸ 気切用チューブ挿入

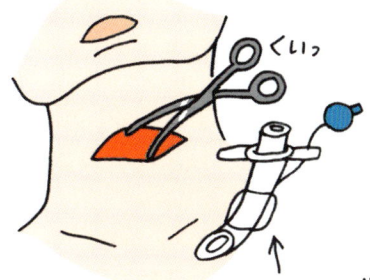

くいっ

気切用チューブ

ペアンなどで創を
広げながら気管内
へ挿入！ 気道の反
射があればキシロ
カイン® スプレー
などを噴霧

**❹ 急いで換気し，呼吸
を確認できたら固定**

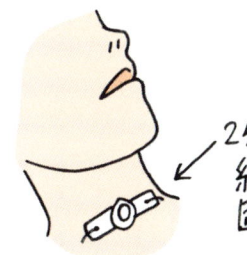

2ヶ所
絹糸と角針で
固定

これも本当に…
突然起こるし，
すごく緊急事態で
先生も焦ってるから
…イメージトレーニング
しとかなきゃ…

遠い目

物品がどこに
あるかとか…
知っておいてね

今はいろんな挿管お助けグッズがあるから，気管を切開する
に至ることはあんまりないけど…。緊急時に 患者を死なせない
ための救命手段をちゃんと分かっていて，かつ実行できる人が，
オペ室には いてほしいな〜。

分かってる人
に手伝ってほしいな

わたしは絶対に，そういうナースになりたいん
ですっ！ それって，ものすごく大事なことだと思い
ますっ！

メラメラ

ぽか〜ん

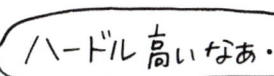

がんばれ しのちゃん！

② 喉頭マスク型エアウェイ

喉頭鏡を用いずに咽頭～喉頭部に入れる道具

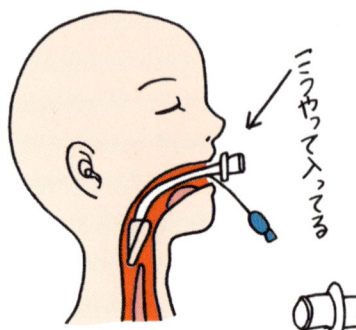

ミラやって入ってる

・気管内には入らない
・食道を塞いでいる
・筋弛緩薬は必要ないことが多い

気管挿管するよりも簡単だが，ずれやすく空気の漏れも多い。

・ラリンジアルマスク

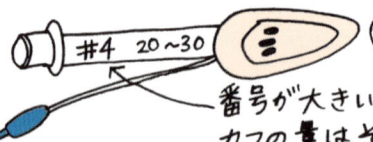

#4　20～30

（図はクラシックタイプ）

番号が大きい＝サイズが大きい
カフの量はその横の数字．LMA＝ラリンジアル・マスク・エアウェイ

・ラリンジアルマスクは他にもタイプがある

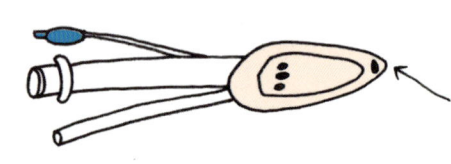

ラリンジアルマスク「プロシール™」
食道へつながる穴がある。ここから胃管を挿入できる。その他「フレキシブル™」「ファーストラック™」というのもある。

・その他

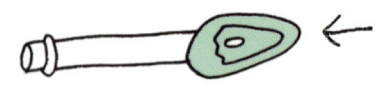

ジェル状。体温で形状が変わり，人それぞれの咽頭・喉頭にフィットするのが特徴。カフはない。

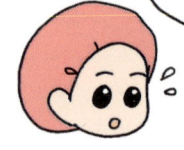

ひとことで気道確保といっても、こ〜んなにいろんな種類の道具があるんですね〜

どれを選ぶかは、麻酔の先生の判断だけど、自分の施設には何があって，その特徴は何なのか確認しよう！

ハイッ！
がんばって覚えますっ

覚えることがタタくて
大変…

3 挿管お助けグッズ

・ビデオ喉頭鏡（McGRATH™）

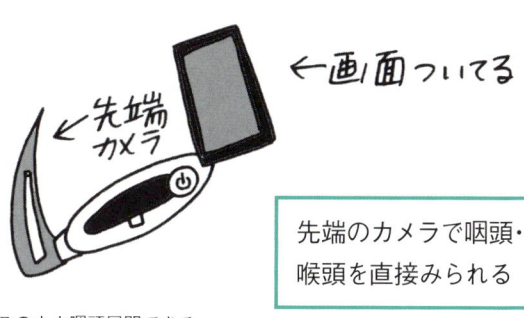

←画面ついてる

←先端カメラ

先端のカメラで咽頭・喉頭を直接みられる

このまま咽頭展開できる
喉頭鏡はいらない

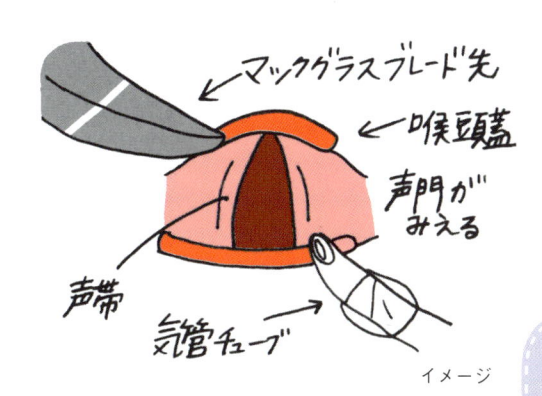

←マックグラスブレード先

←喉頭蓋

声門がみえる

声帯

気管チューブ

イメージ

・気管支ファイバースコープ（3mm，5mm などいろいろなサイズあり）

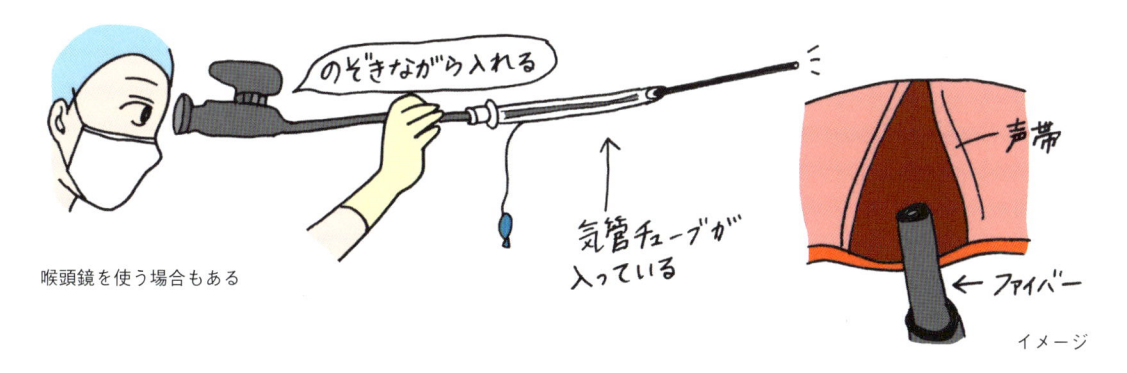

のぞきながら入れる

気管チューブが入っている

喉頭鏡を使う場合もある

声帯

←ファイバー

イメージ

まだまだいろいろ挿管お助けグッズがある！

自分の施設にどんな道具があるかちゃんと知って、使えるようにしておこう！

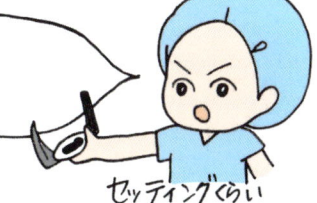

セッティングぐらいできないとね

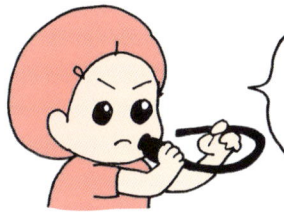

あることは知ってる…だけじゃダメですね。
ちゃんと使い方を知ってないと・・・。
電池の交換のしかたとか。
いざ使うときに、『電池がないっ♪』ってよくある！

③ SpO₂の突然の低下

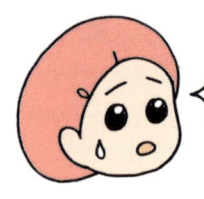

> 突然 SpO₂が下がったら… あれっ？ パルスオキシメーターが はずれたのかな!?って思います！

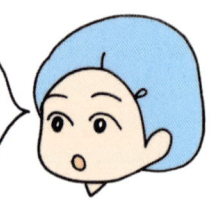

> うん、そう思って、パルスオキシメーターのついている指を確認するのも大事な行動だね！正解！だけど、本当に緊急事態である場合もあるんだ！

チェックする重要なポイント

SpO_2 低下とともに，$ETCO_2$（呼気終末二酸化炭素分圧）が低下，血液ガスで $PaCO_2$ が上昇＝肺塞栓症（重篤）

・肺塞栓症とは「肺動脈血栓症」を指す。何らかの原因で体内で生成されてしまった血栓が肺動脈で閉塞を起こすことで発生する。長期臥床後にリハビリを開始した直後などに起こりやすい（下肢などにできた血栓が飛んでいく）。

＊ なぜ $ETCO_2$ が低下するのか？

肺塞栓症で閉塞してしまった部分の肺は，血流が途絶えるのでガス交換が行われなくなる。ところが，呼吸は続いているので，CO_2 が出ていけなくなる。$ETCO_2$ は呼気の中の CO_2 を検知するので，この値が低くなる。「ん？ CO_2 が出てこない？」と気付くと good ！

＊ なぜ $PaCO_2$ が上昇するのか？

肺では呼吸によってガス交換が行われるが，肺塞栓症のためガスが交換できず，生成された CO_2 が排出されなくなるので体内にどんどんたまる。そのため，動脈血中の CO_2 が上昇する。「ん？ CO_2 がたまってる？」と気付いて！

●肺塞栓症だ！と診断されたら！

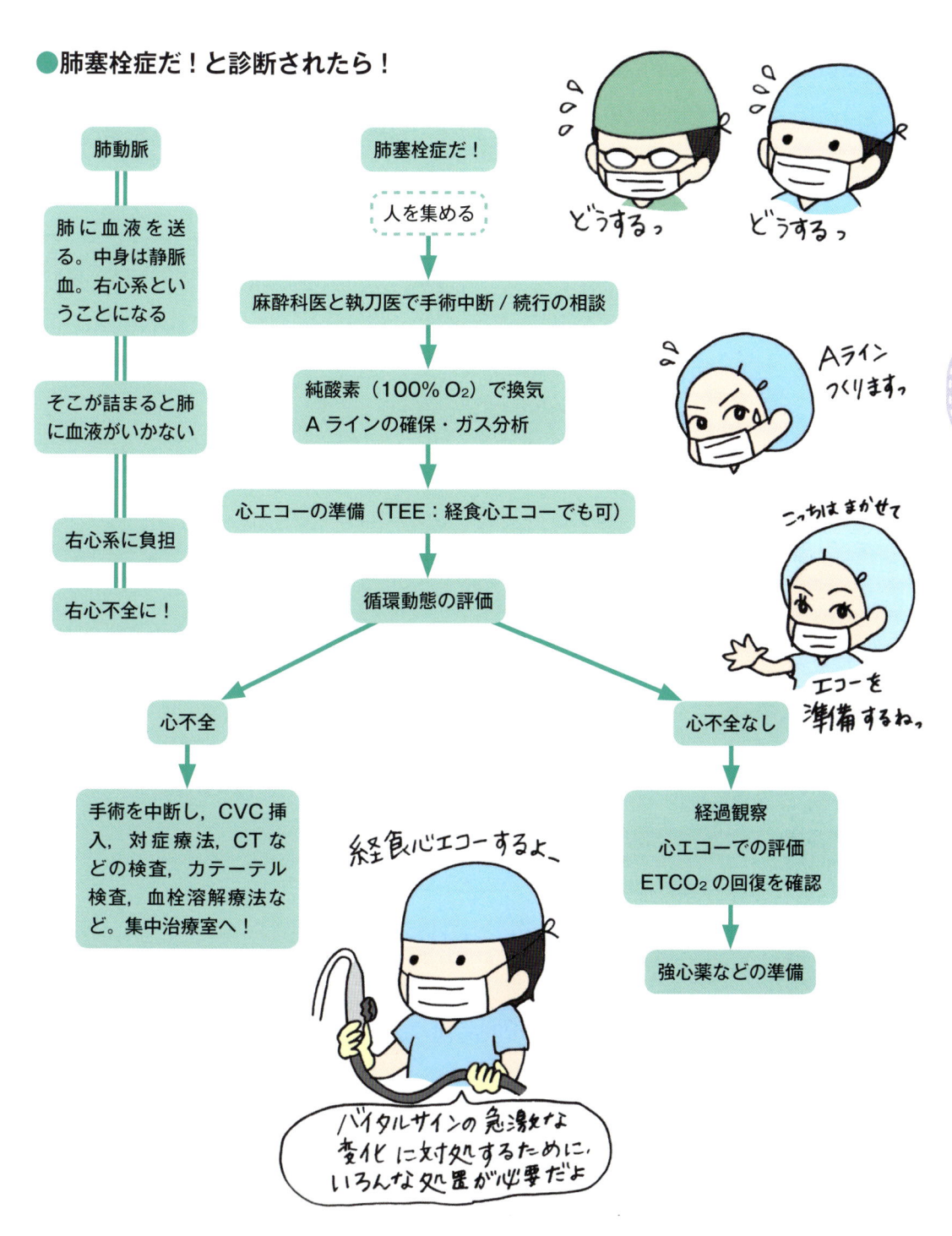

肺動脈

肺に血液を送る。中身は静脈血。右心系ということになる

そこが詰まると肺に血液がいかない

右心系に負担

右心不全に！

肺塞栓症だ！

人を集める

麻酔科医と執刀医で手術中断/続行の相談

純酸素（100% O_2）で換気
Aラインの確保・ガス分析

心エコーの準備（TEE：経食心エコーでも可）

循環動態の評価

心不全

手術を中断し，CVC挿入，対症療法，CTなどの検査，カテーテル検査，血栓溶解療法など。集中治療室へ！

心不全なし

経過観察
心エコーでの評価
$ETCO_2$の回復を確認

強心薬などの準備

どうするっ

どうするっ

Aラインつくりますっ

こっちはまかせて

エコーを準備するね。

経食心エコーするよ

バイタルサインの急激な変化に対処するために，いろんな処置が必要だよ

肺塞栓症が起こりやすい人……妊婦・肥満・長期臥床している人など。下肢の血流が悪いときに血栓ができやすい。

④ 緊急手術と迅速導入

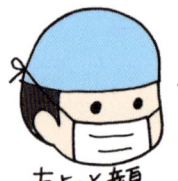

ゆうちゃん、しのちゃん、緊急手術がきたんだ〜。
フルストマックだから、クラッシュでいくよ。準備しといてね〜。

ちょっと様子
みてくるね〜

ハイッ！わかりました！！すぐに準備します！
しのちゃん行くよっ！！

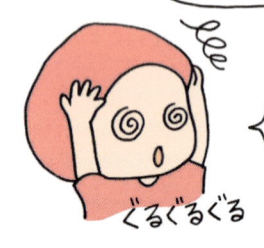

ぐるぐるぐる

フルストマックでクラッシュ？？
何ですか？？全然わかりません〜〜

フルストマックとは

「食べ物で胃の中がいっぱい」という意味。ここでは「緊急手術だから食事制限や前処置などができないので気管挿管するときに嘔吐する可能性大で，誤嚥する恐れがあるよ」と受け取ろう。

クラッシュ（迅速気管挿管）とは　（クラッシュ挿管などということも）

「迅速導入してすぐに気管挿管する」ということ。

目的

麻酔導入後〜気管挿管までの時間を最小限にし，無意識下での誤嚥のリスクを減少させるため。また，用手換気（手で行う陽圧換気）による胃内への空気流入のリスクを避けるため。

胃に空気が入ると嘔吐しやすくなるからね〜

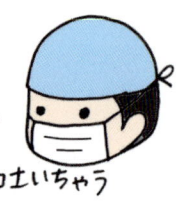

吐いちゃう

●迅速導入〜クラッシュまでの手順

❶ 意識下に胃管を挿入して，胃内容物と胃内ガスを除去

❷ マスクで純酸素（100％ O_2）を吸入し酸素化

❸ 静脈麻酔薬と筋弛緩薬を同時投薬

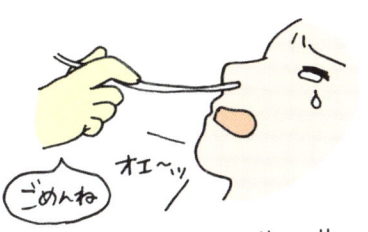

ごめんね
オエ〜ッ

ちょっとかわいそうだけど
安全のため！どうしても時間
がなかったら省略するかも.

あー
苦しかったー

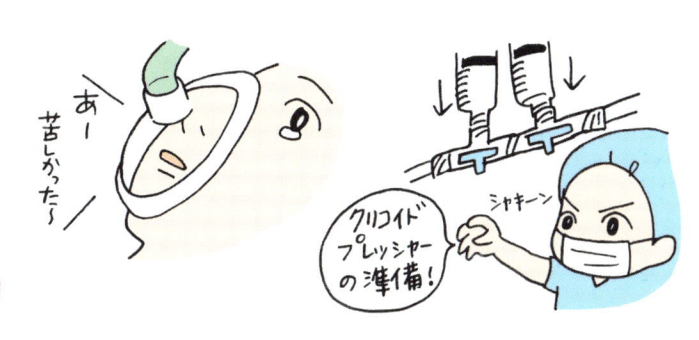

クリコイド
プレッシャー
の準備！

シャキーン

❹ 入眠後，介助者がクリコイドプレッシャーを行う

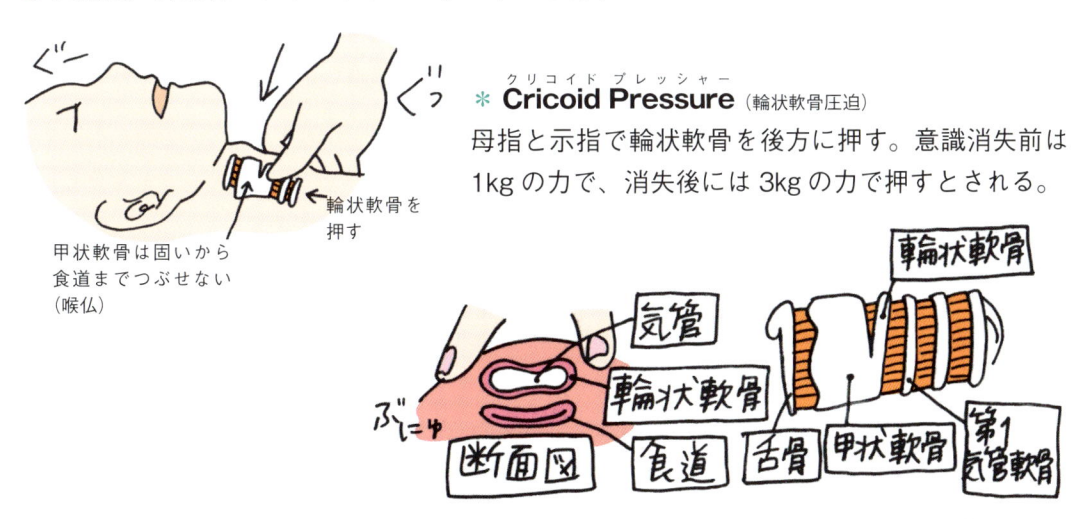

ぐー
っ

ぐっ

甲状軟骨は固いから
食道までつぶせない
（喉仏）

輪状軟骨を
押す

＊ **Cricoid Pressure**（輪状軟骨圧迫）
クリコイド　プレッシャー

母指と示指で輪状軟骨を後方に押す。意識消失前は
1kg の力で、消失後には 3kg の力で押すとされる。

ぶしーゅ

気管
輪状軟骨
食道
舌骨
甲状軟骨
第1
気管軟骨
断面図

❺ 喉頭鏡を用いて挿管する
カフを 10mL 入れるまでクリコイドプレッシャーを続ける。
換気ができれば一安心！
カフの量は麻酔科医と事前に相談しておこう。
（基本的には，しっかりカフが膨らんで，胃液が気管に入らないように 10mL 入れる）

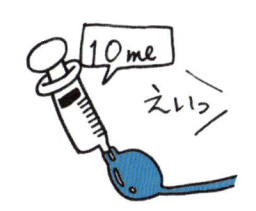

10ml
えいっ

●迅速気管挿管で注意すること

❶ 挿管に失敗したら……
クリコイドプレッシャーを継続したまま，純酸素（100%O_2）でマスク換気を行い，再度トライする。マスク換気が不可能な場合，拮抗薬で筋弛緩薬を拮抗，覚醒させる。

❷ 嘔吐したら……
クリコイドプレッシャーを解除し，患者を側臥位にして急いで口腔内吸引を行う。吸引をすぐに使えるよう準備しておく。

❸ 誤嚥したら……
気管支ファイバーを用いて気管，気管支に入った吐物を吸引する。術後も経過観察が必要。

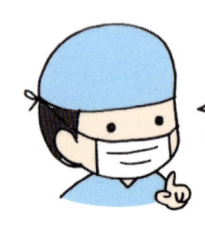

迅速導入は フルストマックとか クリコイドプレッシャー のような挿管に関する注意点が 多いから そっちに意識を集中させてしまいがちだけど，そもそも 緊急手術が必要な，重症の患者さんだって ことを忘れないでね。

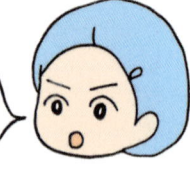

そうですね！ いろんなリスクを 承知の上で、それでも今すぐ手術をしなきゃ 命があぶない 患者さんですもんね！ それだけで、何が起こるか 分りませんよね。

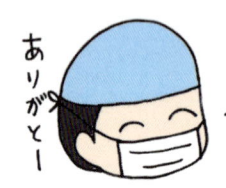

ありがとー

そうやって，一緒に危機感をもって 考えてくれて準備してくれると、とっても 頼もしいよ～。

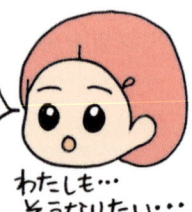

危機感 かぁ…。 みんなが そういう 考えを持って行動できたら、先生も 助かるんだ…。そして それは、患者さんの ためにもなる …。

わたしも…
そうなりたい…

⑤ 心電図異常

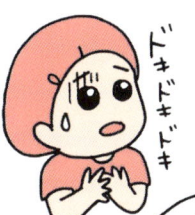

なんだか…この言葉を聞くだけで 私も不整脈が…

うん，わかるよ…。緊急事態はすべてにおいてそうだけど…。目の前で 教科書通りの不整脈が 出たらショックだよね。

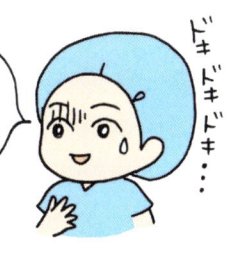

ガーン！本当に出た！と叫びたくなる

術中，本当に危険な心電図異常

● VT 心室頻拍（Ventricular Tachycardia）

PVC（心室期外収縮）が引き金となり，突然に頻拍となる。幅の広い QRS 波，のこぎりのような波形となる。血圧は低下することが多い。

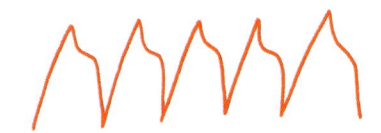

←規則的で，P 波はほとんどみえない
心拍数は 120 を超える

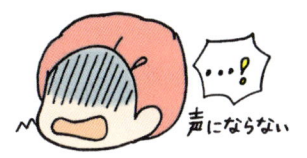

声にならない

ここが ポイント

急いで頻拍を止めなければ心拍出量が維持できない！
心停止を起こしてしまうので直ちに除細動を準備！

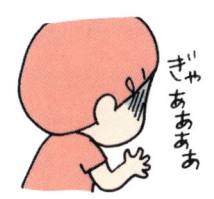

除細動っていうのは、いわゆる電気ショックのことだよ。心臓に大きな電気ショックを与えて、心筋細胞を一度に興奮させて 正常な動きに戻す器械ね。

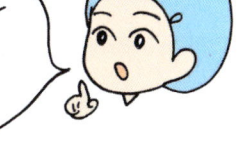

薬物治療は主にリドカイン

● VF 心室細動（Ventricular Fibrillation）

P波，QRS波，T波がなく波形はぐちゃぐちゃ。心室が無秩序に興奮しており，心拍出量は維持できず心停止へ。

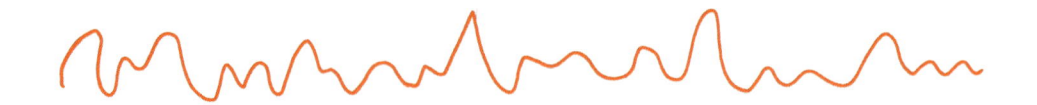

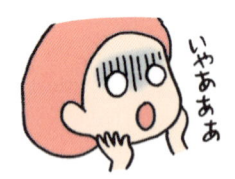

ここが ポイント

心拍出量がない状態なので心停止と同じ！急いで除細動の準備をする！

● R on T（PVC の中で一番怖い）

PVC の中でも最も重症のタイプ。T波の上にR波が乗り，そのまま VT や VF に移行しやすいタイミングの最悪な PVC。

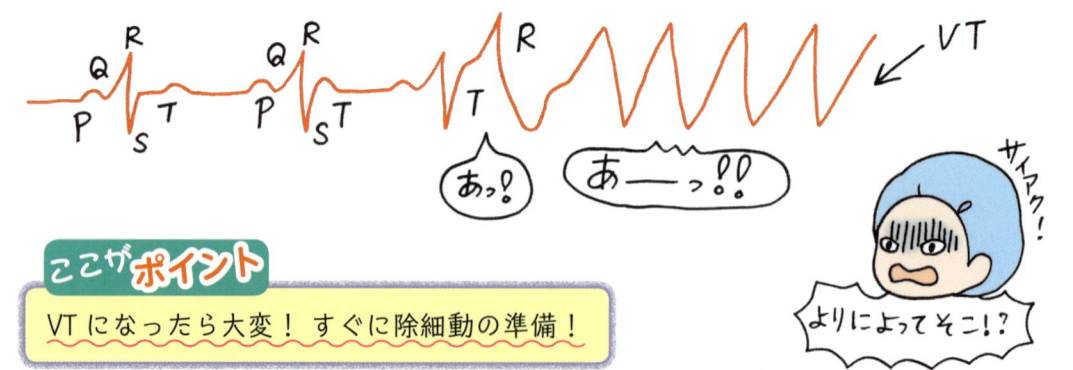

ここが ポイント

VT になったら大変！すぐに除細動の準備！

事前の患者情報から，不整脈の既往とかわかるハズだから，心電図もチェックしておいてね。
不整脈は突然起こるかもしれないけど，予測して準備することはできるハズだよ。

あっ、もともと PVC あるんだ〜 とか。

● AMI 急性心筋梗塞（Acute Myocardial Infarction）

冠動脈血流の急激な減少により，心筋壊死をきたす病気。

発症直後～数時間

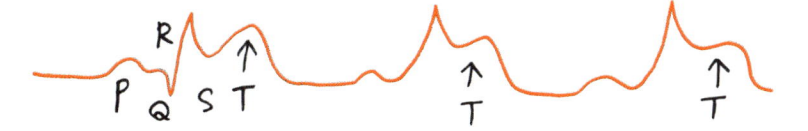

ST が上昇している

ST が上昇する心筋梗塞は，
心筋全層の壊死をきたした
状態で緊急性が高い！

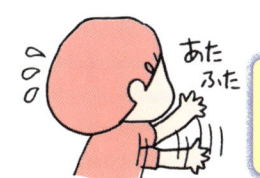

ここが **ポイント**

手術中止になる可能性が高い。ニトロ製剤やワルファリンな
どの薬剤を準備！

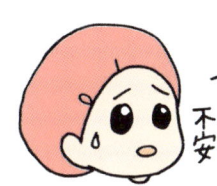

どうしよう… 突然『DC!』って言われても，使えるかな…

DC…電気的除細動は，最近はほとんど
二相式だけど，単相式っていうのもあるから，出力も
どれくらいか知っておいた方がいいね。

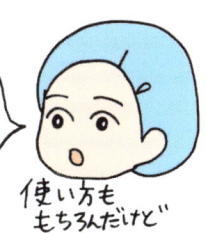

使い方も
もちろんだけど

・単相式（モノフェージック）➡ 直流　　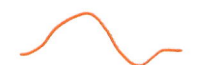　　360 J

・二相式（バイフェージック）➡ 交流　　　　　150～200 J　**推奨**

二相式の方がエネルギーが少なく，心筋へのダメージが少ないとされる。
除細動の適応となる不整脈は……VF，脈なし VT（脈あり VT は×）

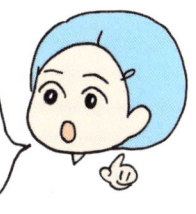

『除細動』とひとことで言ってるけど，同じ除細動でも
『カルディオバージョン』といわれるものがあって…。『同期』ってイミ
なんだけど，AF とか，脈ありVTで適応だよ。心電図の
R波に同期して，タイミングをはかって電気ショックを与えることを指すの。

不整脈のとき必要な薬

●抗不整脈薬

リドカイン

ナトリウムチャネルを阻害し抗不整脈作用を発現する。局所麻酔薬としても使われる。

禁忌

房室ブロックなどの重篤な刺激伝導障害のある患者→心停止を起こす

ワンショット用（緊急時）

静注用キシロカイン® 2％

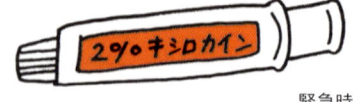

（100mg/5mL）

緊急時や手術時の不整脈の対応に使用

点滴用

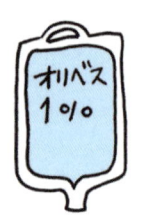

オリベス® 点滴用1％など

効果の持続を期待する場合に使用

ジソピラミド （リスモダン® P）

ナトリウムチャネルを阻害し抗不整脈作用を発現する。副作用として低血糖症に注意。

禁忌

QT 延長症候群，緑内障患者

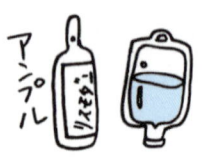

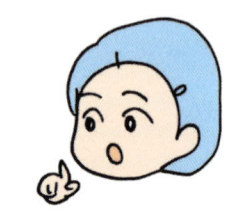

リスモダンは点滴静注！ワンショットはしない

ランジオロール塩酸塩 （オノアクト®）

Af（心房細動）・洞性頻脈や心房粗動に対して使用。
点滴静注。シリンジポンプを使用する。

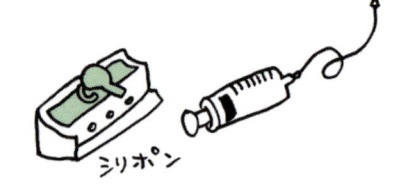

⑥ 異常な高体温

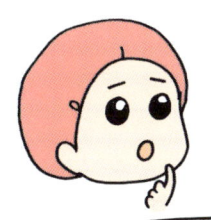

Ⅰ章で習いましたけど，患者さんは低体温になりやすい状況なのに，高体温の心配ですか？

そう！そこがポイントだよ！今から，最も恐ろしい麻酔の合併症の話をするよ！これは絶対に覚えておいてね！

出た！

●悪性高熱症（MH：Malignant Hyperthermia）

悪性高熱症とは，揮発性麻酔薬（セボフルランなど）や脱分極性筋弛緩薬（スキサメソニウムなど）によって誘発される重篤な合併症で，劇症型の死亡率は15％前後と非常に高い。

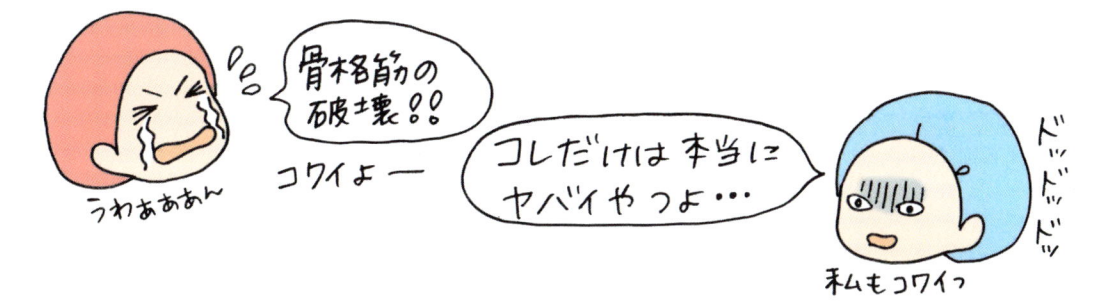

骨格筋の破壊！！

コワイよ——

うわああん

コレだけは本当にヤバイやつよ…

私もコワイっ

特徴

スピードに注目！

・体温の上昇……15分に0.5℃の上昇，30分で1℃上昇。
　　　　　　　　38℃以上の高熱。
・筋肉の硬直
・アシドーシス
・ミオグロビン尿（茶褐色）
・不整脈　　　　　　　　　など……

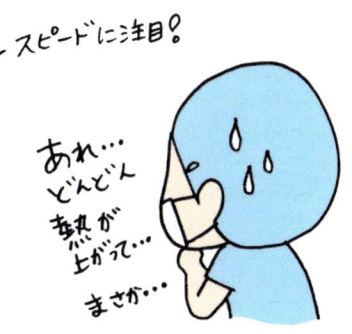

あれ…どんどん熱が上がって…まさか…

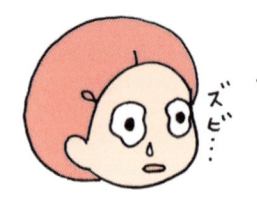

センパイ・・・まさかコレに出会ってしまったことが あるんですか・・・？

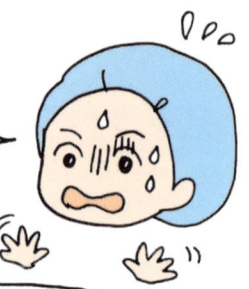

ないないっ！ さすがにコレは見たこと ないよっ！

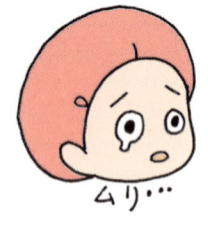

めったにないことなのに, 起こったら大変 だなんて・・・

そうだね・・・。見たことなくても, 対処法を きちんと知っておいて, 実践しなくちゃいけないって 難しいね・・・。経験豊富な麻酔科の先生に 聞いたことあるけど, 実際に起こってるんだよ！

くみちゃん先輩も ないって言ってた！

●悪性高熱症に出会ってしまったら……

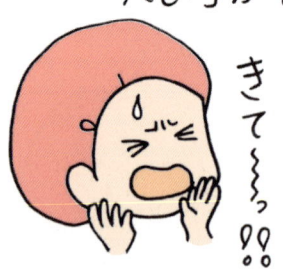

とにかく 人を呼ぶ！

きて〜〜っ！！

以下の対処をする

・原因薬剤である麻酔薬の中止 ➡ 純酸素の投与
・ダントロレン（ダントリウム®）の投与（蒸留水で溶解）
　すごく溶けにくいよ！
・全身冷却（冷やす道具, 氷嚢など）
・不整脈対処, 循環動態の維持
・電解質補正（カリウムなど）
・尿量確保
・麻酔器の交換（原因薬剤が残っているため）

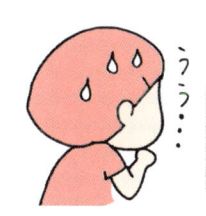

ここが ポイント

普段の備えを確認しておく！ ダントロレン（ダントリウム®）がどこにあるか，どうやって投与するのかを知っておく！

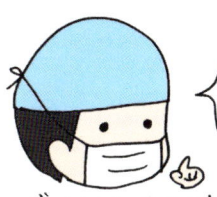

うぅ…

ダントロレン，あるよね？

とにかく冷やして，原因となる薬剤を排除して、対症療法をするしかないよ。

経験豊富な麻酔科医は，悪性高熱症に出会ってしまったことがあるかもしれない。周りの麻酔科医に聞いてみよう。そして，悪性高熱症が起こったときの対処を話し合っておこう！

でも，手術中の体温上昇の最も多い原因は『脱水』だったりするんだよね 〜

輸液しなきゃ〜

★おまけマンガ 「膀胱鈎だって」

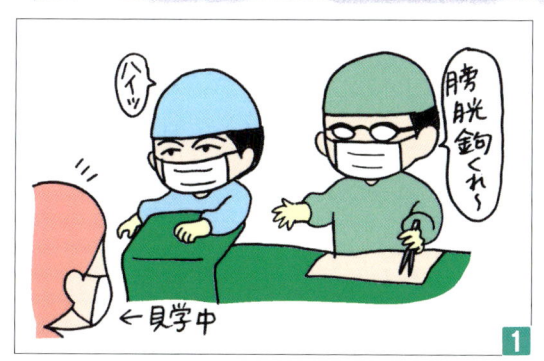

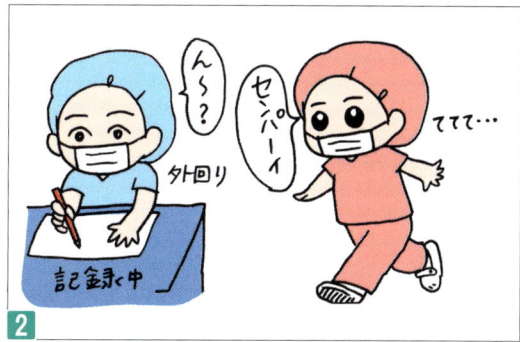

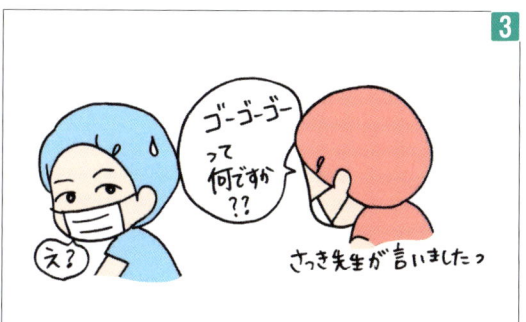

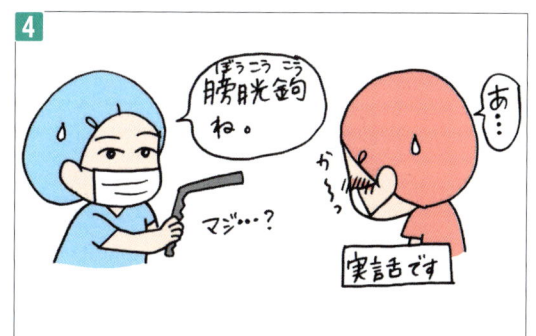

緊急編

III章

149

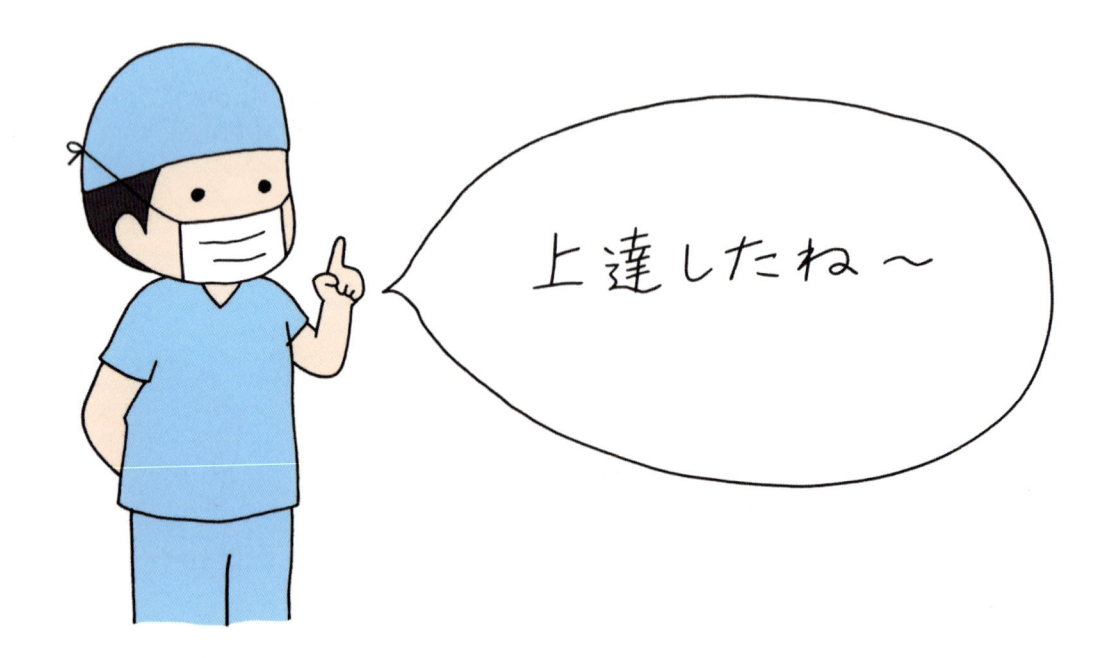

IV章 知識発展編

～もっともっと勉強しよう～

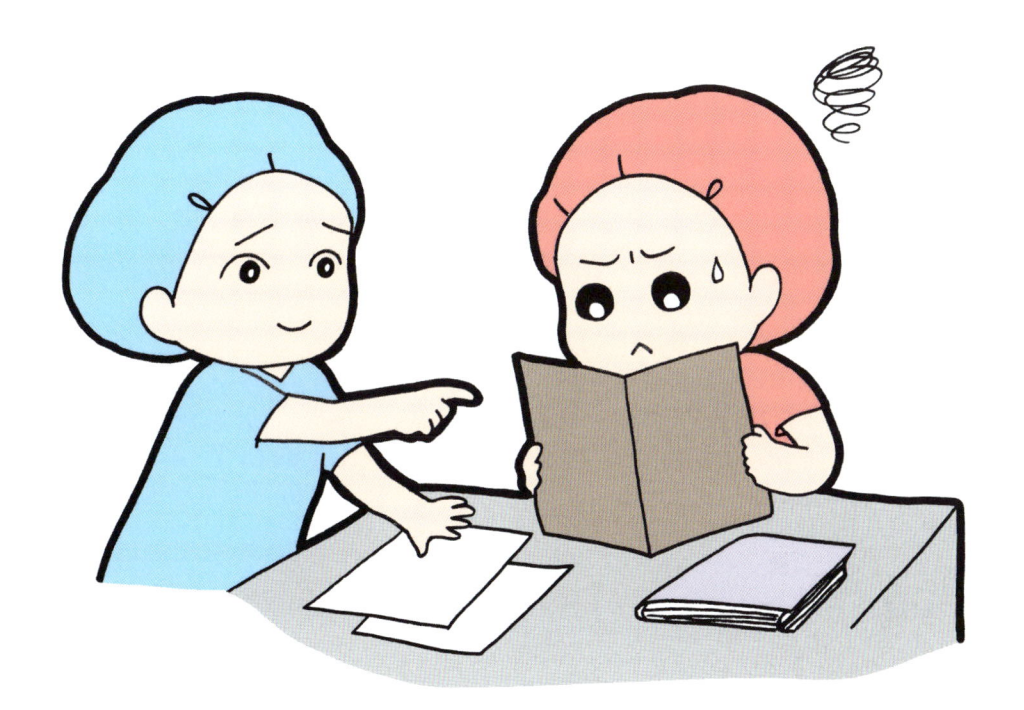

① 硬膜外麻酔 (epidural anesthesia)

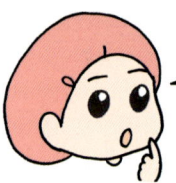

硬膜外麻酔って、いつも背中にカテーテルを挿入してるあれですね。

そうだよ。そもそも硬膜外麻酔についてどこまで理解してる？

●硬膜外麻酔とは……

硬膜外腔に麻酔薬注入用のカテーテルを挿入・留置して行う，部分的な麻酔。術中にも局所麻酔薬を投与して使用するが，術後の疼痛コントロールのために留置されることが多い。

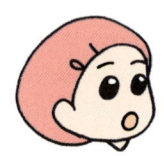

いつも見ているあの手技。先生はいつもカンタンにやっているように見えますね！

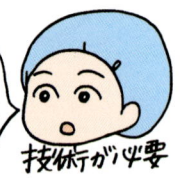

先生は慣れているから私達にはそう見えるけど、〈も膜下麻酔（ルンバール）と比べて石更麻は難しい！

技術が必要

	脊髄くも膜下麻酔	硬膜外麻酔
注入部位	くも膜下腔	硬膜外腔
穿刺部位	L2/3 以下	頸椎から仙骨部まで
効果発現	数分以内	10 分以上
ブロックの程度	強い	薬剤濃度に依存
血圧低下	早く，強い	遅く，薬剤濃度に依存
筋弛緩	強い	薬剤濃度に依存
作用時間	約 2 時間	持続投与可能
麻酔薬使用量	約 2mL	約 10mL
全身麻酔との併用	一般的でない	積極的
術後鎮痛への利用	行わない	一般的

硬膜外麻酔の適応

適応 腹部, 胸部, 下肢手術
首から腰まで穿刺できる

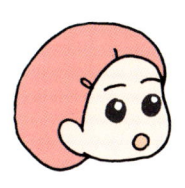

いつも見てて思うんですけど…みんな、全麻で眠ったあとに穿刺しちゃダメなんですか？

先生の考え方にもよるけど…。意識下で硬麻を入れる方が安全、という考えなんだよ。痛みとか、しびれとか、本人に言ってもらうのが一番だし、協力を得たいからね。

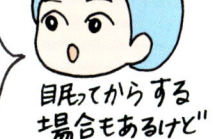

目眠ってからする場合もあるけど

デルマトーム（皮膚分節）

前面　背面

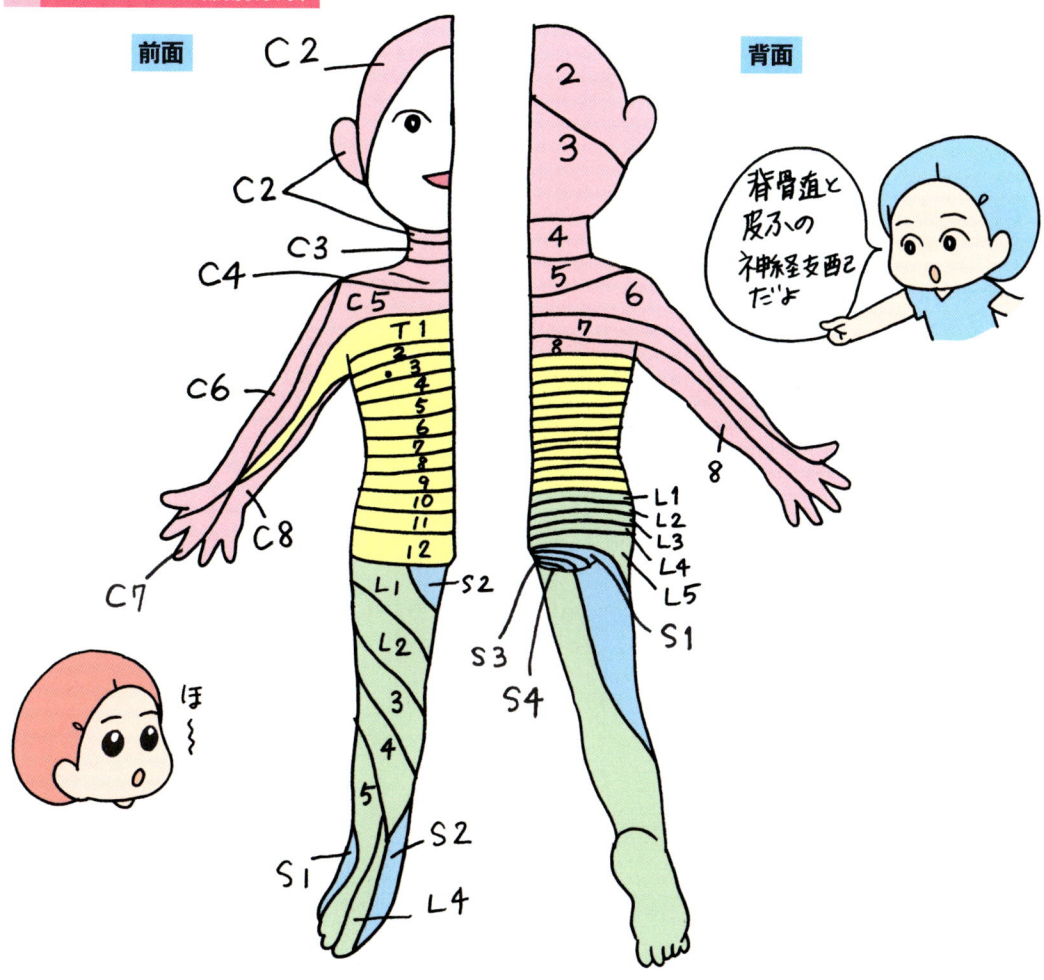

背骨直と皮ふの神経支配だよ

ほ〜

●腰椎の解剖

上からみた図

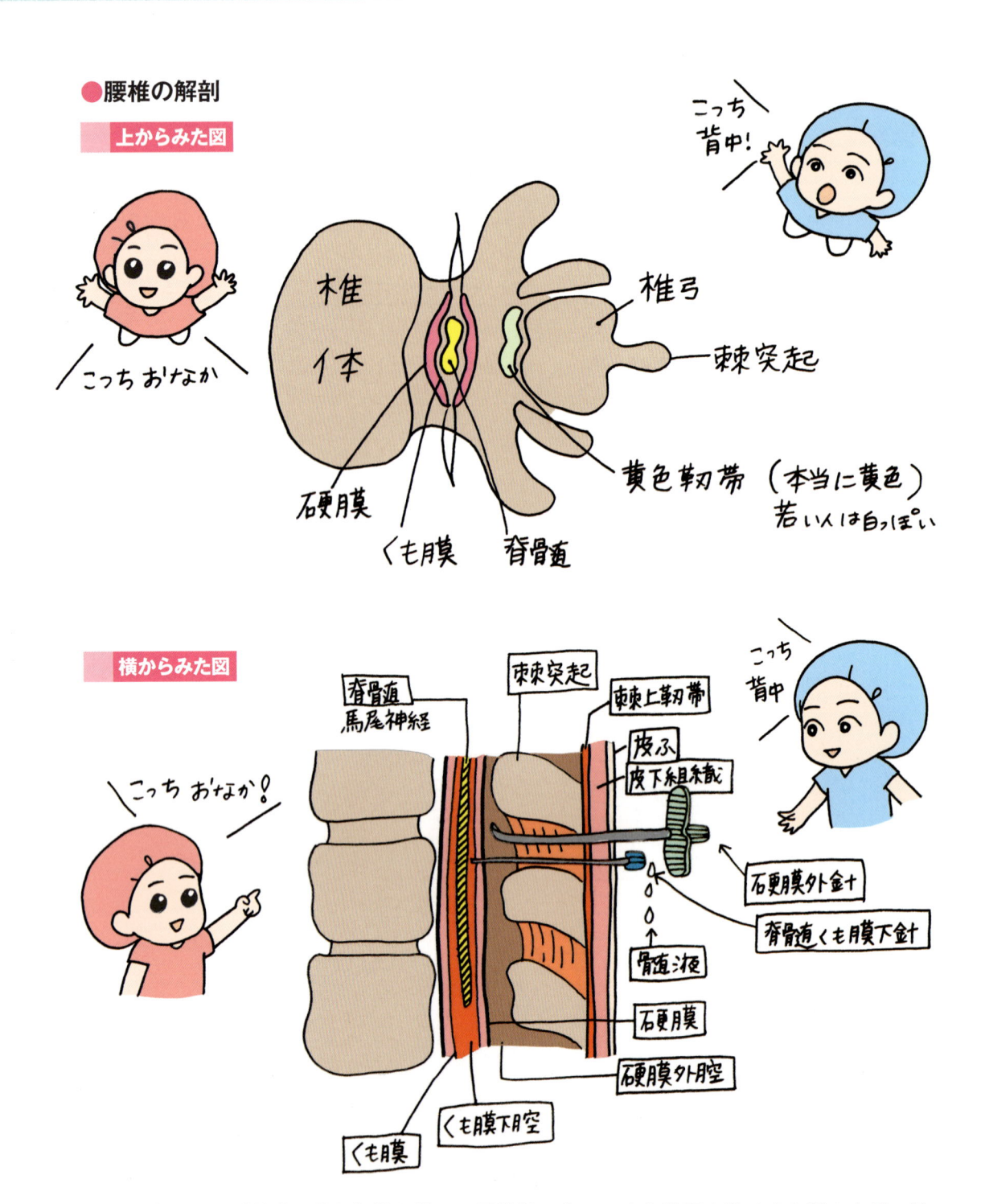

こっち
背中！

こっち おなか

椎体

椎弓

棘突起

黄色靭帯（本当に黄色）
若い人は白っぽい

硬膜

くも膜　脊骨道

横からみた図

こっち
背中

こっち おなか！

脊骨道
馬尾神経

棘突起

棘上靭帯

皮ふ
皮下組織

硬膜外針

脊骨道くも膜下針

髄液

硬膜

硬膜外腔

くも膜下腔

くも膜

硬膜外麻酔は硬膜外腔，黄色靭帯を越えて硬膜外に入る。くも膜下麻酔はくも膜の内側，髄液が逆流してきたら成功。

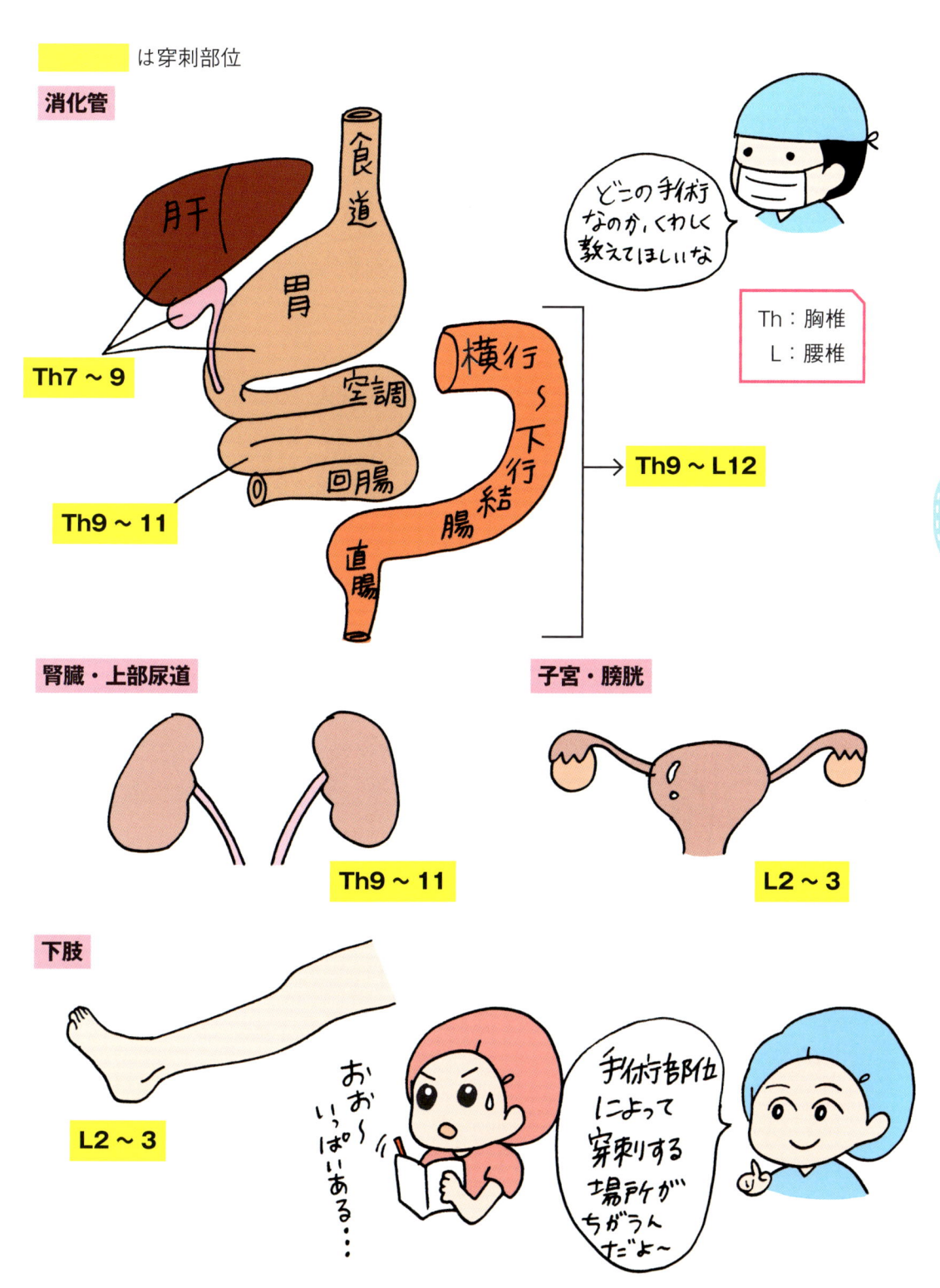

は穿刺部位

消化管

食道

肝

胃

空調

回腸

横行〜下行結腸

直腸

Th7〜9

Th9〜11

→ Th9〜L12

どこの手術なのか、くわしく教えてほしいな

Th：胸椎
L：腰椎

腎臓・上部尿道

Th9〜11

子宮・膀胱

L2〜3

下肢

L2〜3

おお〜いっぱいある…

手術部位によって穿刺する場所がちがうんだよ〜

硬膜外麻酔の禁忌

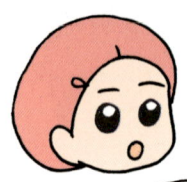

そういえば、伏臥式以外にも硬麻できない人っていますよね。

そうだね。患者さん本人の要素も大事なポイントのひとつだよ。

●硬膜外麻酔でカテーテルを留置できないのはこんな人

抗凝固療法中の患者（高度な凝固異常・血小板低下）

血が固まりにくいと、硬膜外血腫をつくる危険性があるんだよ〜。

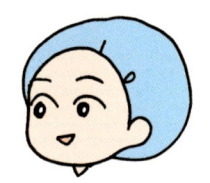

針を穿刺するから必ず血が出るよ

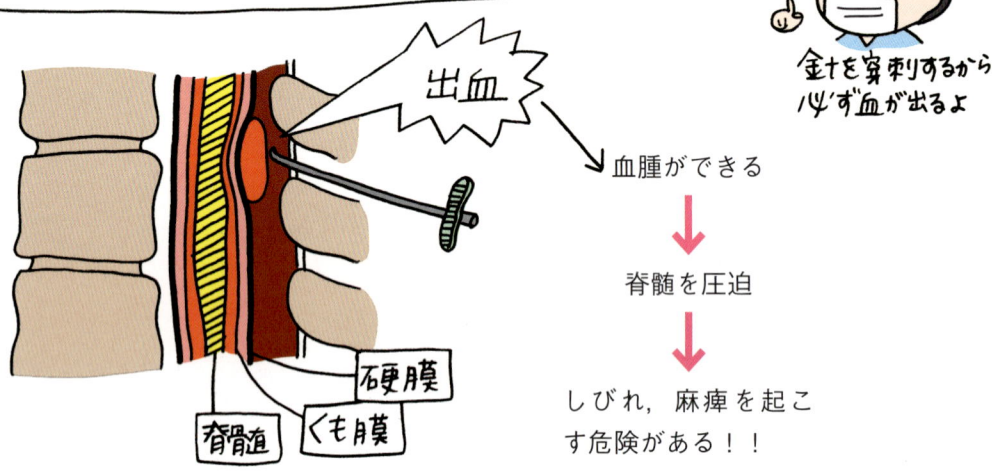

出血

血腫ができる

↓

脊髄を圧迫

↓

しびれ，麻痺を起こす危険がある！！

硬膜

くも膜

脊髄

ガーン えーっ!!? こんな危険なことだったんですか〜っ

そうだよ〜。ただ穿刺してるんじゃないんだよ。どんな処置にも，危険はあるんだから！

だから事前にケンサするんでしょっ

＊抗凝固・抗血小板療法中患者の硬膜外麻酔の注意点

■術前・硬膜外麻酔穿刺のときの休薬 <small>（経口→経口薬　静注→注射薬）</small>

アスピリン（バイアスピリン®）経口	制限なし
チクロピジン（パナルジン®）経口	14日以上休薬必要
クロピドグレル（プラビックス®）経口	7日以上休薬必要
ワルファリン（ワーファリン®）経口	4〜5日休薬し，PT-INRが正常範囲であることを確認
未分画ヘパリン（標準ヘパリン） （半減期0.5〜1時間）静注	5,000単位1日2回投与で制限なし （4日以上投与されている場合は血小板数を確認）
低分子ヘパリン（クレキサン®，フラグミン®） （半減期2〜4時間）静注	最後の投与から少なくとも24時間空けて穿刺

■術後・硬膜外麻酔カテーテル抜去のとき

ワルファリン（ワーファリン®）経口	PT-INRが1.5以下のときにカテーテル抜去
低分子ヘパリン（クレキサン®，フラグミン®）	カテーテル抜去から2時間後に投与

術前の休薬って，硬麻できるかどうかに関わりがあることだったんですね〜。

抗凝固薬、いわゆる血液サラサラ薬は、硬麻だけじゃなくて、手術をうける患者さんみーんな制限しなきゃ いけないんだよ

血がとまりにくくなっちゃう

●その他　硬膜外麻酔ができない場合

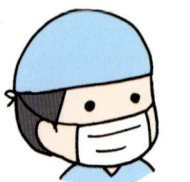

出血の他にも、
穿刺部位の感染
もコワイからね

絶対的禁忌は、さっきも話したけど、高度な凝固異常や血小板低下、あとはショック状態の人や高度な心不全の人だね。敗血症などの全身性の感染の人もできないよ。

相対的禁忌っていうのもあるよ。相対的とは、その状況や健康な状態と比べるとこう！という事柄を表現する言葉なんだけど…

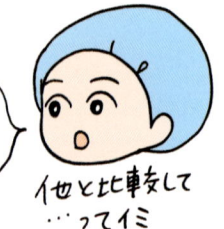

他と比較して
…ってイミ

ニコ　ニコ

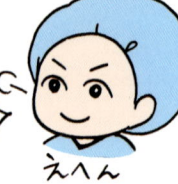

スゴイなあ

おっ　難しい言葉知ってるね～。相対的禁忌は、脱水、脊椎の疾患（ヘルニアとか）脊椎の変形など、物理的に針を刺すのが難しいという場合が含まれるね。あと、認知症の人や理解力が乏しい人も、穿刺の時に動いたりして危ないし、術後引き抜いちゃうんじゃないかと心配だよ。

そういうことも踏まえて、事前の情報収集は大事ですよね！　腰椎のレントゲンあるかな～とか、硬麻に耐えられる人かな～とか！この人は、硬麻をできる人なのか？を考えてます！

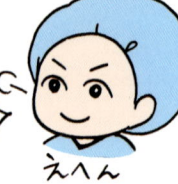

えへん

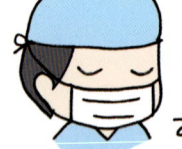

ありがと

いつも、助かってます

センパイ、
すごいっ

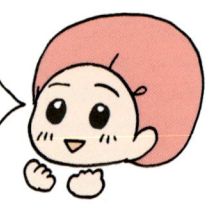

心臓血管の手術で，術中にヘパリンを使う場合も注意が必要！
麻酔科医と相談しよう！

② 全身麻酔と使う薬

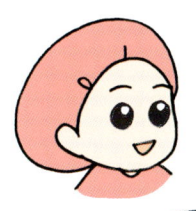

> 全身麻酔って，眠ってるあいだに手術が終わるから，患者さんは苦しくなくていいですよね

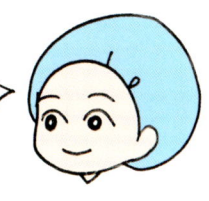

> そうだね。苦痛がないのはいいことだけど，厳密にいうと眠ってるわけじゃないんだよ〜

全身麻酔とは

中枢神経（脳と脊髄）に薬剤を作用させて麻酔状態を得る方法。

① 意識消失　　② 鎮痛
③ 筋弛緩　　　④ 反射抑制

この4つの条件を満たすことが必要！

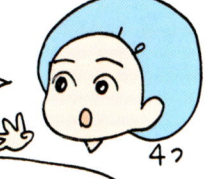

> 手術では，この4つが，患者さんにとっても術者にとっても、メリットなんだよ！

4つ

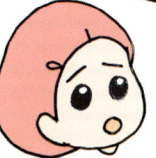

> ハイ。眠ってるあいだに手術が終わったら、恐くないし痛みを感じないし、ストレスが少ないです。でも、術者にもメリットがあるんですか？

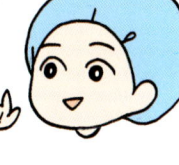

> 意識があって痛がったり、反射が残っていて急に動いたり、筋肉が硬かったりしたら手術はやりにくいと思わない？

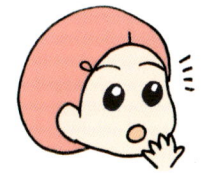

> 確かに！

> でしょ！

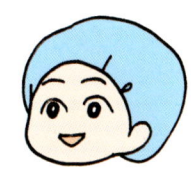

＊麻酔深度

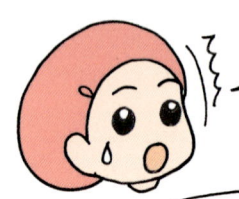

> 麻酔って 深さが あるんですか！？ みんな一緒 じゃないんだ！

> みんな一緒だよ。 ここでいう深度は, 麻酔が深くなっていく順番のことね

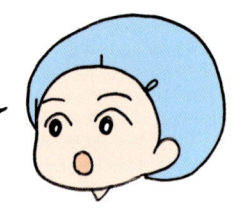

麻酔深度は 4 段階ある

深くなっていく

第Ⅰ期	……無痛期
第Ⅱ期	……興奮期
第Ⅲ期	……外科的麻酔期（第 1 ～ 4 相まである）
第Ⅳ期	……中毒期

第Ⅰ期　無痛期

静脈麻酔や吸入麻酔法によって意識が失われ，体全体の疼痛・痛覚が減弱する時期。

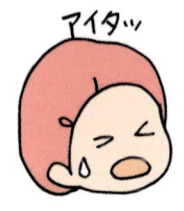

アイタッ

> まだ 完全に 痛覚が 麻痺してないよ！

まだ痛い！

第Ⅱ期　興奮期

上位の中枢から抑制性制御が麻痺する。患者は無意識に体を動かしたりうわ言をつぶやいたり…。みせかけの興奮状態にある時期。対光反射や嚥下反射が残っている。

ここが ポイント

一番注意するのが興奮期。抑制帯をきちんと締めて突然の体動に備える。反射が残っているので激しく動かさない！

第Ⅲ期 外科的麻酔期

完全に麻酔が効いている状態。骨格筋の緊張が取れ，眼球は固定。手術が可能な時期。

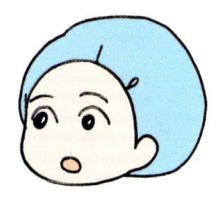

第Ⅲ期は さらに第1～4相まで段階があるんだよ。

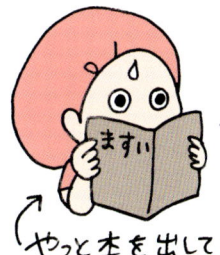

ホントだ…。3～4相で 呼吸が止まって、咽頭喉頭反射が消失して 挿管が可能になるんだ…

やっと本を出してきた

第Ⅳ期 中毒期　呼吸停止から心停止まで。危険な麻酔。

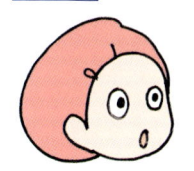

・・・・・・

改めて聞くとコワイよね…。私たちが普段見ているものは, こういうものなんだよね…。

いつものことだし 慣れちゃって

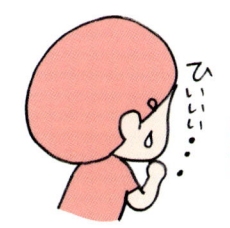

ひいい…

ここが ポイント

患者のようすを観察して，時期と深度に適した行動をとる。

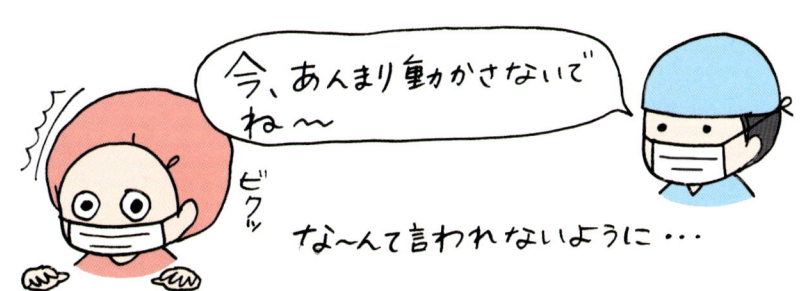

今、あんまり動かさないでね～

ビクッ

な～んて言われないように…

●麻酔導入の種類

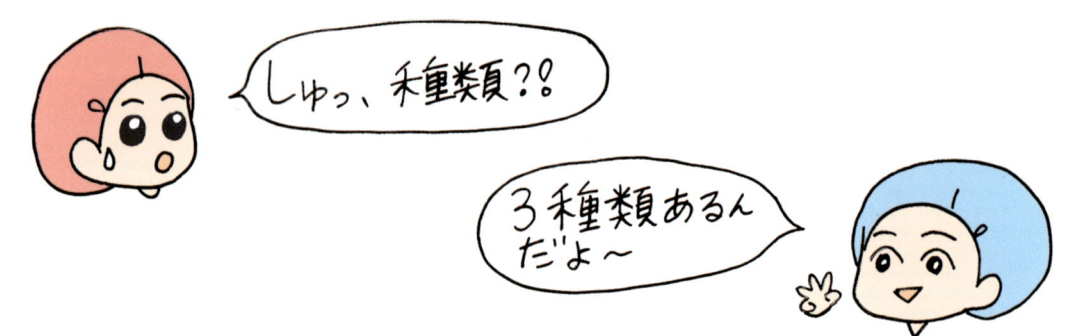

■麻酔導入の方法は3つある

① 急速導入（rapid induction）ラビッド インダクション

いつもの導入。静脈麻酔薬で入眠させて非脱分極性筋弛緩薬を用いて気管挿管。

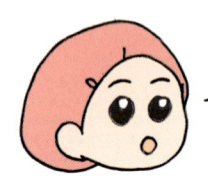

名前はすごく遅そうだけど、いつもやってるのがコレなんですね！急速ですよ

② 迅速導入（rapid sequence induction）シークエンス（別名：クラッシュ）

静脈麻酔薬を投与後，直ちに脱分極性筋弛緩薬もしくは多めの非脱分極性筋弛緩薬を投与し，この間全く呼吸を行うことなく気管挿管。緊急手術やフルストマック（p.140）の患者に用いる。輪状軟骨圧迫（クリコイドプレッシャー）が必要（p.141）。

③ 緩徐導入（slow induction）

吸入麻酔薬単独で導入。乳幼児など，事前の静脈路確保が難しい場合や，自発呼吸を残したい場合に用いる。

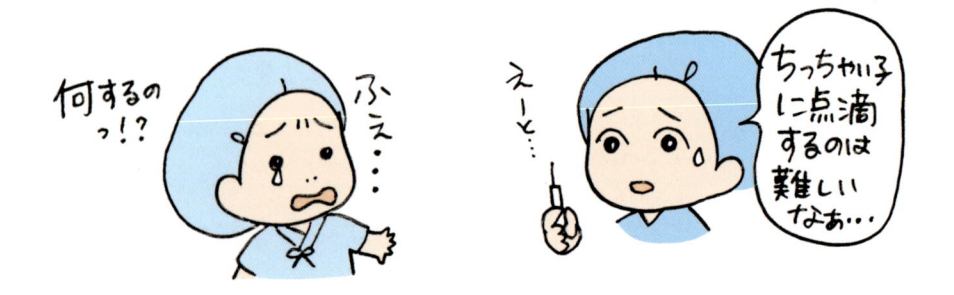

全身麻酔に使う薬

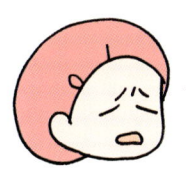

もうダメです…。お薬だけはホントにダメです…。タタすぎて覚えられない…

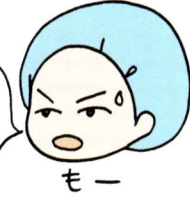

お薬だけじゃないでしょ〜。他にもいろいろ苦手でしょ。オペ室で使うお薬は限られてるんだから、少ない方だよ！せめて、いつも使うものくらい覚えなさいっ

モー

一般名もできるだけ覚えよう！

■静脈麻酔薬

劇薬

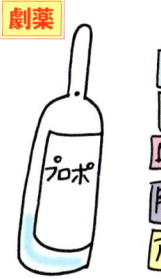

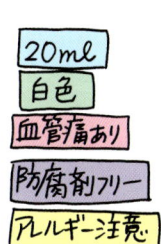

20mℓ / 白色 / 血管痛あり / 防腐剤フリー / アレルギー注意

一般名 プロポフォール　　**商品名** プロポフォール ディプリバン ®

静脈へ注入し速やかに効果を発現する。呼吸抑制が強く5〜10分で血中濃度が半減する。成分に大豆油，卵黄レシチンなどが含まれるのでアレルギーに注意する（卵アレルギーの人には使用できない）。妊産婦と小児は禁忌。

劇薬

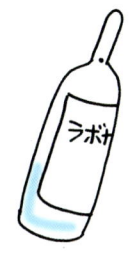

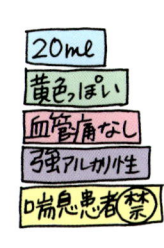

20mℓ / 黄色っぽい / 血管痛なし / 強アルカリ性 / 口喘息患者禁

一般名 チオペンタールナトリウム　　**商品名** ラボナール ®

超短時間作用型バルビツレートともいう。静脈投与で速やかに効果を発現する。呼吸抑制が強く気管支の収縮を起こすことがあり，気管支喘息発作を誘発する。血管痛はないが，血管外に漏出すると壊死を起こす可能性がある。鎮痛作用はない。ポルフィリン症の患者には禁忌。

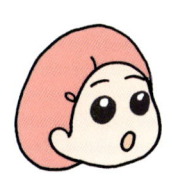

ラボナール®？

静脈麻酔薬はプロポフォールを使うことがタタいからね

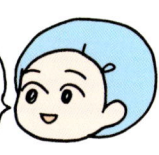

知らないかもね―

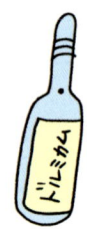

一般名 ミダゾラム　　　　　**商品名** ドルミカム® ほか

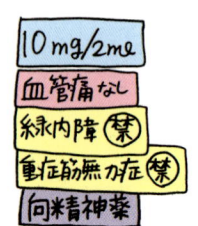

静脈投与で効果発現。呼吸抑制がある。作用時間が 45 分程度と長め。鎮痛作用はない。フルマゼニル（アネキセート®）で拮抗できる。

- 10 mg/2mℓ
- 血管痛なし
- 緑内障 禁
- 重症筋無力症 禁
- 向精神薬

■筋弛緩薬

液体

毒薬

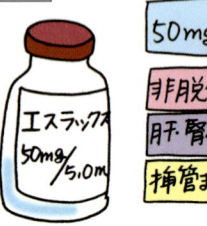

一般名 ロクロニウム（臭化物）　**商品名** エスラックス®

静脈に投与して速やかに作用発現する。循環への影響はなく，肝・腎で代謝される割合は肝 65：腎 35 なので，肝機能障害の患者は注意が必要。呼吸困難および気道閉塞がある患者も要注意。拮抗薬はスガマデクスナトリウム（ブリディオン®）。

- 50mg/5mℓ
- 非脱分極性
- 肝・腎代謝
- 挿管まで約1分

毒薬

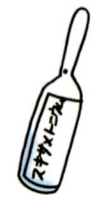

一般名 スキサメトニウム塩化物水和物　**商品名** スキサメトニウム　レラキシン®

静脈に投与し，短時間で迅速な筋弛緩作用が発現。ファシキュレーション（線維束攣縮）が発生するのが特徴。

- 40mg/2mℓ
- 脱分極性
- 挿管まで約30秒

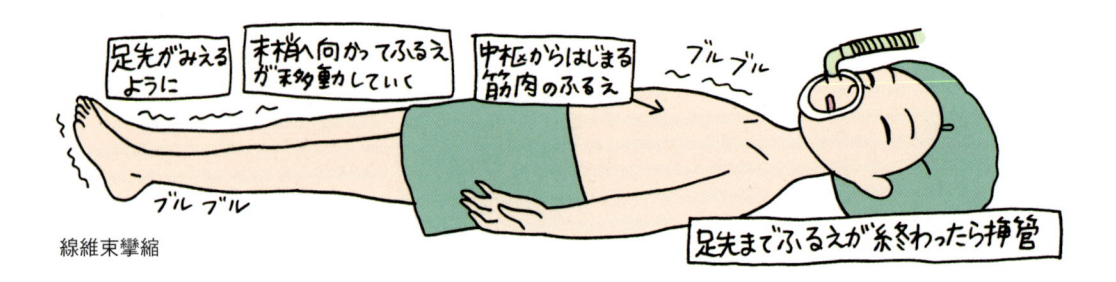

線維束攣縮

■拮抗薬

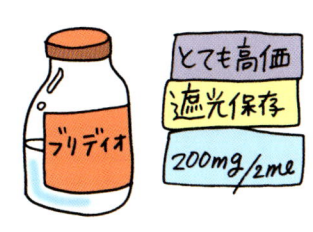

一般名 スガマデクスナトリウム　**商品名** ブリディオン®

ロクロニウム（エスラックス®）の拮抗薬。筋弛緩の状態に応じて投与量が異なる。スキサメトニウムには効果がないとされる。

劇薬

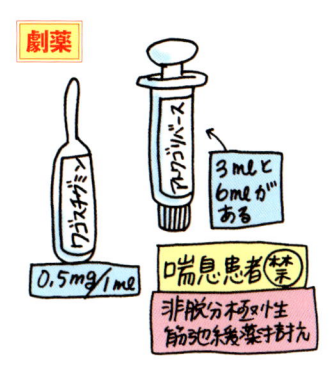

一般名 ネオスチグミンメチル硫酸塩　**商品名** ワゴスチグミン®　アトワゴリバース® ほか

筋弛緩から回復させる薬剤。抗コリンエステラーゼ薬の一つで，アセチルコリンを増加させ筋弛緩薬を追い出す。ムスカリン様作用により，気道分泌物を増加させて徐脈を起こすので，アトロピン硫酸塩水和物を同時混入する。これをリバースとよぶ。

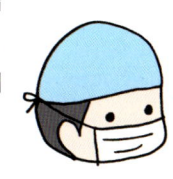

以前はアトロピンとネオスチグミンを混ぜて作ってたよ

劇薬

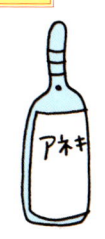

一般名 フルマゼニル　**商品名** アネキセート® ほか

ベンゾジアゼピン系薬剤（ドルミカム® など）の拮抗薬。半減期がドルミカム® の半減期より短いので，再入眠が起こることがある。

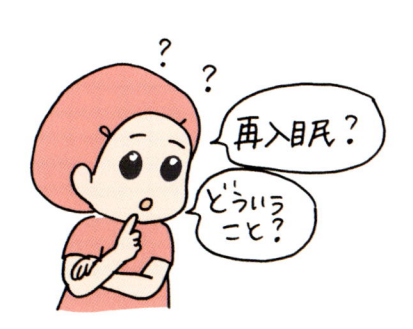

再入眠？

どういうこと？

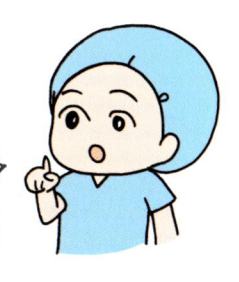

アネキセート®を静注して一度ドルミカム®を拮抗しても，アネキセート®の方が先に効果が切れちゃって，ドルミカム®の効果が再び現れるってこと。ドルミカム®は呼吸抑制があるから油断せずに観察だよ！

IV 章

知識発展編

■麻薬

劇薬
麻薬

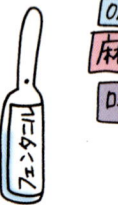

0.1mg/2mL
麻薬性鎮痛薬
呼吸抑制あり
0.1%

一般名 フェンタニルクエン酸塩　**商品名** フェンタニル

静脈，くも膜，硬膜，筋，皮下に投与可能。強い鎮痛作用がある。0.5mg/10mL のものもある。ナロキソン塩酸塩で拮抗。術後鎮痛にも使用される。

劇薬
麻薬
粉

2mg
麻薬性鎮痛薬
呼吸抑制強い
くも膜・硬膜投与禁

アルチバ

一般名 レミフェンタニル塩酸塩　**商品名** アルチバ®

静脈に投与し，術中鎮痛を目的として使用。超短時間作用性なので投与終了後速やかに濃度減少し，持続投与が必要。肝・腎機能低下患者にも使用が可能。

劇薬
麻薬

呼吸抑制あり
麻薬性鎮痛薬
10mg/1mL

モルヒネ

一般名 モルヒネ塩酸塩水和物　**商品名** モルヒネ塩酸塩ほか

強力な鎮痛・鎮静作用があり，強い依存性がある。硬膜やくも膜にも注入可能で，術後鎮痛にも使用される。

麻薬のこと『オピオイド』って言うけど、麻薬性鎮痛薬や合成鎮痛薬の総称だよ〜。アヘンのことを『オピウム』っていうところからきてるみたいだね。オピオイド＝アヘン類縁物質ってイミなんだって。

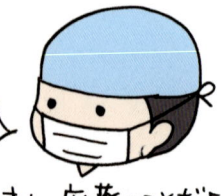

まぁ、麻薬のことだよ

■麻薬の拮抗薬

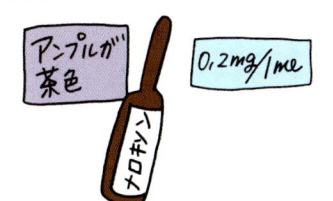

一般名 ナロキソン塩酸塩　　**商品名** ナロキソン塩酸塩

麻薬の呼吸抑制，覚醒遅延に拮抗するが，投与量が多いと同時に鎮痛作用も拮抗されるので痛みが出現する。拮抗後も，呼吸抑制に注意しながら観察する。

■昇圧剤

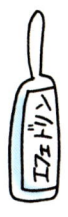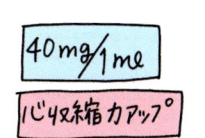

一般名 エフェドリン塩酸塩　　**商品名** エフェドリン「ナガヰ」®
ほか

血圧を上昇，心拍数と心収縮力を増加させる。甲状腺機能亢進症の患者には注意。

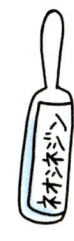

一般名 フェニレフリン塩酸塩　　**商品名** ネオシネジン® コーワ

心拍数の上昇を抑えつつ，末梢血管を収縮させて血圧を上昇させる。カテコラミン投与中の患者は，不整脈や心停止を起こす場合があるので禁忌。

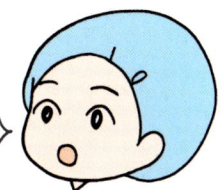

ネオシネジン®コーワの方が，心拍数を抑えつつ昇圧するから，心臓疾患ある人に使いやすいとか聞いたことあるなぁ～

先生っていろいろ考えて使ってるんだね～

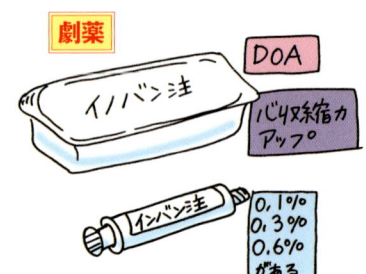

劇薬

一般名 ドパミン塩酸塩　　**商品名** イノバン®，カタボン® 塩酸ドパミン® 注キット

心拍数，心拍出量を増加させ，血圧を上昇させる。シリンジポンプで使用する。輸液ポンプで使用するのは塩酸ドパミン® 注キットやカタボン® 。

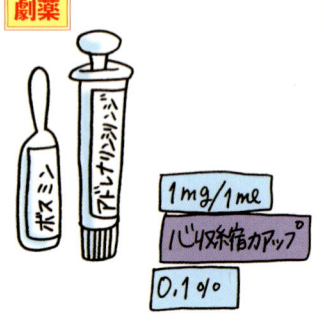

劇薬

一般名 アドレナリン（エピネフリン）　　**商品名** ボスミン® アドレナリン®　ほか

心拍数，心拍出量，血圧を上昇。心停止の蘇生時にも使用する強力な昇圧剤。末梢血管を収縮させる。

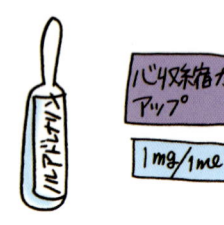

劇薬

一般名 ノルアドレナリン（ノルエピネフリン）　　**商品名** ノルアドレナリン® ほか

末梢血管を収縮させ，血圧を上昇。内臓や皮膚の血流を低下させる。重症なショック時に使用。末梢血管からの使用はできない。コカイン中毒，心室頻拍の患者には禁忌。

※アドレナリンとノルアドレナリンは作用が似ているが，作用する受容体が違うので効き方がちょっと違う。

■降圧薬

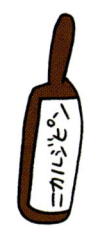

カルシウム拮抗薬
茶色いアンプル
2mg/2mℓ

一般名 ニカルジピン塩酸塩　　**商品名** ニカルジピン塩酸塩
ペルジピン®

カルシウム拮抗薬は, カルシウムチャネルを塞ぐことで平滑筋細胞の収縮を抑える。それによって血管を拡張させ, 血圧を下げる。心収縮力を抑制せず刺激伝導系にも影響しない。

粉

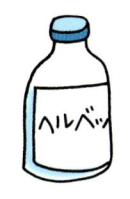

カルシウム拮抗薬
10mg

一般名 ジルチアゼム　　**商品名** ヘルベッサー®　ほか

洞結節および房室結節での伝導性を低下させ, 体血管抵抗を減少させて血圧を下げる薬。心拍数も減少する。カルシウム拮抗薬の中でも, 全身より冠動脈に対する作用が強い。

高血圧で脈も タタくて
神経がすり減るべさ～
（ヘルベッサー）

大まじめ　血圧と脈くを下げるべさ～

■硝酸薬

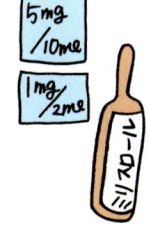
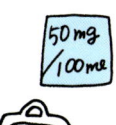
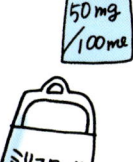

5mg/10mℓ
50mg/100mℓ
1mg/2mℓ
ミリスロール

一般名 ニトログリセリン　　**商品名** ミリスロール®　ほか

硝酸薬の主な薬理作用は, 血管拡張作用による冠血流（冠動脈の血流）の改善。狭心症の発作改善に使用される。心筋保護作用もある。

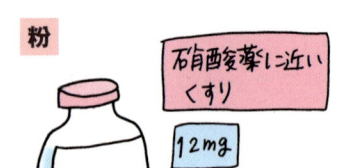

一般名 ニコランジル

商品名 ニコランジル
シグマート® ほか

冠動脈攣縮（スパスム）を改善し，冠血流を良くする薬。静脈も拡張するので前負荷を低下させ，心臓の仕事量を減らす。血圧の低下は軽度。

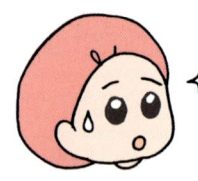

前負荷？

後負荷っていうのもあるよ〜

日本語は難しい

■前負荷とは

心臓が収縮する直前にかかる負荷のことで，心臓に戻ってくる静脈血の量を指す。全身の血液の量が多いと，前負荷は大きくなる。脱水や出血で小さくなる。

■後負荷とは

心臓が収縮した直後にかかる負荷のこと。心臓が動脈に血液を送り出すとき，動脈の圧に抵抗しながら押し出している。動脈硬化や，全身・末梢の血管抵抗が大きいと後負荷は大きくなる。

■β遮断薬

一般名 ランジオロール塩酸塩　**商品名** オノアクト®

β遮断薬（βブロッカー）とは，働きすぎている心臓の動きを抑える。心拍数を減らし収縮力を弱める。シリンジポンプでの持続注入で使用。

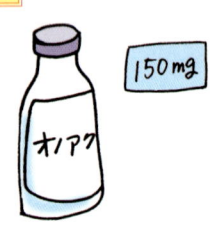

※ その他のβ遮断薬➡ エスモロール塩酸塩（ブレビブロック®）
　　　　　　　　　　プロプラノロール塩酸塩（インデラル®）

■局所麻酔薬

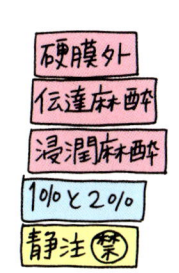

一般名 メピバカイン塩酸塩　　**商品名** カルボカイン®

主に硬膜外麻酔時に使用する。比較的早く（数分で）効果発現。

ポリアンプル

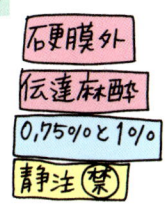

一般名 ロピバカイン塩酸塩水和物　　**商品名** アナペイン®

硬膜外麻酔時に使用する。比較的早く（数分で）効果発現。0.2%で 100mL もあり，持続硬麻に使用。

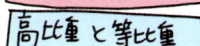

一般名 ブピバカイン塩酸塩水和物　　**商品名** マーカイン®

高 主に脊髄くも膜下麻酔（ルンバール）時に使用。比較的早く（数分で）効果発現。

等 数分で効果発現。持続時間は高比重よりも長い。

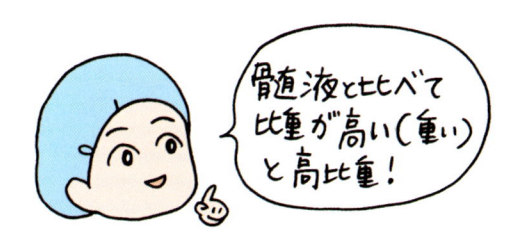

脊髄液と比べて比重が高い（重い）と高比重！

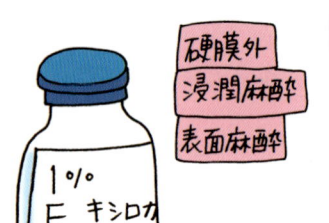

一般名 リドカイン塩酸塩　　　**商品名** キシロカイン® E入り

硬膜外カテーテルの留置や局所麻酔として使用（E なしを使うこともある）。硬膜外カテーテル挿入後のテストドーズに使用する。比較的早く（数分で）効果発現。

硬膜外
浸潤麻酔
表面麻酔

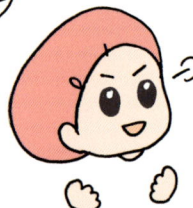

キシロカインは不整脈のところで勉強しました！

(p.146)

ポリアンプル　　　**一般名** リドカイン塩酸塩　　　**商品名** キシロカイン® E なし

硬膜外カテーテル留置の穿刺局所麻酔として使用（E 入りを使うこともある）。局所麻酔薬として幅広く使用できる。

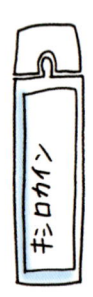

硬膜外
伝達麻酔
浸潤麻酔
表面麻酔

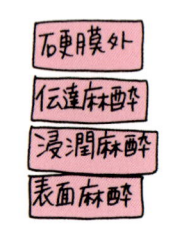

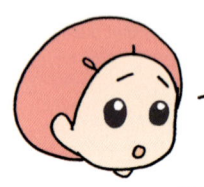

センパーイ…。局所麻酔薬 キシロカイン® の『E入り』とか『E なし』ってなんですか？

エピネフリンの『E』だよ。エピネフリンが添加されているのが キシロカイン® E入り。エピネフリンが添加されていないのが E なしね。

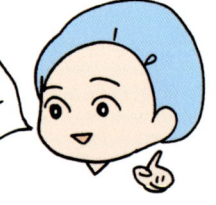

エピネフリンには強力な血管収縮作用があり，局所麻酔として使用すると，注入した部分の血管を収縮し，出血を予防する。また，血流に乗って拡散しにくくなるため，キシロカインの麻酔効果を延長する。

■吸入麻酔薬

一般名 セボフルラン　　　　**商品名** セボフレン® ほか

日本で最も多く用いられている揮発性吸入麻酔薬。麻酔導入，維持に用いる。麻酔導入と覚醒が速やかで，調節性に優れる。気管拡張作用がある。

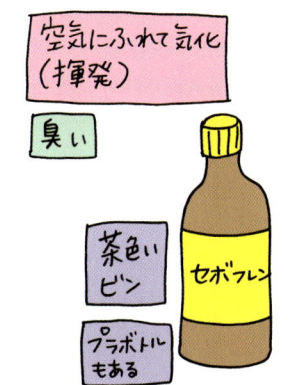

空気にふれて気化（揮発）

臭い

茶色いビン

プラボトルもある

セボフレン

＼コラム／　GI（ジーアイ）療法を覚えておこう！

GI 療法とは，グルコース・インスリン療法のこと。高カリウム血症の治療で，その名の通りグルコース（ブドウ糖）とインスリンを投与する。

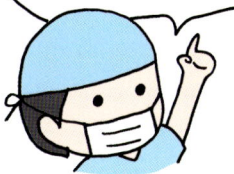

インスリンは、グルコースとカリウムを血中から細胞内へ取り込む作用があるんだ。

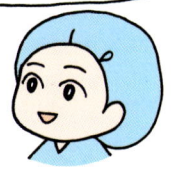

インスリンだけだと、低血糖になっちゃうから、ブドウ糖もいっしょに入れてるんですね。

似た名前で，グルカゴン・インスリン療法というのもあるけど，これは別の治療。間違えないでね。

③ 麻酔科医による術前診察

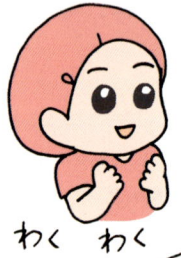

今日はゆうちゃんセンパイにくっついて、麻酔科外来の見学だ〜。オペ室以外の仕事、新鮮で楽しみ〜っ

わく わく

しのちゃんお待たせ〜。じゃあ、そろそろ麻酔科外来に行こっか〜

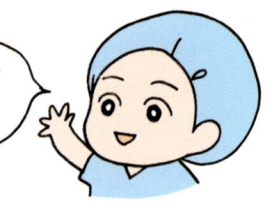

●麻酔科外来って何をしているの？

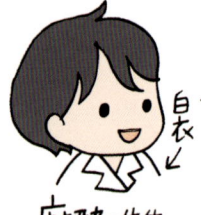

麻酔の先生
白衣

麻酔科外来 は、全身麻酔をはじめとする麻酔を受ける患者の診察をするところだよ〜。『手術』という激しいストレスにさらされる患者の生命維持を任されるからね。それに耐えられるのか、手術や麻酔に影響する病気とかを調べる目的があるんだ。

患者さんの術前検査の評価とか、挿管困難の予測とか、手術中に起こるかもしれない合併症を予測するとか、いろんなことをしてるよ！

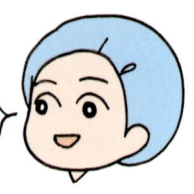

●患者の評価と麻酔計画

・気道系評価
・中枢，末梢神経系評価
・心血管系評価
・肝，腎機能系評価
・呼吸器系評価
・代謝，体液系評価
・血液，凝固系評価　　　を行う

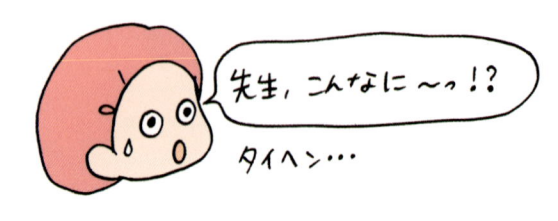

先生、こんなに〜っ!?

タイヘン…

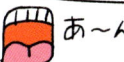

気道系評価

- 頸部や顎の可動制限があるか　あ～ん
- 歯牙の欠損　にっ
- 肥満と睡眠時無呼吸症候群の有無
- 緊急手術時は，最終飲食の時間（フルストマックの有無）

中枢・末梢神経系評価

- 意識状態（JCS や GCS）
- 瞳孔左右差，対光反射
- 頸動脈狭窄の有無
- てんかん，意識消失発作の有無
- 四肢の運動麻痺

先生がこれだけたくさんの情報をとりやすくするために，事前にまとめておくよ

先生，はいコレ

どっさり

心血管系評価

- 心エコー
- 心電図

肝・腎機能系評価

- 血液データ
- 透析の有無
- 肝・腎疾患の既往

呼吸器系評価

- 両肺呼吸音
- 喫煙歴
- 喘息の既往
- 胸部エックス線写真
- スパイロメトリー（呼吸機能検査）
- 呼吸器疾患の有無（COPD など）
- 最近の上気道感染

代謝・体液系評価

- 血液データ
- 糖尿病の有無（コントロール状態も）
- ホルモン値や薬でのコントロール状態
  （ステロイド内服の有無）

血液・凝固系評価

- 出血傾向
- 貧血の有無

その他

- アレルギーの有無

Ⅳ章

知識発展編

術前検査の種類と検査データ

＊血液データ

凝固系　　　　　　　　　　　　　　　　　　　　　　　　　　　　　　基準値

			基準値
PT	プロトロンビン時間	ワルファリンで延長	9.5 ～ 12.0 秒
APTT	活性化部分 トロンボプラスチン時間	ヘパリンで延長	23.5 ～ 42.5 秒
PT-INR	プロトロンビン時間ー 国際標準比	ワルファリンコントロール 時の指標	1 以下
TT	トロンボテスト	INR が 1.0 なら TT は 100%	ー

> データを参考に，サラサラ系のお薬の休薬や，点滴での代替切りかえも確認すること！

血算　　　　　　　　　　　　　　　　　　　　　基準値

		基準値
RBC	赤血球数	男　4.3 ～ 5.7 × 10^6 個 /μL 女　3.8 ～ 5.0 × 10^6 個 /μL
Ht	ヘマトクリット 血中の赤血球の割合	男　39 ～ 52% 女　34 ～ 46%
Hb	ヘモグロビン 血色素量	男　13 ～ 17g/dL 女　12 ～ 15g/dL

わたし貧血～

Hb 11 なの…

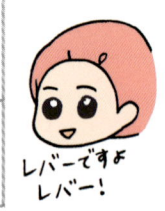

レバーですよ レバー！

赤血球恒数　RBC・Ht・Hb の 3 つの検査値を計算式に当てはめて算出している

**貧血の
タイプを
知る**　MCV…平均赤血球容積 ➡ 赤血球の大きさ
　　　MCH…平均赤血球ヘモグロビン量 ➡ 色素の量
　　　MCHC…平均赤血球ヘモグロビン濃度 ➡ 色素の濃さ

・PLT（血小板数）…14 ～ 34 万個 /μL
・WBC（白血球数）…3,000 ～ 9,000 個 /μL

> PLT は 10万個/μL 以下が低値！
1万個/μL 以下で危険！

白血球像

白血球の種類

- 好中球 ……… 一番多い。真っ先に増加して殺菌
- 好酸球 ……… 体の防御反応
- 好塩基球 …… アレルギーや血管拡張
- リンパ球 …… 二番目に多い。抗体をつくる
  免疫作用
- 単球 ………… マクロファージ（大食細胞）。異
  物や病原菌を食べる

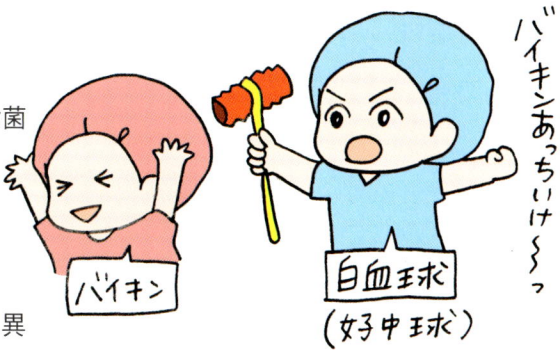

バイキンあっちいけ〜っ

バイキン

白血球
（好中球）

それぞれの増減によって病気を推測する！

生化学

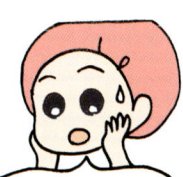

KやCaなどの電解質も大事だけど、脂質異常症も麻酔合併症のリスクを上げるんだって！

		基準値
TP	血清総タンパク	6.7 〜 8.3g/dL
K	血清カリウム	3.5 〜 5.0mEq/L
Na	血清ナトリウム	137 〜 147mEq/L
Cl	血清クロール	98 〜 108mEq/L
Ca	血清カルシウム	8.4 〜 10.4mg/dL
Mg	血清マグネシウム	1.8 〜 2.6mg/dL
TG	中性脂肪	30 〜 149mg/dL
LDL	LDL コレステロール	65 〜 139mg/dL
HDL	HDL コレステロール	40 〜 70mg/dL

血清酵素

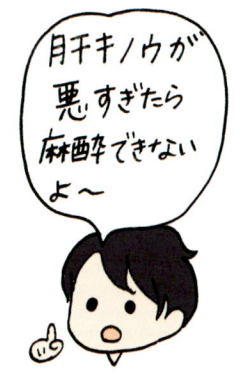

肝キノウが悪すぎたら麻酔できないよ〜

TCh	総コレステロール	120 〜 219mg/dL
AST	（GOT）トランスアミナーゼ	10 〜 40IU/L
ALT	（GPT）肝細胞破壊の有無	5 〜 45IU/L
γ-GTP	γ-グルタミルトランスペプチターゼ（アルコール性肝障害）	男 50IU/L 以下 女 30IU/L 以下
ChE	コリンエステラーゼ（肝のタンパク合成能）	3,000 〜 7,000IU
LDH	乳酸脱水素酵素（臓器の損傷）	120 〜 240IU/L

CK	クレアチニンキナーゼ （骨格筋・心筋の損傷）	男 50 〜 230IU/L 女 50 〜 210IU/L	
ALP	アルカリホスファターゼ （胆汁排出経路の障害）	103 〜 289IU/L	
LAP	ロイシンアミノペプチターゼ （肝・胆道の異常）	80 〜 160IU/L	
AMY	アミラーゼ（膵疾患）	55 〜 175IU/L	
BUN	血清尿素窒素（腎機能）	8 〜 23mg/dL	
Cr	血清クレアチニン	男 0.61 〜 1.04mg/dL 女 0.47 〜 0.79mg/dL	
UA	尿酸	男 7.0mg/dL 以下 女 6.0mg/dL 以下	
BS	血糖	70 〜 109mg/dL（空腹時）	
HbA1c	血糖コントロールの状態	4.7 〜 6.2% （NGSP 値：国際標準値）	

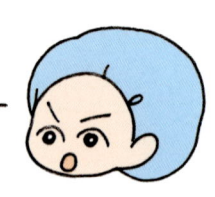

クレアチニンは 5 以上で 透析導入を考える。
10 を超えてしまったら命にかかわる！緊急透析！

●追加で検査が必要な場合と注意すべきこと

＊甲状腺機能低下症などの薬を内服していたりすると，全身麻酔導入後にショック状態になる可能性がある。TSH（甲状腺刺激ホルモン）や FT₃・FT₄（甲状腺ホルモン）の検査も必要となる。

＊リウマチなどでステロイドをいつも服用している患者

・1 日にどれだけの量のステロイドを使用しているか

・ステロイドを使っている期間

ステロイドを長期使用していると，副腎がステロイドを分泌しなくなり，手術侵襲という大きなストレスにさらされたときに副腎不全となり，命に関わる事態となるため。

＊呼吸機能検査（スパイロメトリー）

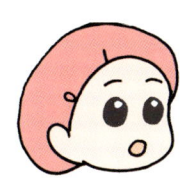

呼吸機能検査って，ふぅーって息を吐く検査ですよね。肺活量を調べるんですよね。

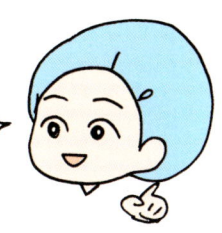

肺活量だけじゃないよ！1秒率や1秒量、残気量などの肺の細かい機能を調べることができて，肺の病気や喘息の診断にとっても重要なんだよ。

スパイロメトリーの項目と見方

肺活量（VC）／基準値：成人 男 3,500cc 女 2,500cc	空気を胸いっぱいに吸い込んで，それを全て吐き出したときの量
%肺活量（% VC） 基準値80%以上	年齢や性別から算出された予測肺活量に対しての，実際の肺活量の比率
努力性肺活量（FVC）	胸いっぱいに空気を吸い込み，一気に吐き出した空気の量
1秒量（FEV1.0）	努力性肺活量のうちの，最初の1秒に吐き出された空気の量
1秒率（FEV1.0%） 基準値70%以上	努力性肺活量に対する1秒量の比率を表す
残気量	息を吐ききったあと，肺の中に残っている空気の量

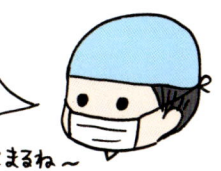

1秒量が1ℓを下回ると，抜管が難しくなるなどの術後呼吸器合併症のリスクが高くなるよ。

こまるね〜

●肺換気障害の分類

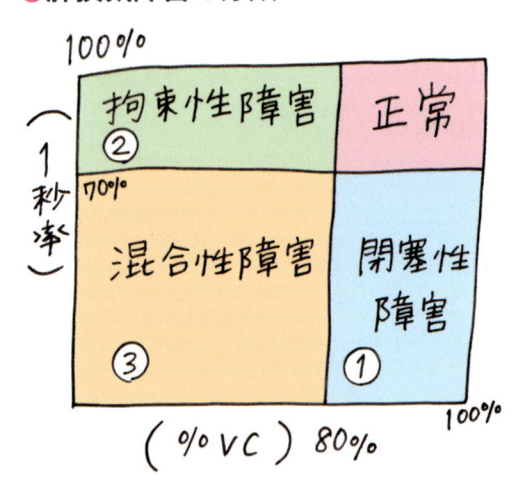

① %VC 80% 以上，1 秒率 70% 未満

➡ **閉塞性換気障害**

気管支喘息，気管支拡張症などで空気の通り道が狭くなっている。

② %VC 80% 未満，1 秒率 70% 以上

➡ **拘束性換気障害**

肺結核，肺線維症など。
肺の空気をいれる容量が少ない。

③ %VC 80% 未満，1 秒率 70% 未満

➡ **混合性換気障害**

拘束性，閉塞性両方の要素がある。肺気腫などが疑われる。

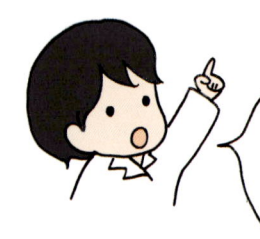

スパイロは，高齢者や認知症などの、検査の理解を得にくい人や，気胸があって苦しい人などの条件によって正確な値が出ないこともあるんだ。そういう人たちには，他の検査で呼吸機能を予測するしかないよ。(血がスとか)

手術前の禁煙

＊ニコチンによって，創の一次治癒が遅れるため，創感染の危険が増す。少なくとも 30 日前からの禁煙が望ましい。

＊手術 2 週間前からの禁煙（可能なら 8 週間）で周術期の呼吸器合併症の軽減が期待できる。

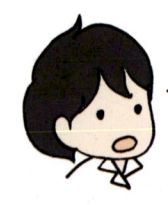

ニコチンは体に残りやすく，毛細血管を攣縮させて血流を悪くするんだ。術後、白血球や酸素が血流にのって創部へ向かい，一次治癒を行うのを妨げることになるんだよ。呼吸だけじゃなく，感染防止の理由もあるんだ。

＊心臓超音波検査（心エコー）

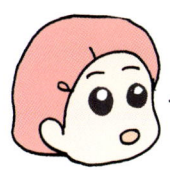

心エコーって，心臓の弁の状態や動きをチェックする検査ですよね？麻酔科でもチェックするんですか？

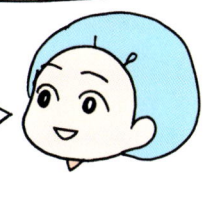

心エコーは，しのちゃんの言う通り、心臓の弁の異常や動きをチェックできる検査なんだけど，その情報から、全身麻酔に耐えられる心臓か？ってことを判断するんだよ！

●心エコーでみるべきところ

弁膜症の有無
MR：僧帽弁閉鎖不全症
TR：三尖弁閉鎖不全症
AR：大動脈弁閉鎖不全症
PR：肺動脈弁閉鎖不全症
AS：大動脈弁狭窄症 ← **この病名があるときは要注意**

重症度
Ⅰ〜Ⅱ度：mild（マイルド）
Ⅲ度：moderate（モデラート）
Ⅳ度：severe（シビア）

※ 閉鎖不全症…弁がしっかり閉じなくて，逆流している

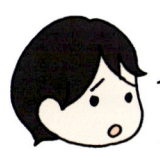

大動脈弁は全身に血流を送る大動脈の弁。これが狭窄しているってことは，全身への血流を送り出しにくいってこと。
コレはスゴくイヤだね〜 血圧下がったとき大変〜

ここが **ポイント**

ASがあるとき，心エコーではAVA（アオルティックバルブエリア）：弁口面積を計測している。これが正常 3 〜 4cm^2 なのだが，0.5 以下で重症の AS！ 重い AS である患者の手術では，A ラインが必要かな？と考えられるようになろう。

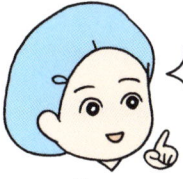

めまいとか血圧低下とか，患者さんの自覚症状や心電図とかの情報を見て 自分でも考えてみてね！

考えるって大事！

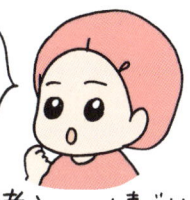

指示を待ってるだけじゃなく，自分でも考える，かぁ…

考えるって大事ですね

EF（駆出率）

左心室が一番大きく拡張したときと収縮して一番小さくなったときの容積の差のこと。つまりどれだけの量の血液を送り出せているかの指標。50％以下だと収縮不全とされる。経皮的心肺補助法（PCPS）の適応となることもある。

心筋や心室の肥大・拡張

- LV dilatation（左室肥大）
- LV hypertrophy（左室拡張）
- asynergy（壁運動異常）　・akinesis（無収縮）
- hypokinesis（低収縮）　・diffuse（広範性）

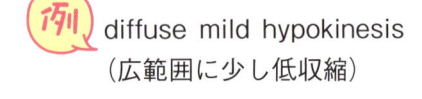 diffuse mild hypokinesis
（広範囲に少し低収縮）

横文字ばっかりで見るのイヤになるけど，私達はとにかく弁膜症の有無と程度，心臓の運動がちゃんとできるか，あとASがあるかどうかってところを，とりあえず見られるようになろう。ぐっ

心エコーって，難しいし横文字だしずっと見て見ぬフリしてきました。麻酔科の先生が見ればそれでいいかなって…

麻酔科診察で，麻酔科の先生が見るから，私たちが見なくてもたぶん，結果は変わらないだろうね。でも，先生が何を知りたくて，何が問題なのかが分かると，同じ目線で考えることができるようになるよ！

わかるとたのしいよ！

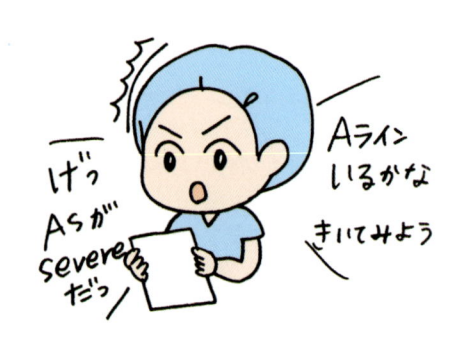

げっ ASがsevereだっ

Aラインいるかなきいてみよう

まずは心エコーの内容をみてみよう！
先生の考えることが分かると，先読み，段取りが上手になる。

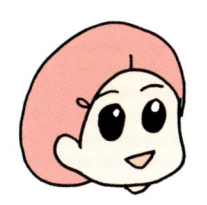

「術中に行う検査なんてあるんですか？
検査は術前にすべて終わってますよね？」

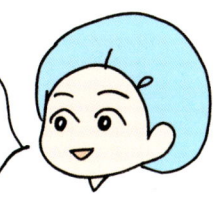

「そうだね。術中の検査っていうのは，例えば"ACTやガスのような，手術の最中に知りたいデータを出すための検査だね。」

術中に行う検査は ACT，血液ガスなどがある。その他，術中の精密なモニタリングの道具として，A ライン，CVC，SGC（スワンガンツカテーテル）がある。

＊ACT；Activated Clotting Time（活性化全凝固時間）

血液凝固能の測定方法の一つ。体外式循環や心臓血管手術のヘパリン使用や，プロタミン硫酸塩使用の算出の指標となる。

ヘパリン：抗凝固薬。APTT（活性化部分トロンボプラスチン時間）を延長させる
プロタミン硫酸塩：ヘパリンの拮抗薬

低分子ヘパリン，アルガトロバンは ACT に反映されない

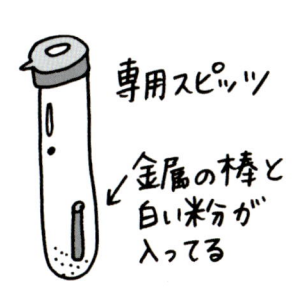

専用スピッツ

← 金属の棒と
白い粉が
入ってる

ACT の正常値：90 〜 120 秒（静脈血で測定）
・200 秒を超えたら…ヘパリンの効果が出たとされる。
　　　　　　　　　　血管吻合ができる。
・400 秒を超えたら…冠動脈吻合ができる。

血液ガス

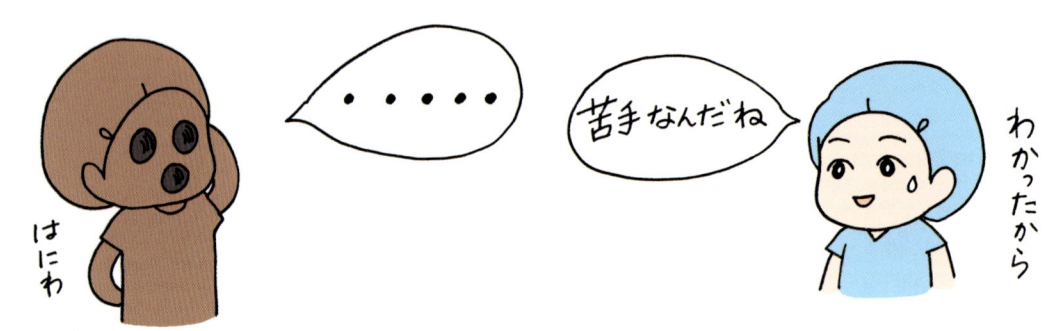

はにわ

苦手なんだね

わかったから

血液ガスって何?

血液の中に溶け込んでいるガス（気体）のこと。それは O_2（酸素）だったり, CO_2（二酸化炭素）だったりする。まず, 血液ガスにも出てくる記号や単位の意味を知ろう。

例 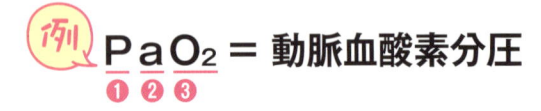 $\underline{P}\ \underline{a}\ \underline{O_2}$ = 動脈血酸素分圧
❶ ❷ ❸

❶ どんな

P	Pressure ……	分圧・圧力	mmHg
F	Fraction ……	部分・濃度	単位なし
S	Saturation …	飽和度	%
C	Content ……	含量	mL

❸ 何の

O_2 ：酸素
CO_2：二酸化炭素
N_2 ：窒素

❷ どこから

I	Inspiratory	……吸気
E	Expiratory	………呼気
a	artery	…………動脈
A	Alveolar	………肺胞
V	Vein	…………静脈
P	Pulse palmer	…脈拍
ET	End-Tidal	………呼気終末

a（スモールエー）：液体の中にある
A（ラージエー）　：気体の中にある

血液ガスに関する記号はこうなる

- P_IO_2 ＝吸入酸素分圧
- F_IO_2 ＝吸入酸素濃度
- $PaCO_2$ ＝動脈血二酸化炭素分圧
- $ETCO_2$ ＝呼気終末二酸化炭素分圧

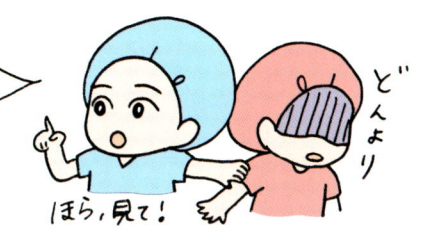

血液ガスデータの基本値

動脈血	PaO_2	：100Torr（mmHg）
（A ガス）	SaO_2	：98％
	$PaCO_2$	：35 ～ 45Torr（mmHg）

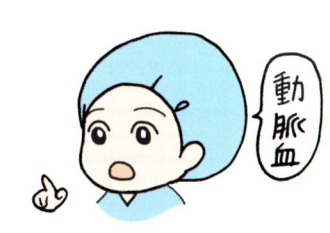

静脈血	PvO_2	：40mmHg
（V ガス）	SvO_2	：75％
	$PvCO_2$	：45mmHg

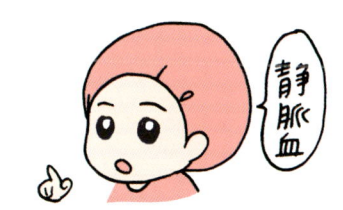

酸と塩基	pH	：7.35 ～ 7.45（単位なし）
	BE	：＋2 ～ －2mmol/L
	HCO_3^-	：21 ～ 25mmol/L

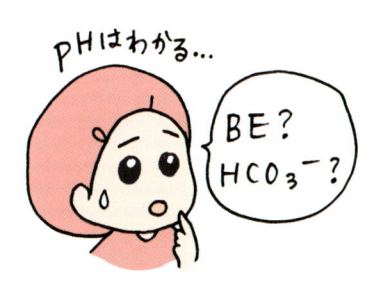

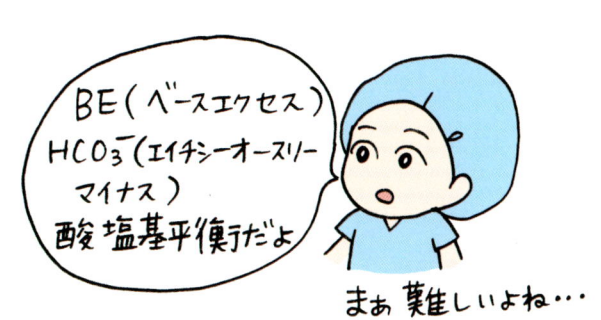

とりあえず血液ガスの数値と記号はたぶん覚えました。でも，これが何だっていうんでしょう？

チカ チカ

ハイハイ。よくがんばったね。要するに，血液ガスっていうのは，動脈血や静脈血の中に，酸素や二酸化炭素がどれだけあるのかを知るために調べるんだよ。

ホントに…？ とりあえず…？

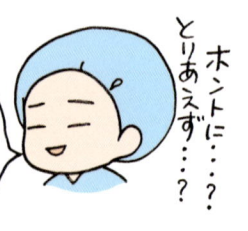

ここがポイント

血液中のガス（O_2やCO_2）を知ることで，換気状態や酸素化の程度を判断する。さらに酸-塩基平衡をチェックすることも重要な要素。

低換気とか，それによる酸塩基平衡の崩れがイヤなんだよ～

ガスとるよ～

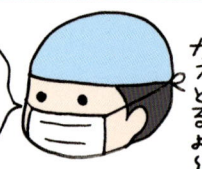

血液ガスから分かる問題点

・PaO_2 が低い ➡ 酸素化が悪い ➡ 低酸素血症

例えば，PaO_2 約 60mmHg 以下で呼吸不全
約 40mmHg 以下で心筋虚血
約 30mmHg 以下で意識障害
約 20mmHg 以下で臓器機能障害が起こる

しんぞう

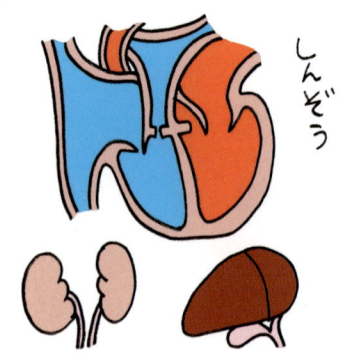

はうっ

大変だっ！

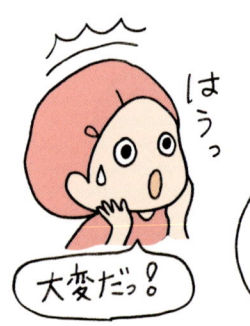

かと言って，酸素を投与しても組織への酸素供給量はほとんど増えないんだ。Hbを増やすと酸素運搬量は増加するんだよ。

・PaCO₂ が高い→二酸化炭素がたまっている→低換気

換気量が減少すると PaCO₂ は **上昇**

換気量が増加すると PaCO₂ は **減少**

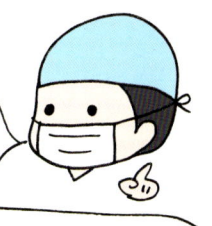

PaCO₂ は換気の指標！ 換気しなかったら低酸素になるんだけど, その時は「必ず」PaCO₂ も上昇するんだよ。

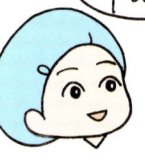

呼吸っていうのは, 酸素を体内に取り入れて, 二酸化炭素を排出するためなんだけど, どちらかというと二酸化炭素を体から出す方が優先なんですよね！

そう！その通り。人体は, 生命活動をしているだけで酸がたまるんだ。 だから、呼吸をして, 腎臓で代謝して, 常に排出し続けないといけないんだよ。

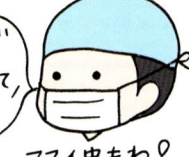

マスイ中もね！

ちょっと休憩　ほわわん…

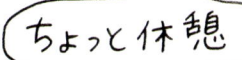

しのちゃんとゆうちゃん 休憩室で

学生みたい

ふ〜

なんか この章は字が多くって 覚えることだらけですね…。もっと, 実際に体を動かして技術をみがく方が、仕事してる〜って感じがするんですけど…

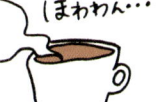

勉強してないでしょう？

わかるよ〜。私もずっとそう思ってた。器械出しは反射神経だ〜とか思ってたよ。でも, 実務だけが出来るようになっても, 行動に根拠がない人は, 仕事を見てれば分かるって 言われたことがあるんだ〜。

うんうん

ビックリしたわー

くみちゃん先輩ですか…？

さすが…エキスパート

当たり〜！それから、知識と技術をきちんとすり合わせようと思ったんだよ！

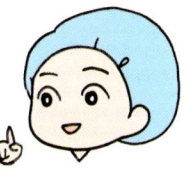

周りはシビアに見てるからね

酸－塩基平衡（さんーえんきへいこう）

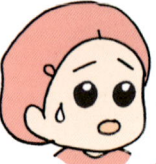

酸ー塩基平衡、言葉は知ってますけど、意味を説明できません…

どんどん難しくなってきたね〜。がんばるよ〜。酸ー塩基平衡っていうのは、その名の通り、体内の酸とそれを中和する塩基のバランスのことだよ

ぐっ

酸＝水素イオン（H^+）と塩基＝重炭酸イオン（HCO_3^-）

でも、実際の血液がスデータには水素イオンなんて出てこないよね〜

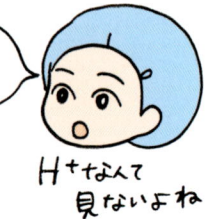

H^+なんて
見ないよね

体内の酸は**CO_2**　これを中和してるのは HCO_3^-

CO_2 と HCO_3^- が、pH を決めている

・pH とは…酸性とアルカリ性のバランスを数値にしたもの。中性は 7 で，それよりも低ければ酸性，高ければアルカリ性

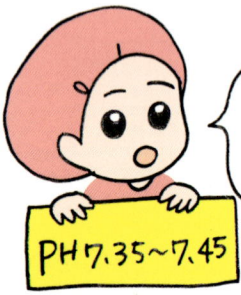

人間の正常な平衡は、酸と塩基が PH ス4で釣り合う状態、なんですね〜。

PH7.35〜7.45　←医療者はコレを覚えよう！

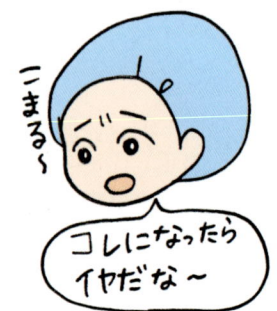

こまる〜

コレになったら
イヤだな〜

体内で pH が崩れて起こる問題

・pH が低い ➡ アシドーシス（身体が酸性に傾く）
・pH が高い ➡ アルカローシス（身体がアルカリ性に傾く）

※ 酸→ Acid（アシッド），アルカリ→ Alkali（アルカリ）

センパーイ…。さっきから、酸－塩基って言ってるのに、PHではアルカリなんですけど…。塩基ってアルカリ性ってことなんですか？

はっ！スルドイ！よく気がついたね…！私は最近までスルーしてたのに…

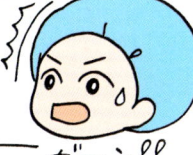

ガーン!!

「アルカリ」っていうのは水溶液にしか使えない言葉だからね。「塩基性」のものが水に溶けて「アルカリ性」になるんだよ。二酸化炭素が水に溶けるとH^+と…

あれ？難しい？
ボー…

先生っ！しのちゃんが限界です！とにかく、体内には酸としてCO_2、塩基としてHCO_3^-があるってことなんですよね！

アシドーシス	アルカローシス
・不整脈が出る，心収縮力低下 ・交感神経が緊張する ・薬の反応が悪くなる ・K^+（カリウム）値が上昇する	・脳虚血，心筋虚血，呼吸抑制 （慢性的だと急激な症状はない） ・原因検索が重要。背景には何かとんでもないことがあるはず！

えっ！カリウム！

重要！

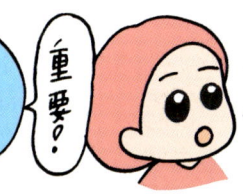

急激な症状はないんですね

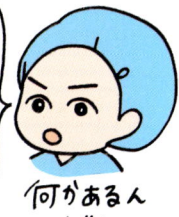

人間はもともと酸に傾きやすいのに、アルカリに傾くなんてヘンだよ？

何かあるんだよっ

＊pH とアシドーシスと K⁺（カリウム）

アシドーシスがどれくらい危ないかというと……

> pH
> 基準値　7.35 〜 7.45
> 7.3 以下→ん？ 何かおかしい？
> 7.2 以下→マズイかも
> 7.1 以下→ヤバイ
> 7.0 以下→もうダメかも……！

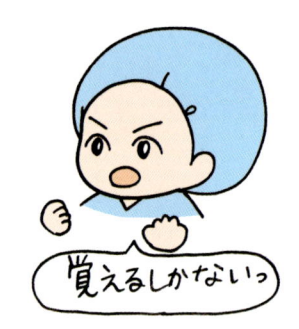

覚えるしかないっ

pH が 0.1 下がると K⁺ は 0.5mEq/L 上がる！

pH	7.0	7.1	7.2	7.3	7.4	7.5
K＋	6.0	5.5	5.0	4.5	4.0	3.5

正常

カリウムが7.0を超えると7割の人が死亡する！

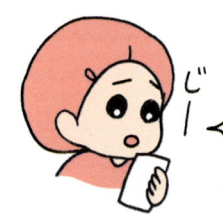

じー

PHを見て、PaCO₂ と HCO₃⁻ の数値を見て、呼吸性アシドーシスだ！とか代謝性アルカローシスだ！って分かるようになるんだ…！

例

pH7.2	PaCO₂ 65mmHg	HCO₃⁻ 22mol/L
‖	‖	‖
低い	高い	正常
アシドーシス	呼吸性	

これは呼吸性アシドーシスなんだ！ と分かるようになる

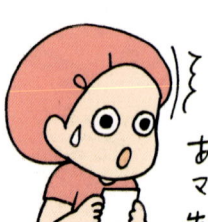

あら？コレは…マズイんじゃない？先生，先生〜〜！

ということは K⁺も…？まで考えられるようになると good！

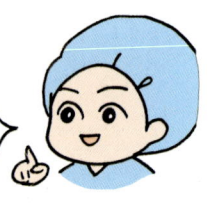

中心静脈カテーテル（CVC）

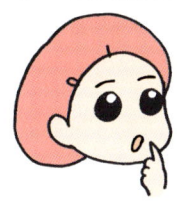

中心静脈（カテーテル（CV）って，病棟で高カロリー輸液とか末梢血管からいくのが難しい輸液をするために留置するんですよね？ 手術室では何のためにするんですか？

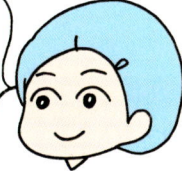

いろいろ理由はあるけど，太い血管へのカテーテルが入っていることは，術中の輸液管理のしやすさにつながるよね。消化器の手術だったら、術後に高カロリー輸液をする場合があるでしょ？

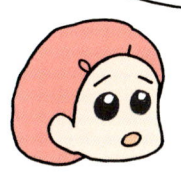

病棟で留置してくることはできないんですか？

そうだよね…？ 病棟でもしてるはずだよね

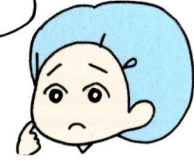

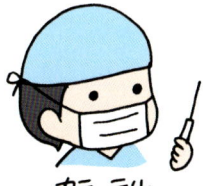

カテーテル太いからね

病棟でもできるけど、中心静脈（カテーテルってどこから穿刺するか思い出してみて？とても侵襲的で痛い処置なんだ。全身麻酔で眠ったあとの方が良くない？それと，清潔度の高い手術室でCVを入れた方が，感染しにくいんだよ。

CVC 挿入の主な穿刺部位

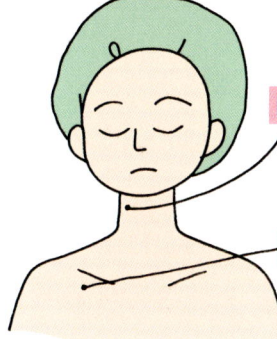

内頸静脈
気胸を起こしにくい。

鎖骨下静脈
固定性がよい。
気胸を起こす可能性がある。

大腿静脈
ただし汚染されやすい

穿刺時の合併症が少ない。

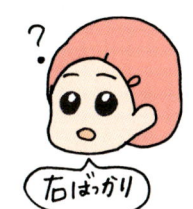

右ばっかり

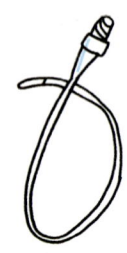
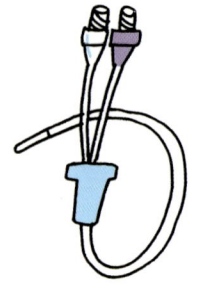
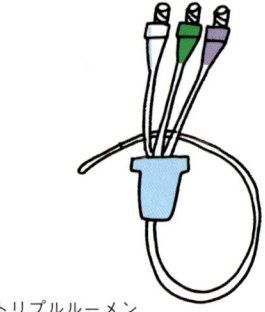

シングルルーメン　　　　　ダブルルーメン　　　　　　　　トリプルルーメン

断面図

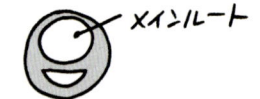 メインルート
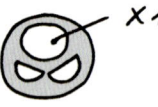 メインルート

ダブルルーメンやトリプルルーメンは，カテーテル先端の穴が空いている場所が違う

例　トリプルルーメン

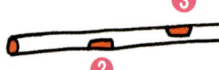

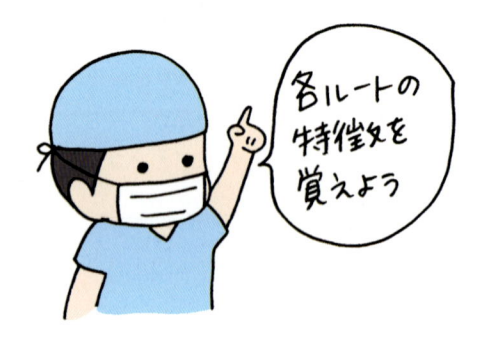

各ルートの特徴を覚えよう

❶ ディスタール（遠位部）：Distal
　内径が一番太くメインの部分

❷ メディアル（ミドル・中央）：Medial
　ディスタールに比べ狭い。流速が安定
　しておりカテーテル中央あたりから薬
　剤が流出するので，低流量にしたい薬
　剤の注入に適している

❸ プロキシマール（近位部）：Proximal
　カテーテルの先端から最も遠いところ

● CVC を入れる目的

1 術中の輸液管理と術後の高カロリー輸液のため

2 CVP（中心静脈圧）を測定するため
　CVP を測定する理由は……
　　　・右心系の機能評価
　　　・循環血液量の目安を知る

● CVC はどこに入れる？

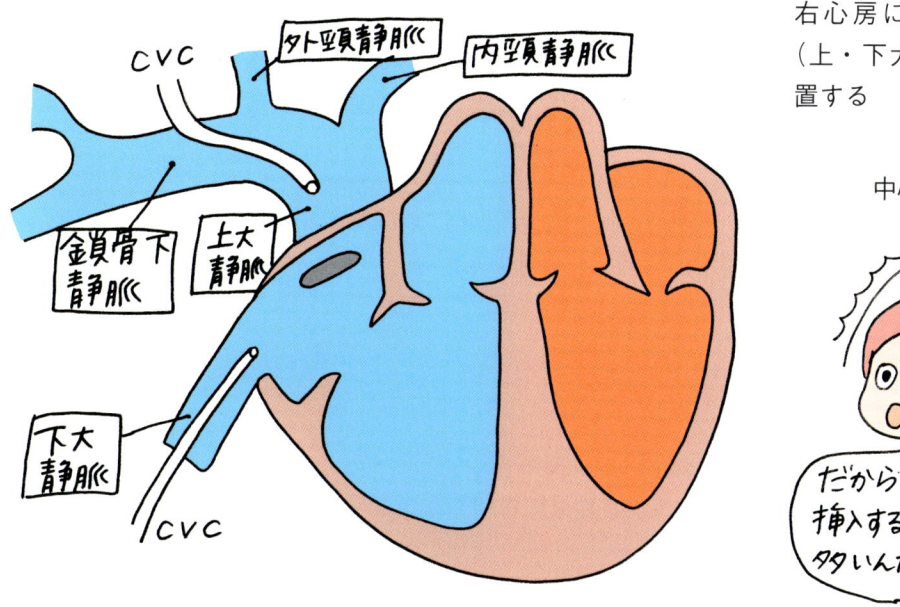

右心房に近いところ
（上・下大静脈）に留
置する

＝

中心静脈

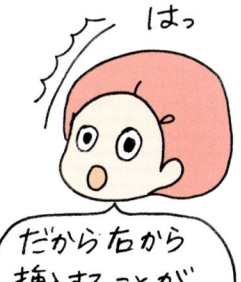

● CVP はどうやって測定するのか？

ルート・モニターに関しては A ラインのつくり方（p.126）を参考に。物品も A ラインと
ほぼ同じ準備を。

ただし　A ラインと違うのは，留置針ではなく太いカテーテルを留置すること！

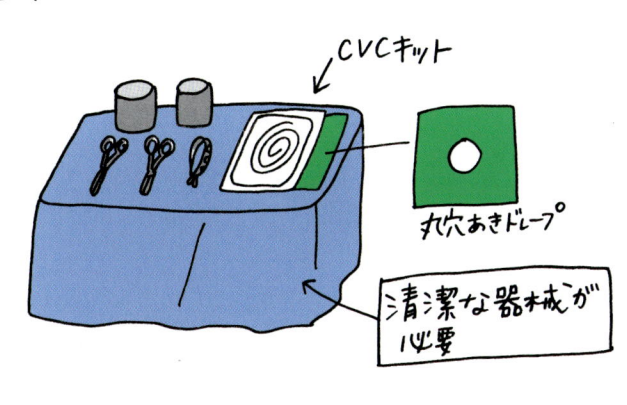

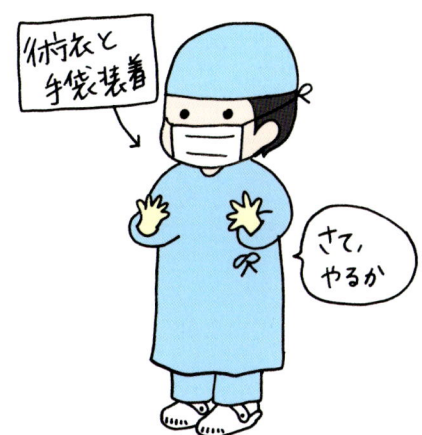

CVP の正常値

5 〜 10cmH$_2$O

高 10 以上➡右心不全・過剰な輸液

低 5 未満➡脱水・循環血液量不足

SGC（スワンガンツカテーテル）

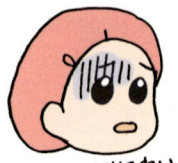

スワンガンツカテーテルって、オペ室では心臓手術（ヘルツ）のときに入れているのを見たことがあります…。

ヘルツこわい

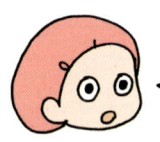

CVが右心系の評価なのに対して、SGCは左心機能の評価をするんだよ！

さった左心系？スゴイ！

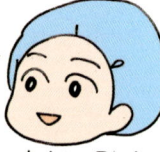

大丈夫、私もヘルツこわい

スワンガンツカテーテルは，スゴイやつなのだ

挿入部位は，CVCとほぼ同じ。右の鎖骨下や内頸静脈が多く選ばれる。CVCよりもさらに先へ進み、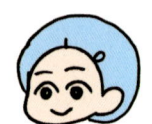

右心房圧　**右室圧**　**肺動脈圧**　**肺動脈楔入圧**（せつにゅう）を測定できる

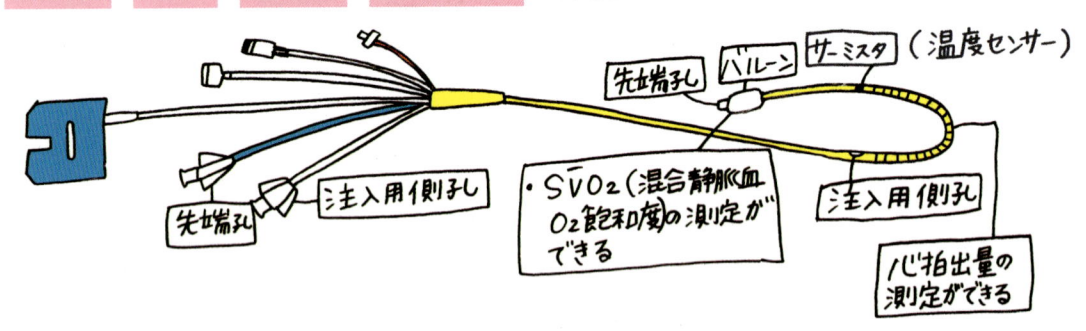

先端孔　バルーン　サーミスタ（温度センサー）

先端孔　注入用側孔

・SVO₂（混合静脈血O₂飽和度）の測定ができる

注入用側孔

心拍出量の測定ができる

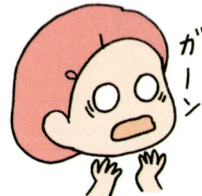

ガーン

何じゃこりゃあ〜っ、先端は1本なのに、6本もついてる〜っ！

ね〜っイミわかんないよね〜っ！でもスゴく優秀なカテーテルなんだよ！

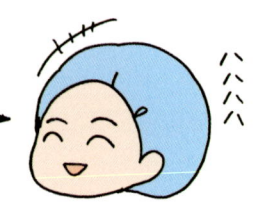

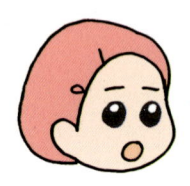

患者さんの状態や手術によって、いろんな道具があるんですねー…オペナースって覚えることがタタいなあ…

● SGC はどのように心臓に入っているか？

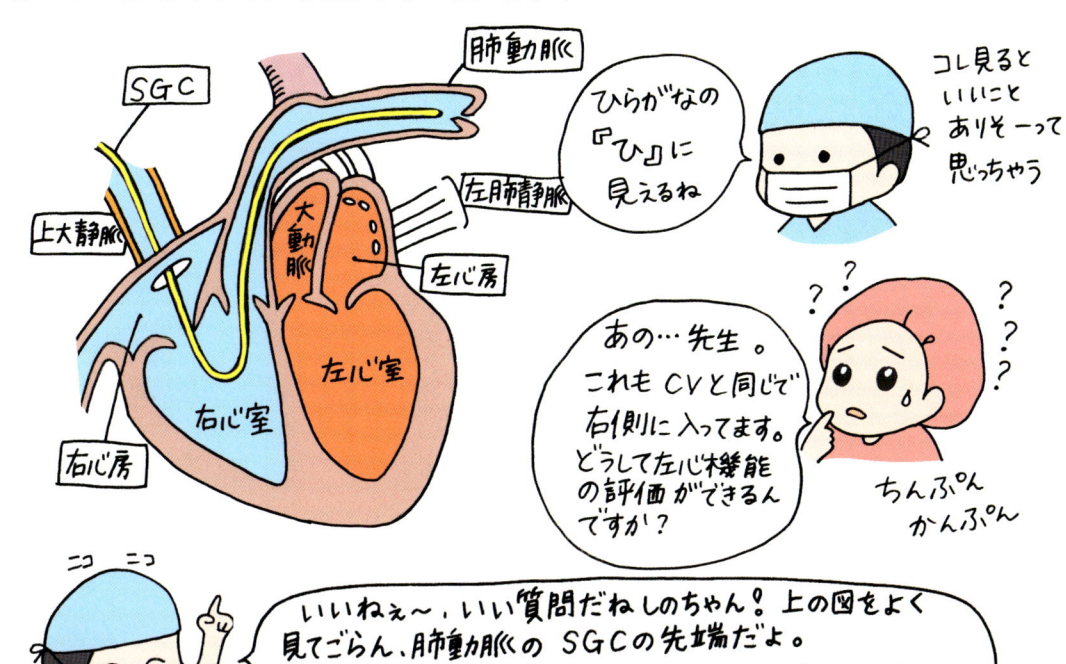

肺動脈

SGC

ひらがなの『ひ』に見えるね

コレ見るといいにとありそーって思っちゃう

左肺静脈

上大静脈

大動脈

左心房

左心室

右心室

右心房

あの…先生。これも CV と同じで右側に入ってます。どうして左心機能の評価ができるんですか？

ちんぷんかんぷん

ニコ ニコ

いいねぇ～、いい質問だねしのちゃん！上の図をよく見てごらん、肺動脈の SGC の先端だよ。SGC の先端には、バルーンとサーミスタという温度センサーがあるよね？

はい、肺動脈楔入部（せつにゅうと読む）でしたっけ…。あんなところにバルーンがついているのって、何の理由かなって思ってました。

そうそう。そのバルーンをふくらませると、肺動脈から肺へ流れる血流を遮断することになるよね？それによって、右心室～肺動脈の血流に影響されることなく、肺を通してその先の左心房の圧を知ることができるんだよ。

不思議だね～

イメージ

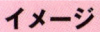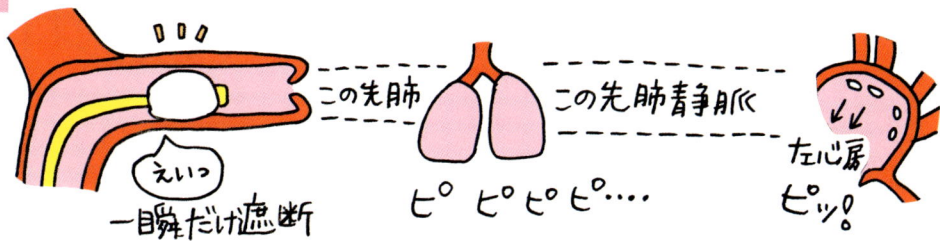

えいっ

一瞬だけ遮断

この先肺

ピ ピピピ°……

この先肺静脈

左心房

ピッ！

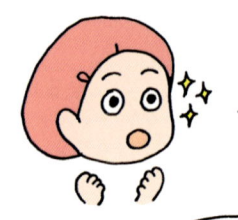

ほぉ〜っ！ 実際には左心房へ入ってなくても、そうやって左心房の圧を計算するってコトなんですね！ なんて優秀なカテーテル…

肺動脈楔入圧（PCWP, ウェッジプレッシャーと言う）は, 持続的に計測できるものじゃないから、麻酔科の先生の判断でやることだけどね。
SGC挿入も, 侵襲的な処置だから, 全員にすることはできないよ。必要な場合だけだからね。

勉強になったね

・PCWP（肺動脈楔入圧）は 6 〜 12mmHg が正常範囲

高 ➡ 左心不全　低 ➡ 循環血液量減少

SGC も，手技は CVC 挿入と同じく術衣と手袋が必要。ただし，加圧バッグは必要ない。

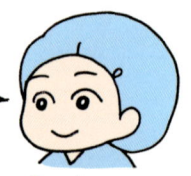

いらない

★おまけマンガ 「ゆうちゃんの失敗談」

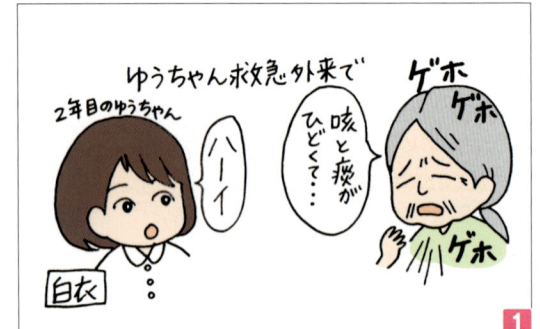

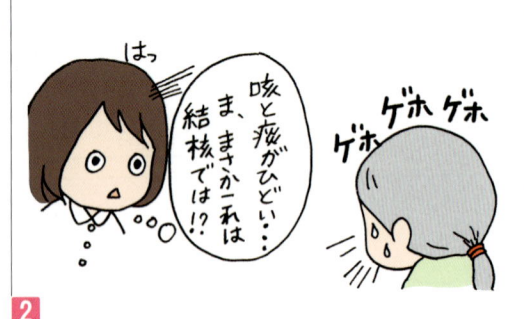

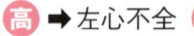

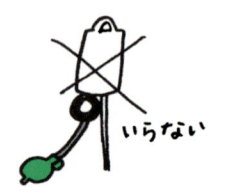

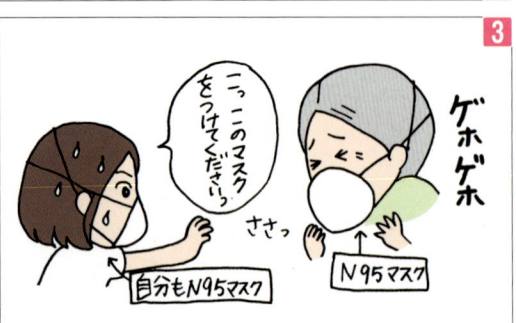

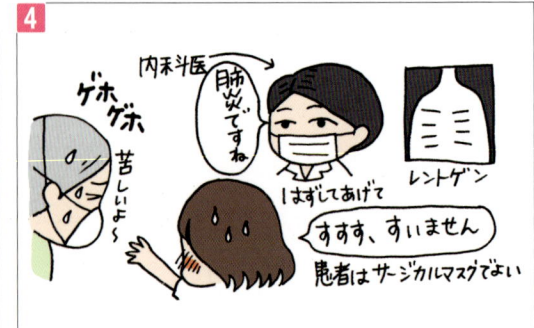

コラム / しのちゃんのユウウツ

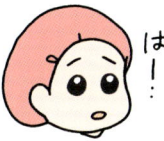

は！

> ああ…行きたくないなあ

> ん？どうしたの しのちゃん。何が行きたくないって？

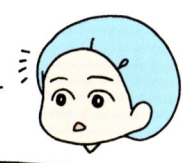

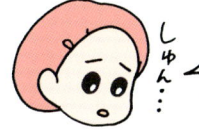

しゅん…

> 術前訪問です…。だって、患者さんに色々聞かれても答えられないこともタタいし、情報収集が上手にできなくて病棟ナースに申し送りするのも苦手だし…

> 私も、術前訪問キライだった！メンドくさいし、患者情報ならカルテを見ればいいし、術前の診察は麻酔科がやってるし、私がわざわざ患者さんのところに行く意味は何だ？って思ってた！

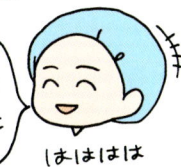

ははははは

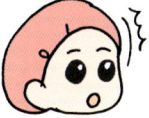

意外…

> そっ そうなんですか！？ 今はイヤじゃないんですか？

> うん！前に、センパイに言われたんだけど…。『患者さんの表顔を見に行って、自分の顔を見てもらうだけでも意味があるよ』って。あと、手術看護の目線では誰も見てないんだよ。体位をとれるか、手術室までどうやって入室しようか、硬麻に耐えられそうか、って考えると、絶対 会いに行かなきゃって思うよ。

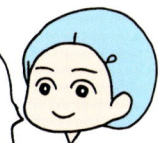

目が覚めたとき手術と関係ないところが痛くなってたりしたら、困るでしょ.

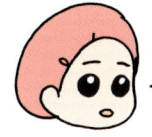

> そっか…。全身麻酔で患者さんが眠ったら、もう本人は何も訴えられないですよね…。痛いとか苦しいとか言えない…。

> そう！そういう、本人しか分からないことを事前に聞くんだよ。手術室看護の視点でね。意識を失ったあとの安全を守るのは 私たちなんだよ。

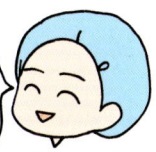

慣れる日がくるから、がんばって！

索引

和文索引

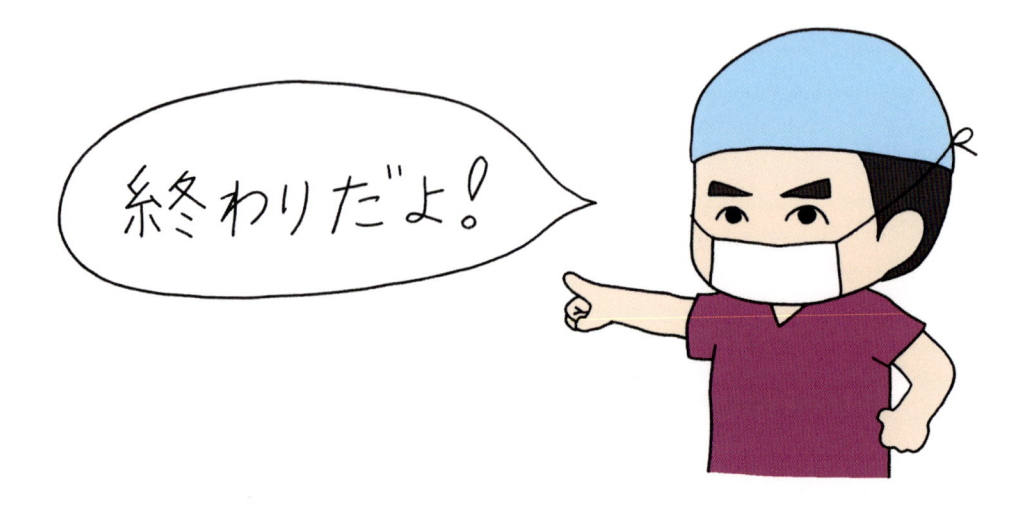

Profile

[著者] はら カトリーナ いそこ

手術看護師歴15年。小学生の頃から看護師を目指し、看護学生時代に医療の最前線で動ける手術看護師になってやる！という野望をもつ。学生時代はまじめで（たぶん）、勉強一筋、成績優秀（だったはず）。小さい頃から絵を書くのが大好きで、自らが描いて作成した後輩ナース指導用プリントは手術看護室のバイブルに。休日は、ドライブ、カフェ・本屋めぐりなど、街をブラブラするのが趣味。

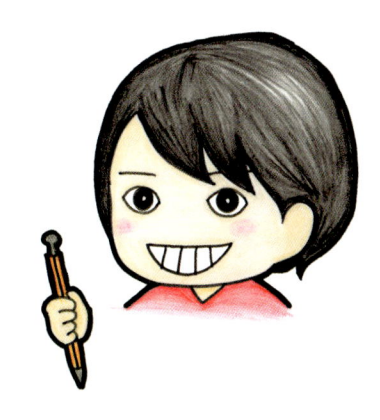

Profile

[監修] 山口 紀子（手術看護認定看護師）

東京女子医科大学看護学部
看護職生涯発達学・助教／認定看護師教育センター手術看護分野・主任教員

手術看護師として豊富な現場経験をもち、現在は看護学部教育、認定看護師教育に携わりながら、3人の子育て真っ最中という働くお母さん。大学卒業後から、東京女子医科大学病院手術室に長年勤務。2006年に手術看護分野認定看護師資格取得、2015年に東京女子医科大学大学院看護学研究科看護職生涯発達学で看護学修士課程修了。2016年より現職。

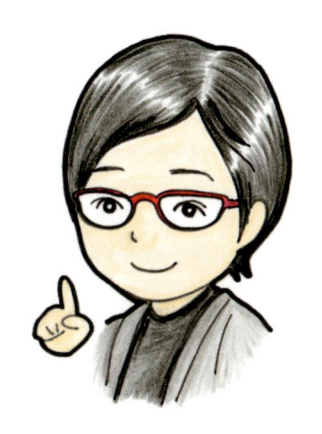

Staff

デザイン・DTP	木寅 美香（アップライン株式会社）
カバーデザイン	鎧廣 彩（Beeworks）
編集協力	百島 祐貴（慶應義塾大学病院 予防医療センター）
	桜庭 茂樹（神奈川歯科大学歯学部全身管理医歯学講座）
	中谷 宣章（埼玉医科大学病院 急患センター ER）
	国立埼玉病院看護部 救急外来・手術室のスタッフの皆様

参考文献

「OR Nursing Note 手術看護手帳」、小西敏郎・監修、メディカ出版、2007
「麻酔看護早わかりポケットマニュアル」、落合亮一・編著、メディカ出版、2010
「イラストでわかる 麻酔科必須テクニック」、土肥修司・編、羊土社、2011
「よくわかる輸血学」、大久保光夫、前田平生・著、羊土社、2010
「周術期管理チームテキスト（第2版）」公益社団法人 日本麻酔科学会会員ほか・著、2011

手術看護 1UP

2017年3月30日　第1版第1刷発行

著　　　者　はら カトリーナ いそこ
発　行　者　有松敏樹
印刷・製本所　アート印刷株式会社

発行所

株式会社　医学教育出版社
東京都港区芝3-3-15　芝 MONT ビル
電話 03（3454）1874（代）　〒105-0014
URL http://www.igakukyoiku.co.jp
振替口座　00110-8-57953

落丁・乱丁本はお取り替えいたします。

〈検印省略〉
ISBN978-4-87163-474-8